CREUZNACH

—

ÉTUDES MÉDICALES SUR SES EAUX

CREUZNACH

—

ÉTUDES MÉDICALES

SUR

SES EAUX

CHLORURÉES, IODO-BROMURÉES

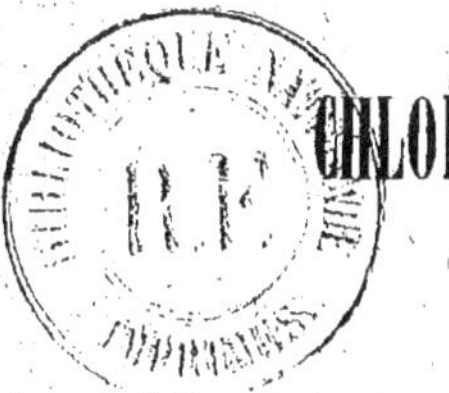

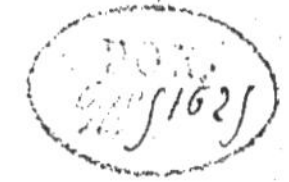

PAR

Le Dr V. DENEFFE,

Professeur ordinaire à la Faculté de médecine de l'Université de Gand,
Membre titulaire de l'Académie royale de médecine de Belgique,
Chevalier de l'ordre de Léopold,
Chevalier de la Couronne Royale de Prusse (IIIe classe).

TROISIÈME ÉDITION

BRUXELLES

A. MANCEAUX, LIBRAIRE-ÉDITEUR

IMPRIMEUR DE L'ACADÉMIE ROYALE DE MÉDECINE DE BELGIQUE

Rue des Trois-Têtes, 12 (Montagne de la Cour)

Dépôt pour la France : **G. CARRÉ**, 112, BOULEV. ST-GERMAIN, **à Paris.**

1886

A

SON ALTESSE IMPÉRIALE

MADAME LA PRINCESSE IMPÉRIALE D'ALLEMAGNE

VICTORIA STIFT

—

En inscrivant le nom de Son Altesse Impériale Madame la Princesse Impériale d'Allemagne au fronton de l'hôpital des enfants, à Creuznach, l'Administration de cet Institut s'est fait l'interprète de la reconnaissance publique.

Pour les riches seuls, les stations balnéaires sont une espérance que les déshérités de la fortune ne peuvent caresser. Tandis que les enfants des classes élevées de la société allaient chaque année se plonger dans les eaux de Creuznach, comme dans une source de vie et de santé, les enfants des familles modestes, ne pouvaient prendre leur part de ce merveilleux remède que la nature verse pourtant d'une main si libérale.

Il y a quelques années de nobles cœurs s'émurent et cherchèrent à réparer cette injustice du sort. Un hôpital s'éleva, ouvrant généreusement ses portes aux enfants pauvres de tous pays. S'associant à cette œuvre de bienfaisance internationale, Son Altesse Impériale Madame la Princesse Impériale d'Allemagne, prit sous sa haute protection cet Institut où tant d'enfants sont déjà venus retrouver la santé et en assura l'existence et la prospérité.

Le Victoria Stift apparaît comme une des manifestations les plus touchantes et les plus élevées de la charité.

Puisse-t-il servir d'exemple à toutes les stations balnéaires et inspirer à leurs administrations les nobles sentiments dont il est l'expression.

INTRODUCTION

—

Il y a bientôt un demi siècle que Prieger et Engelmann pères ont fondé scientifiquement la réputation de Creuznach, par leurs écrits ; depuis lors, des milliers de malades venus de tous les points du monde, ont vulgarisé les effets merveilleux des sources Chlorurées, Iodo-Bromurées de Creuznach et de Münster am Stein.

Un grand nombre de médecins allemands, parmi lesquels je citerai Prieger et Engelmann fils, dignes héritiers de noms célèbres, Heusner, Frantzius, Stabel, Röehrig, Wimmer, Micheels et bien d'autres encore ont exposé les propriétés thérapeutiques de ces eaux.

Mais presque toutes ces publications, faites en langue allemande ou anglaise, n'ont pas pris, dans la littérature médicale française ou belge, la place que leur assignait leur mérite.

Vulgariser dans les pays de langue française les propriétés thérapeutiques des eaux de Creuznach, tel a été le but de ce travail.

Loin de moi la pensée qu'en France, en Belgique ou en Suisse, Creuznach ne soit pas connu, il l'est assurément ; mais j'estime qu'il ne l'est pas assez. Et j'ai pensé qu'à une époque où les conditions sociales ont donné une si grande prédominance au tempérament lymphatique, ont tant prédisposé les deux sexes aux inflammations chroniques, ce serait faire œuvre utile que de signaler une fois de plus à l'attention des médecins et des malades, une station balnéaire capable de modifier profondément ces dispositions morbides.

Pendant plusieurs années j'ai pu étudier à Creuznach les effets thérapeutiques de ses sources salines, et joignant aujourd'hui mon témoignage à celui des médecins de cette localité, je puis affirmer avec ces honorables confrères, les cures remarquables, inespérées qu'elles produisent chaque saison. — Ce témoignage aura peut-être quelque valeur si l'on songe qu'il n'est dicté par aucun intérêt personnel et qu'il se fonde sur une étude prolongée et attentive d'un grand nombre de faits.

Si ce livre peut rendre quelque service à la pratique médicale, s'il peut ajouter quelque chose à la prospérité et à la réputation de Creuznach, mon but aura été atteint.

PRÉFACE DE LA TROISIÈME ÉDITION

—

Parmi les eaux minérales employées dans le traitement de la scrofule, celles de Creuznach tiennent incontestablement le premier rang. Les médecins de tous pays ont proclamé leur supériorité et les cures qu'elles produisent, dans les cas les plus compliqués, ont fait à cette ville une réputation qui va grandissant. Dans l'esprit des médecins et du public, Creuznach et scrofule sont deux termes inséparables l'un de l'autre. Ces deux noms sont si intimement associés, que bien des personnes s'imaginent que l'on ne traite à Creuznach que des scrofuleux. C'est là une erreur qu'il importe de combattre et de faire disparaître.

Si la cure des manifestations de la scrofule constitue le triomphe des eaux de Creuznach, celles-ci exercent également une action puissante sur une série d'autres affections, parmi lesquelles je rangerai : le lymphatisme, les maladies des organes génitaux chez l'homme et surtout chez la femme, les maladies de la peau, des yeux, des organes respiratoires, l'arthritis, la syphilis.

Toutes les fois que le médecin devra relever la vitalité, toutes les fois qu'il cherchera à faire résorber les produits morbides dans quelque tissu qu'ils soient infiltrés, il pourra s'adresser avec confiance aux eaux de Creuznach.

Il suffit de parcourir les promenades de cette ville, de regarder les buveurs qui se pressent autour de la source Élise, pour s'apercevoir qu'une grande diversité de malades viennent chercher leur guérison à Creuznach.

Les scrofuleux sont perdus dans la foule.

Je n'insiste pas sans raison sur ce point.

Dans certains pays de l'Europe, et surtout en Belgique et en France, la scrofule est une maladie inavouable, dont le nom fait horreur. Une famille entachée de scrofule est en quelque sorte au ban de la société. Ceux qui sont en proie à cette triste affection, s'efforcent de le cacher à tous les yeux et croiraient, en se rendant à Creuznach, faire l'aveu public de leur mal.

D'autres, qui ne sont pas atteints de scrofule, répugnent à l'idée de se rendre dans cette ville, tant ils craignent qu'on les soupçonne d'être entachés de ce vice.

Craintes chimériques! Que les médecins veuillent bien rassurer les malades et leurs familles. Les scrofuleux ne constituent qu'une faible partie de la population balnéaire de Creuznach, et c'est un préjugé de croire que le séjour dans cette ville entraîne avec lui l'idée d'une scrofule à guérir.

Le patient, fût-il scrofuleux, pourrait encore se rendre à Creuznach sans avouer son mal. Le nombre des maladies que l'on traite dans cette station est assez grand pour lui permettre de choisir parmi elles, et de reconnaître comme sienne, l'une ou l'autre affection, qui ne préjudiciera ni à sa dignité, ni à son avenir. Et rien ne trahira son secret, puisque le traitement ne renferme aucun indice révélateur.

PREMIÈRE PARTIE

—

CREUZNACH & MÜNSTER AM STEIN

PANORAMA DE CREUZNACH

—

C'est dans un de ces romantiques vallons qui promènent vers le Rhin la fantaisie de leurs détours, que
vous trouverez Creuznach. Elle est là, coquettement assise
au confluent de l'Eller et de la Nahe, au fond d'un nid
tout capitonné de fleurs et de verdures. Autour d'elle la
nature exubérante de vie, parée de ses plus doux sou-
rires, vous apparaît tout en fête. Pas un détail de ce
paysage qui ne soit une grâce, pas une de ces montagnes, pas un de ces rochers qui ne soit un souvenir;
car dans le cadre radieux qui enserre de tous côtés
la petite ville, l'histoire a déroulé ses grandeurs. Il est
sans doute de par le monde des panoramas plus majestueux, il n'en est pas de plus riant, ni de plus sympathique.

Je le contemplai pour la première fois des hauteurs
du Kauzenberg; c'était un matin, le ciel était pur, le
soleil caressant. L'air bleu et limpide comme le cristal
laissait le regard plonger dans les lointains de l'horizon.

A mes pieds la vallée courait profonde, s'ouvrant largement à l'Est pour recevoir les premiers baisers du

soleil levant, se rétrécissant peu à peu au Sud-Ouest comme une gorge qui va se fermer.

Devant moi le Kuhberg, s'étalant en amphithéâtre, déroulait avec une grâce riante ses prairies, ses vergers, ses vignobles et ses champs de blé qui brillaient au soleil comme des taches d'or.

A sa gauche, la Gans déployait en une muraille immense ses massifs de sombre verdure et ses rochers de porphyre rouge qui luisaient comme du vieux cuivre.

Fièrement campée sur ses puissantes assises, la Gans monte à pic jusqu'à ce qu'elle puisse voir par dessus les roches et les montagnes qui lui font cortège, les hautes cîmes du Taunus et du Mont Tonnerre, perdues au loin dans les profondeurs pâlissantes de l'espace.

Elle monte, se dérobant tantôt sous d'épais feuillages aux changeantes nuances, tantôt sous les tapis d'une mousse veloutée, tantôt laissant voir à travers les crevés de sa robe verte, sa robuste ossature, le rocher fauve, zébré d'ombre et de lumière.

Après quatre cents mètres de cette pittoresque montée, elle s'arrête, profile sur le ciel sa longue crête aux lignes sinueuses et se couronne de forêts dont l'œil suit longtemps les dômes majestueux s'évanouissant au loin dans une brume dorée.

En face du Kuhberg et de la Gans, formant l'autre versant de la vallée, le Rothenfels, le Haardt, le Schlossberg courant du Sud-Ouest au Nord-Est, en une chaîne ininterrompue, étalent aux regards pendant plus d'une lieue, leurs rochers pourpres et leurs verts coteaux. — Du point où je me trouvais placé, je n'apercevais pas le Rothenfels ; le Haardt en ses capricieuses saillies le dérobait à mes yeux. — Mais l'éclipse de cette masse immense de phophyre, aux aspects désolés et tragiques, ajoutait aux charmes du paysage. Il se déroulait devant moi dans sa tranquille beauté, doux et calme comme une idylle.

A ma droite le Haardt tout ensoleillé riait, étalant sur ses flancs tantôt taillés à pic, tantôt doucement inclinés, là-bas, bien loin, presque à l'horizon la sombre draperie de sa forêt et les noirs reflets de sa futaie de chênes; plus près de moi ses vignobles, aux échalas si régulièrement disposés, qu'on dirait voir une armée grimpant à l'assaut du vieux mont. J'étais sur le Kauzenberg, un joli rocher rouge, sur lequel M. le baron von Recum a construit un pavillon qu'il mettait gracieusement à la disposition des étrangers, son successeur M. Puricelli a maintenu cette aimable tradition. A ma gauche le Schlossberg se dressait, tout empreint des poésies de la nature et de l'histoire.

C'est là que les comtes de Sponheim, Seigneurs de Creuznach, avait bâti, vers 1270, leur demeure féodale. C'était un château-fort qui dominait la ville et la vallée de la Nahe. Le voyant si fier sur cette roche escarpée, les vaillants comtes le croyaient éternel. Mais ses murailles faites pour résister aux arbalètes et aux pierriers, s'écroulèrent en 1631, pendant la guerre de trente ans, sous les efforts de l'artillerie de Gustave-Adolphe. Cinquante ans plus tard (1689), les armées du roi Louis XIV achevaient sa destruction par l'incendie et la mine. Et le temps, complice des hommes, unissant ses efforts à ceux des Suédois et des Français, ruine tous les jours ces ruines elles-mêmes; quelques pans de murs informes, voilà tout ce qui reste du nid d'aigle des comtes de Sponheim. Mais sur ces débris, témoins de tant de haines et de tant de fureurs, la nature jette, comme un voile d'oubli, des draperies de fleurs et de feuillages. Et les lierres, les vignes folles, les chèvrefeuilles, tissent à ces restes glorieux un linceul parfumé.

Dans l'enceinte du château, sur un piédestal élevé, se dresse un lion de pierre ; ce n'est pas une œuvre artistique, elle n'a rien d'imposant ni de remarquable, et pourtant depuis six siècles, nul ne la regarde sans émotion.

Ce vieux lion a une si belle histoire que je ne résiste pas au plaisir de vous la conter.

En 1279, Jean Ier, comte de Sponheim, faisait la guerre à Werner, électeur de Mayence. Les armées des deux princes en vinrent aux mains entre Grenzingen et Sprendlingen. La victoire semblait pencher pour Sponheim, quand de nouveaux renforts arrivèrent à l'Électeur ; les soldats du comte ne faiblirent pas et élevant leur courage à la hauteur du péril, ils luttèrent avec le même acharnement. Mais leurs ennemis, supérieurs en nombre, avançaient toujours et, tout à coup, Jean de Sponheim est enveloppé. C'est à ce moment que Michel Mort, boucher de Creuznach, se précipite au secours de son maître et le dégage à force d'héroïsme. Mais dans cette lutte inégale Michel succombe et paie de sa vie le salut de son Seigneur. Qu'un soldat meure en défendant son chef, il n'y a là rien que d'ordinaire, mais qu'après l'heure du danger le chef se souvienne du soldat, voilà ce qui restera toujours un sujet d'étonnement et d'admiration. Jean de Sponheim était un noble cœur, quand la guerre fut finie, il se souvint du pauvre soldat qui l'avait si vaillamment sauvé et il honora sa mémoire par les marques d'une touchante reconnaissance. Sur le champ de bataille où Michel Mort était tombé, un monument rappela longtemps son souvenir. Jean accorda aux bouchers de Creuznach, les compagnons de Michel, des franchises inespérées, et il immortalisa par un lion, symbole de la force et du courage, l'héroïsme de ce vaillant soldat. Six siècles se sont écoulés et le vieux lion de pierre profile encore sur le ciel sa pâle silhouette, il est toujours là debout, racontant aux générations qui passent, cette chevaleresque aventure où Michel Mort et le comte Jean de Sponheim furent dignes l'un de l'autre.

Puisse-t-il y rester toujours, glorifiant sur son piédestal, ces deux nobles sentiments : le dévouement et la reconnaissance.

La longue chaîne de montagnes et de rochers qui commence au Rothenfels pour finir au Schlossberg, porte ses plus hautes cîmes à mille pieds de hauteur, mais derrière elle, séparée à peine par un pli de terrain, commence une autre chaîne aux aspects plus grandioses et plus gigantesques. C'est le fameux Hunsrücken. Ce mont formidable courant aussi du Sud-Ouest au Nord-Est, s'étale sur des lieues entières de terrain, formant d'épaisses bandes parallèles, s'étageant les unes derrière les autres, grimpant toujours plus haut et ne s'arrêtant dans cette escalade des nues qu'à 2500 pieds de hauteur.

Cet amphithéâtre de montagnes couronné de pampres, drapé de forêts, tapissé de moissons, velouté de prairies, se déroule comme un féérique décor, dont les premiers plans, inondés de lumière, dessinent leurs moindres détails avec une ravissante précision, tandis que les autres, s'enfonçant peu à peu dans les profondeurs de l'espace, s'évanouissent par des teintes d'une dégradation successive, dans des lointains vaporeux.

La Nahe se précipite entre le Rothenfels, le Haardt, le Schlossberg à sa gauche, la Gans et le Kuhberg à sa droite, dans une délicieuse vallée qui fait plaisir à voir. Ce n'est pas une de ces vallées de la Suisse, encaissée entre des murs de granit ou des montagnes qui montent jusqu'aux nues, ne laissant voir le ciel qu'à travers une sorte de soupirail et qui vous donnent au bout de quelques jours la nostalgie des grands horizons bleus. Un ensemble de gracieux tableaux et de riantes perspectives font à la Nahe un cadre magnifique.

La petite rivière coule joyeuse et limpide dans le Val des Salines, beau comme un décor de théâtre. Sur son lit de cailloux elle promène ses détours, tantôt rapides, tantôt lents, allongeant à plaisir son chemin, pour coquetter avec ces vertes collines qui lui font risette et pour réfléchir plus longtemps l'image des vieux rochers rouges, auxquels elle bruit en passant, je ne sais quelles folles histoires.

A peine a-t-elle franchi le Val des Salines, qu'elle rencontre le Badewörth et lui passant gracieusement les deux bras autour de la taille, elle en fait l'île la plus charmante que vous puissiez rêver. C'est l'île des bains, c'est le nouveau Creuznach. C'est là que les étrangers habitent, c'est là qu'ils viennent chercher la vie et la santé.

L'île n'a pas demandé ses ornements aux splendeurs de l'art, la nature a seule fait les frais de son élégante beauté.

Du pavillon où je me trouvais placé, je la voyais

s'étalant au loin sous son dais de verdure. Des pelouses veloutées, des arbres feuillus, de frais ombrages au milieu desquels serpentent de petits sentiers sans prétention, voilà le parc du Kurhaus, le cœur du Badewörth. C'est là que les malades viennent boire les eaux de la source Élisabeth, une des principales de Creuznach, c'est là qu'ils se promènent une partie de la journée aux sons d'une belle musique sur laquelle la Nahe brode la gaieté de ses murmures.

Une main habile a groupé dans les jardins du Curhaus les plus beaux arbres de nos climats. Les marronniers aux têtes arrondies comme les dômes d'une cathédrale, les saules au feuillage éploré, les longs peupliers d'Italie agités par la brise comme d'immenses éventails qui rafraîchissent l'air, les érables aux feuilles d'argent, les sureaux panachés, les acacias dont la longue tige dénudée se couronne d'un vert panache, les bouleaux à l'écorce argentée, les chênes toujours majestueux, les sapins et les cèdres à l'éternelle verdure, dressent leurs colonnades le long des sentiers et des allées et mariant leurs rameaux, élèvent dans les airs des arcades, des portiques, et forment d'épaisses voûtes impénétrables au soleil.

Autour et au delà du parc, le spectacle change. Le regard ne rencontre plus que des toits prosaïques, des tuiles rouges, des tuiles brunes, des tuiles grises, toujours des tuiles et encore des tuiles, un fouillis de cheminées et de toits, aussi disgracieux les uns que les autres, s'étalent de tous côtés. C'est la ville de Creuznach se déployant sur les rives de la Nahe et baignant coquettement le pied de ses modestes maisons dans les deux bras de la rivière.

Point de monument à l'horizon, aucune cheminée de fabrique ne fumait dans l'espace ; seuls deux petits clochers simples, comme ceux d'un village, montaient dans le ciel bleu.

Cette vue de Creuznach à vol d'oiseau me disait assez que ce n'était ni la cité des arts, ni la cité de l'industrie.

Vers le milieu de l'île se dresse un vieux souvenir du moyen-âge, c'est le pont qui relie les deux parties de la ville, en traversant l'île. Il fut construit par Simon III, comte de Sponheim, dès les premières années du xiiie siècle. Ce qui frappe en lui, ce ne sont pas ses huit arches en plein cintre qui laissent passer les deux bras de la rivière et l'île elle-même, ce sont les antiques constructions qui le surmontent et lui servent de parapet. Au moyen-âge les ponts, comme une véritable rue, portaient de chaque côté, une rangée de maisons. Fidèle au passé, le pont de Creuznach n'avait pas voulu, jusqu'à la fin du siècle dernier, se dépouiller de sa parure ; mais un jour cette petite Nahe, qui roule si gracieusement et avec un si doux murmure, son mince filet d'eau, se gonfla de colère et montant à l'assaut du vieux pont, lui enleva la plupart de ses compagnons séculaires et le laissa tel que vous le voyez aujourd'hui.

Drapé dans sa vétusté et ses souvenirs, le pont de Creuznach a encore grand air, et il jette sur le paysage qu'il décore un reflet d'imprévu et d'originalité.

Les hautes montagnes qui encaissent la Nahe dans le Val des Salines, s'abaissent peu à peu, à mesure qu'elles s'approchent de la ville qu'elles contournent et enferment dans un cirque immense. Derrière Creuznach ce ne sont plus que des collines sans nom, qui n'arrêtent plus le regard. Une trouée lumineuse apparaît dans le fond du tableau, laissant voir le plus charmant décor que le génie d'un paysagiste puisse enfanter. Les horizons, murés jusqu'alors par des montagnes, des forêts, des rochers, s'élargissent tout à coup et une plaine énorme se déroule sans limite vers le Rhin. Et l'été, cet inimitable artiste, jetait sur cette immensité toutes ses magnificences. Avec quel art infini il habille ces prairies, ces champs, ces coteaux; quelle suavité et quelle variété de tons il répand sur toutes ces verdures, dont il étale sous nos yeux les milles nuances, sans se répéter jamais! Et comme il sait, par d'heureux contrastes, rehausser toutes ces teintes et avec quelle habileté la monotonie de la ligne ou de la couleur est évitée! Voyez-le, mouchetant de ces charmants pompons roses, ces immenses champs de trèfles qui se déroulent sans fin. Voyez-le, brodant la sombre trame des prairies de ces mille fleurs qui semblent réfléter dans leurs corolles embaumées les resplendissantes couleurs de l'arc-en-ciel. Regardez, le prodigue, comme il sème sur ces plaines l'or des maïs, des seigles et des froments. Et sur ces champs tout chargés des richesses de l'agriculture, de coquets villages, de gracieuses maisons laissent, à travers les arbres, deviner leur silhouette. Et quand l'œil va se fatiguer de la ligne droite, le terrain se prend à onduler, puis il se soulève tout à coup pour former, à mi-chemin de Creuznach au Rhin, une belle chaine de collines qui étalent du Nord-Est à l'Est leur sereine verdure.

Et au fond de l'horizon, par delà le Rhin, les hauts sommets du Niederwald, du Johannisberg et du Taunus se profilent sur le ciel. Et ce paysage, noyé dans la lumière tendre du matin, se déroulant autour de moi comme un décor magique, avait quelque chose de si joyeux que le regard ne savait s'en détacher. Tout riait, tout chantait sous le ciel bleu et la nature toute entière semblait s'associer à cette fête des yeux. Dans l'air plein de parfums, un monde d'insectes étincelait comme une poussière d'or et de diamant. Et dans les buissons et dans les haies et dans les vignes et dans la verte coupole des arbres, un orchestre invisible faisait entendre de joyeux accents. C'étaient les pinsons, les fauvettes, les rossignols et tous les chantres ailés de la forêt qui gazouillaient sous la feuillée, emplissant l'air de leur folle gaieté. Et sur ce babil ravissant, de petits troubadours emplumés brodaient leurs ballades d'amour et les merles égrenaient, comme des éclats de rire, leurs notes cristallines.

Et sur cette nature toute frémissante de vie, sur ce panorama se déroulant toujours magnifique jusqu'en ses perspectives les plus lointaines, le soleil qui montait lentement dans l'azur, versait ses rayons d'or comme une bénédiction.

CREUZNACH

—

Creuznach se compose aujourd'hui de deux villes, l'une est le séjour des étrangers, c'est la cité des bains, c'est la ville neuve, c'est Creuznach la belle; l'autre dont les origines se perdent dans les profondeurs de l'histoire n'a d'autre cachet que celui de toutes les petites villes du monde. Un peu triste, un peu maussade, elle n'exerce aucune attraction sur ceux qui la parcourent et ne leur laissent pas, quand ils la quittent, le désir de la revoir encore.

Des rues longues, tortueuses, étroites se croisant et s'entrecroisant de tous côtés, des places resserrées, des ruelles étranglées et sombres, partout des encoignures et des tournants, des maisons qui ne vous disent rien, des magasins que l'on souhaiterait plus vivants et plus actifs, voilà tout Creuznach. Une paix mélancolique s'étend sur cette vieille ville qui vous apparaît calme et tranquille comme le palais de la Belle au bois dormant.

Des pigeons au plumage chatoyant s'abattent à chaque instant à vos pieds, cherchant entre les pavés des grains que des mains amies ne leur marchandent point.

Tout le monde sourit à ces jolis hôtes des rues qui voltigent en paix comme des oiseaux sacrés. Les tramways ne sillonnent pas encore Creuznach, la traction n'y revêt pas ces allures rapides. C'est à peine si le sabot des chevaux trouble le silence de la ville.

Comme dans les temps primitifs se sont les bœufs qui traînent les lourds chariots. Mais quels beaux bœufs ! Vous les diriez sculptés par quelque maître antique. Tous revêtus d'une robe rousse, le front orné de longues cornes recourbées, ils s'avancent graves et majestueux, vous regardant de leurs grands yeux doux et mélancoliques.

Et les paisibles bourgeois fumant sur leur porte la grande pipe allemande, suivent d'un œil sympathique l'étranger errant de rue en rue, cherchant une diversion au monotone spectacle qui se déroule devant lui.

En parcourant cette ville endormie dans le passé, on se demande ce qui a pu briser sa vitalité, ce qui a pu s'opposer à son essor et à son expansion. C'est sa position géographique qui a perdu Creuznach. La vallée de la Nahe dont elle constitue un des points importants est une voie militaire qui va du Rhin aux frontières de la France. Pour arriver au grand fleuve allemand, ou pour envahir les Gaules, les armées ont souvent, à travers les âges, suivi la Nahe et rencontrant Creuznach, lui ont fait lourdement sentir les charges et les calamités de la guerre. Creuznach qui porte une croix dans ses armes et dans son nom, est d'origine francque. Les documents du ixe siècle en parlent comme d'un village, chef-lieu du comté de Sponheim. Attiré par la beauté des sites et les plaisirs de la chasse, Louis-le-Débonnaire y résida souvent. Du haut de son château, bâti sur les ruines d'un castel que le romain Claude Drusus avait élevé douze ans avant Jésus-Christ, Louis pouvait voir ces plaines fertiles qui se déroulent vers le Rhin à l'Est de Creuznach. C'est dans ces champs que les Trévires, soulevés contre la domination romaine, conduits par Teutor, se mesurèrent avec les maîtres du monde commandés par Sextilius Félix et furent écrasés dans une bataille gigantesque. Mais un jour la fortune trahit Rome et ses légions se retirèrent devant le flot victorieux des Allemani. La marée des barbares montait toujours et, vers la fin du v⁰ siècle, Clovis à la tête de ses Francs, se jette sur les Allemani et les efface du monde.

Creuznach qui n'avait été, sous la domination romaine et à l'époque des Allemani qu'une petite bourgade à peine signalée, prit plus d'importance sous les Rois Francs; elle commençait à devenir quelque chose, à faire parler d'elle, quand en 893, les Normands la détruisirent et n'y laissèrent que des cendres et des cadavres.

Tout était à refaire. Les habitants se mirent courageusement à l'œuvre et déjà la petite cité sortait de ses ruines, quand, en 1183, un incendie formidable la détruisit en grande partie. Avec une ténacité digne d'une meilleure fortune, les gens de Creuznach rebâtirent encore une fois leur chère ville et, encore une fois, le sort toujours contraire, paralysa leurs efforts. En 1349, la peste décima la population et, cinquante ans plus tard, Creuznach s'effondrait encore une fois dans les flammes. Plus grands que leur fortune, toujours héroïques dans le malheur, les habitants relevèrent encore leur ville, mais le destin n'était pas apaisé. Des dissensions politiques et religieuses, des luttes intestines, les batailles, les guerres, les siéges qui marquèrent la fin du moyen-âge, arrêtèrent la prospérité renaissante de Creuznach et l'ère moderne trouva la petite ville pauvre et désolée. Heureux les peuples qui n'ont pas d'histoire, a-t-on dit, Creuznach a malheureusement une histoire, une histoire pleine de larmes et de sang.

Vint la guerre de trente ans et, en 1620, les Espagnols commandés par Spinosa mirent le siège devant Creuznach et l'emportèrent d'assaut. En 1631, Gustave-Adolphe avec ses Suédois, s'empare de la ville. En 1633, les Impériaux commandés par Gallas, y pénètrent à leur tour. En 1639, c'est la vaillante armée de Bernard de Saxe Weimar qui devient maîtresse de la ville. En 1641 les Espagnols s'en emparent de nouveau et, en 1644, ce sont les Français qui y pénètrent en vainqueurs.

Six sièges en vingt-quatre ans et l'on sait ce que c'est qu'un siège au moyen âge. L'incendie et le pillage étaient le couronnement obligé de ces grands drames militaires.

Mais ce n'est pas tout! A la fin du xviie siècle éclata l'effroyable guerre de la succession d'Augsbourg et les armées françaises, commandées par Philippe d'Orléans, envahirent le Palatinat et s'y livrèrent à des actes de brigandage et de dévastation que deux siècles n'ont su faire oublier à la nation allemande.

Les années 1689 et 1690 furent terribles pour Creuznach et ses environs. Les soldats de Louis XIV ravagèrent la ville et lui firent subir les vexations les plus humiliantes, ils détruisirent ses plus beaux monuments et ils éventrèrent tous ces châteaux-forts qui depuis des siècles, dominaient si fièrement le Rhin et la Nahe. A chaque instant leurs ruines lamentables se dressent vers le ciel et semblent lui crier vengeance. En 1735 les armées françaises reparurent dans la vallée de la Nahe et Creuznach put s'apercevoir que la sauvagerie des soldats de Louis XV égalait celle des soldats de Louis XIV. En 1795 les Français franchirent encore une fois le Rhin et reparurent devant Creuznach sous le commandement de Jourdan. Pendant douze jours et douze nuits la malheureuse ville fut livrée à un pillage dont les contemporains nous ont transmis les navrants détails.

Quel tissu de malheurs et de catastrophes! Et pourtant, comme le phénix, Creuznach renaissait toujours de ses cendres. Elle avait foi en de meilleurs jours, et ces jours sont venus. L'aurore du bonheur a lui pour elle. Depuis 1815, elle appartient à la Prusse; soixante-dix ans de paix et d'une sage administration ont préparé à cette ville, si malheureuse dans le passé, une ère de prospérité dont nous saluons avec joie les premiers développements. Quand j'eus lu cette sombre histoire, Creuznach que j'avais trouvé jusqu'alors si froid et si vulgaire, m'apparut sous un aspect plus sympathique. Quand on connaît ce passé plein de feu et de sang, ces luttes acharnées contre les hommes et la nature, luttes toujours renaissantes, et, toujours soutenues avec la même vaillance et la même énergie, la modeste petite ville s'illumine d'un reflet glorieux. Et alors ces montagnes, couronnées de ruines historiques, ce pont, vieux témoin de la vie de Creuznach, ces petites rues, dont pas une pierre n'est pure de sang humain, palpitent et s'animent autour de vous.

Tout murmure à vos oreilles les noms maudits de Gustave-Adolphe, de Spinosa, de Gallas, de Saxe-Weimar, de Turenne, de Jourdan. Tout se dresse comme un souvenir tragique et votre imagination frappée vous retrace, comme dans un panorama, cette sanglante épopée qui se déroule à travers les âges dans les murs de Creuznach et la laisse après tant de siècles ce que vous la voyez aujourd'hui.

Sans ces vicissitudes Creuznach eût été beau ; dans ce nid de verdure que la nature a si coquettement tressé autour de lui, il vout eût montré avec orgueil les œuvres de ses artistes, de ses peintres, de ses sculpteurs, de ses architectes. Il vous eût fait admirer ce beau château de Sponheim, qui ornait le Schlossberg ; ce n'est plus aujourd'hui qu'une ruine désolée. Il vous eût montré le palais de Simmern, ce n'est plus qu'un souvenir. Il vous eût montré, près du pont, sa cathédrale gothique dont la splendeur eût enorgueilli une capitale. Vous n'en retrouverez plus que le chœur adossé à l'église protestante, bâtie elle-même sur les fondations de la cathédrale. Il y a quelques années, ce beau chœur gothique, qui datait du xive siècle, a été restauré et consacré au culte anglican. J'y pénétrai un soir, quelques jeunes anglaises s'y livraient aux pratiques de leur culte maussade. Et tandis que leurs chants monotones retentissaient sous les voûtes nues et dévastées de ce temple autrefois si brillant, les vieux Rheingrafen, bardés de fer comme en un jour de combat, les mains jointes, agenouillés sur les débris de leurs tombeaux, semblaient, perdus dans une muette contemplation, joindre leurs prières à celles qui montaient vers le ciel.

Ce lugubre passé est clos sans retour. Une administration virile et intelligente a ouvert aux habitants de Creuznach de nouveaux et larges horizons. Le commerce, l'industrie, une station balnéaire, voilà les éléments d'une vie nouvelle, voilà les sources d'une prospérité qui se développera bien vite entre les mains de cette vaillante et honnête population.

La culture de la vigne forme une des branches importantes du commerce; sous le doux climat de la vallée de la Nahe, les vignobles fournissent une quantité énorme de magnifiques raisins blancs ou bleus. Un vin exquis est le produit de chaque récolte. Les vins de la Nahe parmi lesquels je citerai : le Kauzenberger, le Winzenheimer, le Roxheimer, le Northeimer, le Schloss-Bockdheimer, l'Ebernburger, l'Altbamberger, sont peu connus à l'étranger; cela tient à ce qu'on les consomme sous le nom de vin du Rhin. Une partie des vins de la Nahe sont d'ailleurs mélangés à certains vins du Rhin, les premiers ont la force, les seconds, le bouquet. Ils se complètent admirablement. Les vins de la Nahe sont plus riches en alcool que les vins du Rhin. Quelques fabriques de vins mousseux existent aussi à Creuznach. Des tanneries, des fabriques de tabac, des verreries représentent l'élément industriel de Creuznach.

Ai-je besoin de dire que depuis 1857, époque de la construction du chemin de fer Rhin-Nahe reliant Creuznach à la France et au Rhin, le mouvement commercial et industriel de cette ville se développe de plus en plus.

Et à mesure qu'il s'accroît la physionomie de Creuznach se transforme et s'embellit. D'année en année la petite ville devient moins maussade, ses rues s'élargissent, ses vieilles constructions font place peu à peu à de belles maisons modernes et de brillants magasins étalent aux yeux des passants toutes les richesses de l'art et de l'industrie. Ceux qui veulent voir encore le vieux Creuznach dans tout son parfum de moyen-âge, doivent se hâter, bientôt une ville fraîche et coquette l'aura remplacée sur les bords de la Nahe.

Les étrangers se promènent peu dans les rues de la vieille cité, peut-être ont-ils tort, car les vieilles villes réservent bien des surprises aux penseurs et aux archéologues qui savent les étudier.

Ne quittez pas Creuznach sans aller au cimetière. Que ce mot ne vous effraye pas.

Au milieu de cette nature douce et riante, la mort elle-même n'a su rester sévère. Le champ de l'éternel repos n'a rien de triste, vous n'y verrez aucun attribut lugubre. Ceux qui ont vécu, dorment leur dernier sommeil dans un beau parc aux élégants feuillages, aux grandes allées pleines d'ombre. Les tombes disparaissent sous les fleurs, un petit jardin orne chacune d'elles, un nom gravé sur une plaque de marbre rappelle celui qui n'est plus au souvenir des passants. Point d'emblème ridicule, pas d'inscription pompeuse. La fraîcheur des verdures et des fleurs qui parent les tombeaux, dit assez combien est restée chère aux vivants la mémoire de ceux qui reposent là.

Quelques monuments artistiques appellent vos regards. Un grand nombre de soldats allemands blessés pendant la guerre de 1870 sont venus mourir à Creuznach; ils dorment ensemble dans une tombe que la reconnaissance publique leur a ouverte.

Une statue en marbre blanc, œuvre magistrale des frères Cauer la surmonte; c'est Germania bénissant ses enfants et leur donnant l'immortalité. Non loin de ces soldats morts en combattant la France, une autre tombe réunit ceux qui au commencement de ce siècle ont versé leur sang pour Elle.

Les aigles françaises veillent autour de cette colonne sous laquelle reposent les braves qui ont suivi la fortune du grand empereur. Epars dans la verdure ou symétriquement rangés le long des chemins, les tombeaux vous intéressent par leur originalité. Une blanche colombe posée sur le sol, vous dit seule où repose un jeune enfant. Touchant emblème de l'innocence.

Dans ce vaste champ, où vous serez souvent seul, la tristesse ne vous envahit jamais, tant la mort se dérobe sous les coquetteries de l'art et de la nature.

LA STATION BALNÉAIRE

Si Creuznach jouit d'un renom européen, il ne le
doit ni aux riants paysages qui s'étalent autour de lui,
ni à ses vins exquis, ni à ses verreries, ni à ses fabriques
de cuirs ou de tabac. Ses Eaux Salines ont fait sa réputation, sa station balnéaire l'a rendu célèbre.

Il nous serait bien difficile de dire quand ces eaux
salines ont été découvertes. Ce que nous savons, c'est
qu'elles étaient connues et administrées en bains dès
l'année 1478. Des documents officiels établissent encore
qu'en 1490, Philippe, Électeur Palatin, fit don à ses
deux cuisiniers, Conrad Bruns et Mathieu de Neuen-
dorf, en échange d'une faible contribution, des salines
et sources de bains situées entre Ebernbourg et Creuznach.

Depuis Münster am Stein jusqu'à Creuznach, sur une
étendue de cinq à six kilomètres, on trouve une vingtaine de sources situées les unes sur les bords de la Nahe,
les autres dans le lit de la rivière.

Ce ne fut pas une œuvre facile que de capter les
sources qui se déversaient dans la Nahe et il ne fallut

rien moins que les efforts réunis des autorités locales et des particuliers pour arriver à ce résultat tant désiré.

Jusqu'en 1817, les propriétés thérapeutiques des eaux de Creuznach étaient peu connues et leur emploi, je puis le dire, n'avait rien de scientifique. Mais vers cette époque, un médecin, qui s'est fait un nom illustre, vint s'établir dans la localité et soumit à des recherches et à des études attentives l'action médicatrice des eaux salines. Il ne tarda pas à s'apercevoir de leur utilité et les succès qu'il obtint dans sa pratique le portèrent à signaler à ses confrères allemands et étrangers les vertus remarquables des eaux minérales. C'était le Dr Prieger.

Les beaux résultats obtenus par Prieger furent bientôt confirmés par un grand nombre de médecins et la réputation des eaux de Creuznach fut fondée. Comprenant toute l'importance de ces succès, Prieger songea dès ce moment à faire de Creuznach une ville de bains. Mais les autorités administratives auxquelles il fit part de son projet, l'accueillirent avec réserve, peut-être même avec indifférence. Mais Prieger enthousiaste de son idée, ne se découragea point et en poursuivit la réalisation avec ardeur. En 1823, il écrivait de Berlin, à sa femme, ces mots prophétiques qui montrent bien la foi que son œuvre lui inspirait : « Si j'obtiens des fonds et j'espère que le Gouvernement me les accordera, je fonderai à Creuznach une institution sans pareille en Allemagne. » L'appui qu'il cherchait ne fut pas facile à obtenir, il fallut à Prieger bien des démarches, bien des écrits, bien des publications scientifiques pour vaincre les résistances qu'il rencontrait de tous côtés. Il fallut faire passer dans l'esprit des autorités, cette foi qui l'animait. Quel labeur ! Et quand il leur eut donné cette foi, il fallut la rendre agissante, il fallut sortir du domaine des promesses, pour descendre sur le terrain de l'action.

Cette tâche ardue, Prieger l'accomplit, et en 1830, il pouvait déjà dire des bains de Creuznach : « L'enfant soigné jusqu'ici avec tant de tendresse, n'a plus besoin désormais de ses parents. Malgré l'envie et la haine, il a su faire apprécier sa valeur et il saura la faire reconnaître mieux encore dans l'avenir pour le bonheur de l'humanité et pour la gloire et la prospérité de cette ville. »

Cet avenir, qu'escomptait le Dr Prieger, est venu, et il a pleinement justifié toutes les promesses et les espérances du savant médecin.

L'année 1832 marque une date importante dans la vie de la station balnéaire de Creuznach. C'est à cette époque qu'on découvrit à la pointe méridionale de l'île, la fameuse source Elise (Elisabeth quelle) qui fournit la plus grande partie de l'eau que boivent les malades..

C'était un nommé Wilhelmi qui possédait cette île aujourd'hui si brillante et sur laquelle on ne voyait alors qu'une pauvre auberge entourée d'une végétation sauvage rappelant les forêts vierges du nouveau monde. Wilhelmi était convaincu que son île renfermait une source saline et il en poursuivit la découverte avec un soin et une ténacité sans exemple. Le succès couronna ses efforts et un jour l'eau minérale jaillit à grands flots. Les analyses chimiques démontrèrent bientôt que les eaux de la source Elise avaient la même composition que celles provenant des sources de la vallée des salines et les expériences médicales prouvèrent que leurs vertus thérapeutiques ne le cédaient en rien à celles que l'on avait depuis longtemps constatées dans les eaux des sources connues et découvertes antérieurement.

Le rêve de Wilhelmi était accompli. Le Pactole coulait donc dans son île. Il le croyait du moins. Mais la renommée n'avait pas encore porté assez loin la réputation de Creuznach, et ce n'était pas la pauvre auberge de Wilhelmi et les quelques cabines que sa médiocre fortune lui permit d'élever qui pouvaient attirer beaucoup d'étrangers. Comme Moïse, Wilhelmi avait vu la terre promise, mais il ne devait point y entrer. Une année s'était à peine écoulée depuis la découverte de la source Élise, que le brave homme mourait au milieu de ses rêves de gloire et de richesses.

Immédiatement après sa mort, une société dont Prieger était l'âme, se forma et racheta à la veuve de Wilhelmi sa propriété et sa source.

Cette société fut la bonne fée qui, touchant de sa baguette d'or l'île et la source Élise, transforma les chaumières en palais, le bois sauvage en un parc charmant, éleva le Curhaus et abrita la source sous une magnifique terrasse. Ce fut la bonne fée qui frappant la terre du pied, en fit sortir cette belle ville des bains dans laquelle nous entrerons tout à l'heure.

C'est de 1817 à 1840 que cette transformation s'accomplit et c'est pendant ces années que Creuznach a conquis sa place parmi les principales stations balnéaires de l'Europe. Ce rang qu'elle méritait par la valeur thérapeutique de ses sources, elle le doit aussi à la ténacité, à l'énergie avec laquelle Prieger lutta pendant des années contre l'indifférence des uns et le mauvais vouloir des autres. La cité reconnaissante a, par une belle statue de marbre, immortalisé la mémoire de son bienfaiteur. Vous la verrez près de l'ancienne cathédrale, elle est due au ciseau des frères Cauer, elle est digne de la réputation de ces deux éminents artistes.

Le nom d'un autre médecin se lie également à cette période de luttes que traverse fatalement toute entreprise, même celles qui n'ont d'autre but que le soulagement des souffrances humaines. Je veux parler du Dr Engelmann. Descendu dans l'arène plus tard que Prieger, Engelmann contribua par sa pratique à élucider un grand nombre de questions qui se rattachaient à l'emploi des eaux salines.

Par ses publications il vulgarisa le nom de Creuznach et si Prieger eut l'honneur de fonder la station balnéaire et de jeter les premières bases de sa réputation, Engelmann eut celui de compléter et d'assurer l'œuvre de son confrère.

En voyant aujourd'hui le développement qu'a pris cette station, en songeant aux services qu'elle a déjà rendus et à ceux que l'on peut attendre d'elle dans l'avenir, on ne peut s'empêcher d'accorder à ces ouvriers de la première heure un souvenir de reconnaissance et d'admiration.

Prieger et Engelmann ont laissé à leurs fils, tous deux médecins à Creuznach, le soin de continuer leur œuvre. Et ces deux savants, qui portent avec tant de distinction leur nom célèbre, ont accepté avec une piété toute filiale l'héritage paternel.

Depuis le xve siècle, les sources salines de Münster am Stein et de la vallée qui s'étend de cette localité à Creuznach étaient donc connues, mais elles n'avaient qu'une importance commerciale, ces eaux ne servaient qu'à la préparation du chlorure de Sodium.

Ce ne fut qu'en 1832 qu'on découvrit à Creuznach

la source Elise (Elisabeth quelle) à l'extrémité méridionale de l'île, puis la source de la Nahe (Nahe quelle) dans le lit de la rivière près du Kauzenberg, puis la source Orange (Oranienquelle), non loin de l'île.

Creuznach était donc bien doté, il n'avait plus rien à envier au Val des Salines, ni à Münster. Les travaux de Prieger et d'Engelmann venaient de montrer qu'on pouvait faire servir ses eaux à des usages moins vulgaires que l'extraction du sel, ils venaient de prouver qu'elles seraient d'un puissant secours à la thérapeutique de certaines maladies.

Et Creuznach comprenant toute l'importance de cette situation nouvelle, sortit de sa longue torpeur et pour fêter les étrangers, qu'elle appelait de tous les points du monde, elle voulut se rajeunir, elle voulut se faire gaie, elle voulut se faire belle.

Mais la vieille cité ne se prêtait ni à des transformations rapides ni à des créations soudaines; il fallut fonder une ville nouvelle, on la fonda. Elle sortit de terre avec une telle rapidité, qu'il semble que la Société des Eaux n'ait eu à dire « qu'une ville neuve soit, et la ville neuve était. »

Le magicien Faust, Faust l'amant de Marguerite, était né à Creuznach, où il passa du reste une partie de son existence singulière; la compagnie des Eaux avait sans doute retrouvé la baguette de ce sorcier célèbre dont les amours furent chantés par Gœthe et par Gounod.

La cité des bains touche à la vieille ville, on passe sans transition de l'une à l'autre, elle couvre l'île et s'étale au loin sur la rive droite de la Nahe. Enveloppée dans une mer de verdures, entrecoupée de bosquets, de jardins, d'allées d'arbres ombreuses, elle est délicieuse à voir. A ses pieds la petite rivière coule joyeuse, l'égayant de ses flots rapides et de ses murmures doux comme un soupir. Sur sa tête les grands arbres étendent comme un voile, leur coupole toute bourdonnante de chants d'oiseaux.

Et tout autour et devant elle, des montagnes, des forêts, des rochers déploient jusqu'à l'horizon leurs splendeurs décoratives. Ses larges rues sont tirées au cordeau, mais pleines d'imprévu et de pittoresque; chaque maison, chaque hôtel, chaque villa a sa physionomie. Quelques hôtels revêtent un aspect monumental, mais la plupart des constructions ont un cachet d'élégance et de coquetterie. Partout des arbres, partout des jardins, partout des fleurs. C'est une ville bâtie à la campagne.

Et sur les blanches façades les vignes folles grimpent jusqu'aux toits, dessinant leurs capricieuses arabesques. Et les glycines et les chèvrefeuilles et les clématites accrochées aux fenêtres et aux balcons forment de gracieux encadrements, ou retombent en cascades fleuries et embaumées, toutes constellées de papillons diaprés et d'abeilles d'or, ces fleurs du ciel.

Un grand nombre de magasins se sont installés dans la ville des bains, l'étranger y rencontre tout ce qui peut lui être utile ou agréable. Toutes les branches du commerce s'y trouvent représentées et la partie artistique elle-même semble y prendre chaque année plus de développements. On passe agréablement quelques heures à flâner de vitrine en vitrine, admirant ici des poteries, des porcelaines, des verres dont les formes et les couleurs sont une des spécialités du pays. Là, des peintures sur porcelaine représentent des portraits, des tableaux,

des sujets historiques, retracés avec une finesse, un colo-
ris, un goût inimitable. Plus loin, des objets d'ivoire
travaillés avec une patience et un art qui rappellent les
œuvres des Hindous ou des Chinois.

Puis les bouquetières étalent sous vos yeux tout un
parterre de fleurs et les plus ravissants bouquets que
vous puissiez voir. Ces bouquets sont l'accompagnement
obligé du départ de toutes les dames qui sont venues
faire une cure. Au jour des adieux, tous les amis, tous
les compagnons envoient ce bouquet traditionnel, comme
un dernier gage de sympathie à celles qui s'en vont. Et
la voiture qui les emporte disparaît parfois sous les fleurs
comme un char triomphal. Mais les roues de la locomo-
tive n'ont pas tourné vingt fois que les gracieux bouquets
devenus encombrants ont passé par la portière. Dernier,
mais sincère hommage, cette fois, rendu aux amitiés des
villes d'eaux.

Dans un grand nombre de magasins, l'agate revêtant
toutes les formes depuis les plus vulgaires jusqu'aux
plus artistiques, étale ses chatoiements. Le travail de
l'agate fut longtemps l'industrie principale des habitants
d'Oberstein et d'Idar, mais depuis longtemps la population de la vallée de la Nahe, s'occupe également de la
taille de cette pierre qu'on trouvait aux environs d'Oberstein, jusqu'au commencement de ce siècle. Depuis
1830, l'agate que l'on travaille dans la contrée, vient
surtout du Brésil, de l'Egypte et de la Suisse.

Et puisque je parle des manifestations de l'art dans la
cité des bains, je ne puis passer sous silence les ateliers
de MM. Cauer frères. Avant d'être reçu chez ces illustres
artistes, j'avais vu quelques unes de leurs œuvres. Près
de la cathédrale la belle statue du D' Prieger et dans le

cimetière sur la tombe des soldats morts à Creuznach, pendant la guerre franco-allemande (1870), une splendide Germania, bénissant ses enfants ensevelis à ses pieds.

La maison des frères Cauer est un véritable musée, une galerie de statues de marbre ou de plâtre dont ces artistes font les honneurs aux étrangers avec une grâce à laquelle je me plais ici à rendre un hommage public.

Les frères Cauer ont inscrit leur nom parmi ceux des plus célèbres statuaires de l'Allemagne, une visite dans leurs ateliers vous les montrera dignes de leur grande réputation.

Le cœur de la ville des bains, c'est le Curhaus. C'est là, que les étrangers se réunissent deux fois par jour, c'est là que s'écoule la plus grande partie du temps qu'ils passent à Creuznach.

Le Curhaus est situé à l'extrémité méridionale de l'île, c'est là, que la source Elise fut découverte et c'est ce qui détermina la création de ce bel établissement.

Sa situation est très belle ; la Nahe l'entoure de tous côtés, à sa droite, s'étale la ville des bains, à sa gauche, le Haardt et le Kauzenberg lui font une pittoresque ceinture de rochers pourpres et de riantes verdures. Et devant lui s'ouvre le Val des salines déroulant au loin ses profondes perspectives.

Dans ce cadre sympathique un parc anglais a été taillé à travers la forêt qui couvrait l'île autrefois. Des pelouses, des chemins ombreux, des parterres de fleurs, des massifs feuillus, de frais rideaux formés par les marronniers, les platanes, les peupliers ; des fontaines, des jets d'eau dont les gerbes étincellent des mille couleurs de l'arc en ciel et dont le vent emporte au loin la poussière de diamant, tout cela forme un ensemble ravissant dont l'œil se délecte et qu'il revoit sans se lasser.

Le Kursaal s'élève dans le parc; c'est un grand bâtiment dont les étages supérieurs sont loués aux étrangers et dont le rez-de-chaussée contient une salle de lecture, où l'on trouve les principaux journaux du monde, une salle de bals, où la colonie étrangère se réunit une fois par semaine, une salle de concerts, un restaurant.

Une aîle de cette construction a été réservée aux bains qui sont disposés avec un luxe et un confort que l'on ne rencontre, au même degré, nulle part ailleurs à Creuznach. C'est un établissement modèle. Dans tous les hôtels de la ville et dans les maisons particulières on prend les bains et je reconnais volontiers qu'ils sont bien administrés. Mais le Curhaus n'a pas reculé devant les frais d'une installation complète; les malades y trouvent les bains de vapeur (Russes), les bains Romains, les bains Irlandais, les bains d'inhalation, les pulvérisations, les douches de toutes espèces.

On peut dire qu'au Curhaus, les eaux sont administrées sous toutes les formes, et selon toutes les exigences de la science moderne.

Tous les matins de sept à huit heures un orchestre composé d'artistes distingués, se fait entendre et c'est au son des plus charmantes mélodies que les baigneurs viennent boire l'eau de la source Elise, en se promenant sous les frais ombrages du parc. Vers huit heures, les jardins du Curhaus se vident peu à peu et deviennent bientôt déserts, tous les malades rentrent à l'hôtel pour se plonger dans le bain et la nouvelle ville reste pendant plusieurs heures morne et silencieuse comme une cité morte.

De quatre à six heures du soir, la musique et les prescriptions médicales rappellent de nouveau les étrangers au Curhaus. La réunion est plus nombreuse que celle du matin. Devant l'orchestre, situé en face du Kursaal, les dames, en élégantes toilettes, se groupent par centaines, et les plus beaux parterres du parc, malgré toute la richesse, toute la variété, tout l'éclat de leurs tons ne sauraient lutter de fraîcheur et de grâce avec celui-là. Dans les allées, nous retrouvons les promeneurs du matin, circulant par petits groupes, s'arrêtant pour se saluer et causer. Les uns, esclaves de la prescription médicale, tiennent en main leur verre plein d'eau saline et l'œil fixé sur leur montre, avalent au moment indiqué la quantité d'eau prescrite. Mais le plus grand nombre, réunis autour de la source Elise, vident d'un trait la coupe amère et reviennent, après quelques tours de promenade renouveler cette prouesse.

Toutes les nations sont représentées à Creuznach, le Curhaus est une tour de Babel où l'on parle toutes les langues.

Creuznach n'est pas une ville de plaisirs bruyants, mais la société des eaux s'est efforcée de joindre aux charmes de la nature quelques autres agréments, qui jettent une note gaie sur la monotomie de l'existence que mèneraient les malades.

Pour éclaircir ces fronts soucieux, l'orchestre se réunit chaque soir à huit heures, au Curhaus, et fait entendre les plus brillants morceaux de son répertoire.

Chaque semaine un bal est offert à la jeunesse; pendant la saison, des artistes étrangers viennent souvent se faire entendre au Curhaus. Un joli petit théâtre offre encore aux baigneurs les plaisirs de la comédie et de l'opéra.

De la musique, des danses, des fleurs, de l'eau salée, une société élégante et choisie, voilà la vie du Curhaus. En se promenant au milieu de cette riante nature, sous les ombrages du parc, on songe aux Champs-Elysées de la mythologie et, pour compléter l'illusion, c'est une jeune fille, nouvelle Hébé, qui verse aux pauvres mortels le nectar de... la source Elise.

La petite Nahe elle-même se met parfois aussi en fête ; je la vis une nuit toute resplendissante de lumières, roulant à travers la vallée un joyeux cortège. Un bateau portant un orchestre, ouvrait la marche, et glissant dans son sillage, une foule de petites nacelles, pavoisées aux couleurs de toutes les nations, nageaient comme des cygnes, étincelantes de mille feux. Aux accords de la musique, des voix fraîches et jeunes mariaient des refrains populaires ou des airs d'opéra. Et dans cette nuit calme et silencieuse, au milieu de cette nature endormie dans une sérénité profonde, ces accents harmonieux mouraient au loin dans toute leur pureté. La lune plânait au-dessus de la Gans comme une lampe d'argent, sous ses pâles rayons tout revêtait des teintes opalisées, et dans la Nahe qui brillait comme un miroir magique le sombre azur du ciel tout piqueté d'or se réflétait avec une telle précision que la petite rivière semblait rouler dans ses flots le firmament étoilé. Depuis longtemps la flotille et ses harmonies s'étaient évanouies dans la nuit, mais ses lumières étincelaient encore dans le lointain comme une sarabande de feux follets. Je revis plus d'une fois ce spectacle, l'impression en était toujours charmante.

Le plaisir se présente encore au Curhaus sous une autre forme, la plus gracieuse de toutes peut-être, allant au cœur de toutes les mères et rendant tout un petit monde heureux. Le Curhaus est plein d'enfants et la Compagnie des eaux n'oublie pas ces charmants petits hôtes, qui jettent une note si gaie dans ce parc où l'on rencontre bien des fronts moroses. Elle les gâte avec une sollicitude maternelle, plusieurs fois pendant la saison, elle leur offre des jeux, des fêtes, des bals. Ces réunions me paraissaient aussi pleines d'attrait pour les grands que pour les petits, une foule sympathique entourait toujours les jeunes danseurs, partageant leurs joies et leurs émotions. Heureux privilège de l'enfance de rallier à elle tous les cœurs.

Victor Hugo écrivait un jour :

> Seigneur préservez-moi, préservez ceux que j'aime
> Frères, parents, amis et mes ennemis même
> Dans le mal triomphants,
> De jamais voir, Seigneur, l'été sans fleurs vermeilles,
> La cage sans oiseaux, la ruche sans abeilles,
> La maison sans enfants.

Les jardins du Curhaus réalisent tous les vœux du poète. De tous côtés les fleurs exhalent leur âme embaumée et tendent aux abeilles leurs brillantes corolles. Les arbres sont pleins de chansons et de frémissements d'ailes et dans les allées courent, tapageuses, des bandes d'enfants, libres et joyeuses comme les oiseaux du ciel.

LE VAL DES SALINES & MÜNSTER AM STEIN

LE VAL DES SALINES & MÜNSTER
AM STEIN

Quand on quitte le Curhaus, on traverse sur un petit pont le bras droit de la Nahe et suivant le cours de la rivière, on s'engage sous un dais de verdure que les chataigniers et les platanes dressent sur votre tête comme un bouclier protecteur.

Au loin les grands arbres s'alignent formant des colonnades sans fin et leurs branches et leurs rameaux touffus s'élançant comme des arceaux, dessinent en s'unissant de longues voûtes ogivales. On se croirait au milieu des nefs d'une cathédrale gothique.

Des magasins et des villas entourées de jardins bordent la route. Riants jardins tout empanachés d'arbustes et de fleurs dont les verdures aux mille nuances se marient à celles du chemin. Et derrière ce vert rideau, les blanches façades des maisons vous apparaissent toutes joyeuses, enguirlandées de vignes qui grimpent follement jusqu'à leur faîte, toutes parfumées de chèvrefeuilles, toutes émaillées des grappes violettes de la glycine. Et par dessus les villas et les arbres, les montagnes toutes habillées de pampres et de forêts limitent au loin l'horizon.

A votre droite le pavillon von Recum apparaît sur un roc pittoresque, c'est un cône de porphyre qui se dresse sur les bords de la Nahe, émergeant comme un cap du milieu des vignobles. Sur ses flancs gracieusement escarpés la lumière produit de ravissants effets de coloration ; sous les pâles rayons du soleil levant le rocher monte fauve dans le ciel, puis il se cuivre, puis il se dore, se parant de l'aube au crépuscule des teintes les plus riches et les plus variées.

Puis le Haardt se montre tout couvert de ses vignes rangées comme des bataillons qui attendent le combat ; puis tout à coup les vignobles cessent et la forêt commence étendant sa longue ligne verte jusqu'à l'horizon. A votre gauche s'étale une plaine fertile se confondant peu à peu avec les plateaux qui descendent du Kuhberg.

A mesure que vous vous éloignez du Curhaus, la vallée tend à se resserrer. Le Kuhberg et le Haardt s'avancent doucement l'un vers l'autre et vous arrivez ainsi au pont des salines après avoir côtoyé la grande source de la Carlshalle. De ce pont qui franchit la Nahe, vous jouissez d'un gracieux spectacle : le Kuhberg et la Gans à gauche, le Haardt à droite circonscrivent dans leur course un vallon ravissant qui semble se fermer vers le Sud, tant les montagnes qui le bordent sont proches, on dirait qu'elles veulent s'entrechoquer.

La plaine est occupée par les bâtiments de graduation, grandes maisons de bois où les Eaux Salines soumises à l'évaporation se rapprochent du point de concentration où elles laissent précipiter le sel qu'elles renferment.

La Nahe vagabonde joyeusement dans la vallée, cascadant sur son lit de cailloux, miroitant sous le soleil avec des reflets d'agate. d'opale, ou d'acier. Et voyant qu'autour d'elle tout respire le travail et l'activité, elle se met aussi à l'œuvre comme un courageux ouvrier.

Elle multiplie ses bras et fait tourner en chantant les grandes roues des bâtiments de graduation.

Une route lisse et polie comme un trottoir d'asphalte, bordée de grands arbres qui la couvrent d'une ombre épaisse, serpente au pied du Haardt. Elle chemine entre les rocs et les montagnes qui la serrent toujours de plus près, lui laissant parfois à peine place pour passer.

La Gans étale ses rochers fauves et ses monts pelés, brûlés par les ardeurs du soleil ; des arbustes rabougris se cramponnent à son sol rocailleux mouchetant de leurs pâles verdures les flancs abrupts de la montagne. Puis tout à coup dominant le paysage, les hautes cîmes du Rhingrafenstein déchirent l'air comme des pointes de baïonnettes. On avance encore et le Haardt déroulant sa mystérieuse forêt vous suit toujours.

Chaque détour du chemin vous ménage quelque surprise ; cette gracieuse nature revêt à chaque instant des aspects imprévus et nouveaux.

Quelques pas encore et vous avez franchi le Val des Salines, les montagnes se reculent tout à coup et courbant harmonieusement leurs lignes forment un cirque immense au fond duquel s'épanouit Münster am Stein.

Rien de plus charmant que le panorama qui se déroule alors devant vos yeux. Vous diriez un paysage rêvé, un décor d'opéra.

Un cadre merveilleux entoure Münster perdu dans la verdure de ses jardins et de ses bosquets ; à droite le

Rothenfels drapé dans sa pourpre se dresse sur le bord de la Nahe ; ses sommets déchiquetés par de noires crevasses, ses flancs arides que pas une fleur ne vient égayer, attristeraient peut-être le regard si le spectacle ne s'adoucissait bien vite.

Le rocher rouge se dérobe sous de verts coteaux, sous des champs fertiles ; à sa surface la vie éclate de tous côtés s'épanouissant en fleurs, en fruits, en grappes et couvrant d'un tapis de moissons d'une richesse plantureuse, les croupes de la montagne qui s'abaissent peu à peu et viennent, par des plans gracieusement inclinés, mourir dans la plaine.

A gauche, la Gans, dont les cîmes dominent au loin toute la contrée, poursuit sa course vers le Sud ; elle est là immense, nue et rocailleuse, laissant à chaque instant sa fauve ossature luire au soleil.

Près d'elle s'élève le plus joli rocher que l'on puisse voir, c'est le Rhingrafenstein. Figurez-vous, sur un piédestal commun, deux gigantesques obélisques, deux grandes aiguilles de porphyre rose grimpant à plus de deux cents mètres de hauteur et portant sur leurs sommets les ruines d'un château-fort.

Le roc comme un mur vertical descend dans la Nahe qui le reflète avec la magie d'un miroir et quand les rayons du soleil couchant l'inondent de leur or rutilant, sa grande image empourpre la rivière et l'on dirait qu'elle roule du sang dans ses flots.

Elle l'a fait plus d'une fois ; qui dira le nombre de vaincus précipités aux jours de combat, du haut du rocher ? Qui dira ce que la Nahe a charrié de cadavres ?

Mais rien ne rappelle aujourd'hui ces horreurs. Le paysage est doux comme une idylle, la Nahe a purifié ses ondes, et l'écho répète gaiement ses murmures, oublieux des sanglots du passé.

Une trouée lumineuse apparaît dans la ceinture de montagnes qui enveloppent Münster, c'est la vallée de l'Alzens qui s'ouvre vers le Sud, au fond du cirque.

L'Alzens est un petit ruisseau qui accourt vers la Nahe, escorté par deux chaînes de collines qui l'encaissent dans une gorge délicieuse.

Tandis que la chaîne de droite se confond avec la Gans, celle de gauche s'arrête brusquement sur le bord de la Nahe et se termine en pleine lumière par un cône de verdure qui porte sur son sommet les ruines imposantes de l'Ebernburg. Le vieux donjon tout éventré, découpant sur le ciel sa noire silhouette semble menacer encore du haut de sa cîme solitaire les vallées de la Nahe et de l'Alzens.

Münster am Stein vous apparaît comme un petit coin de terre privilégié, paré de toutes les grâces d'une nature coquette. Mais ce vallon si beau où il ne semble y avoir place aujourd'hui que pour des fleurs et des chants d'oiseaux a connu d'autres jours. Les ruines du Rhingrafenstein et de l'Ebernburg, vous rappellent les temps troublés du moyen âge, elles vous racontent des deuils, des siéges et des combats.

La grandeur des souvenirs ne se mesure pas à l'importance des lieux auxquels ils se rattachent et si le Rhingrafenstein et l'Ebernburg ne sauraient trouver place dans une histoire universelle, les scènes émouvantes qui se sont déroulées dans leurs murs, les actions magnanimes qui s'y sont accomplies n'en méritent pas moins de vivre dans la mémoire des hommes.

LE RHINGRAFENSTEIN

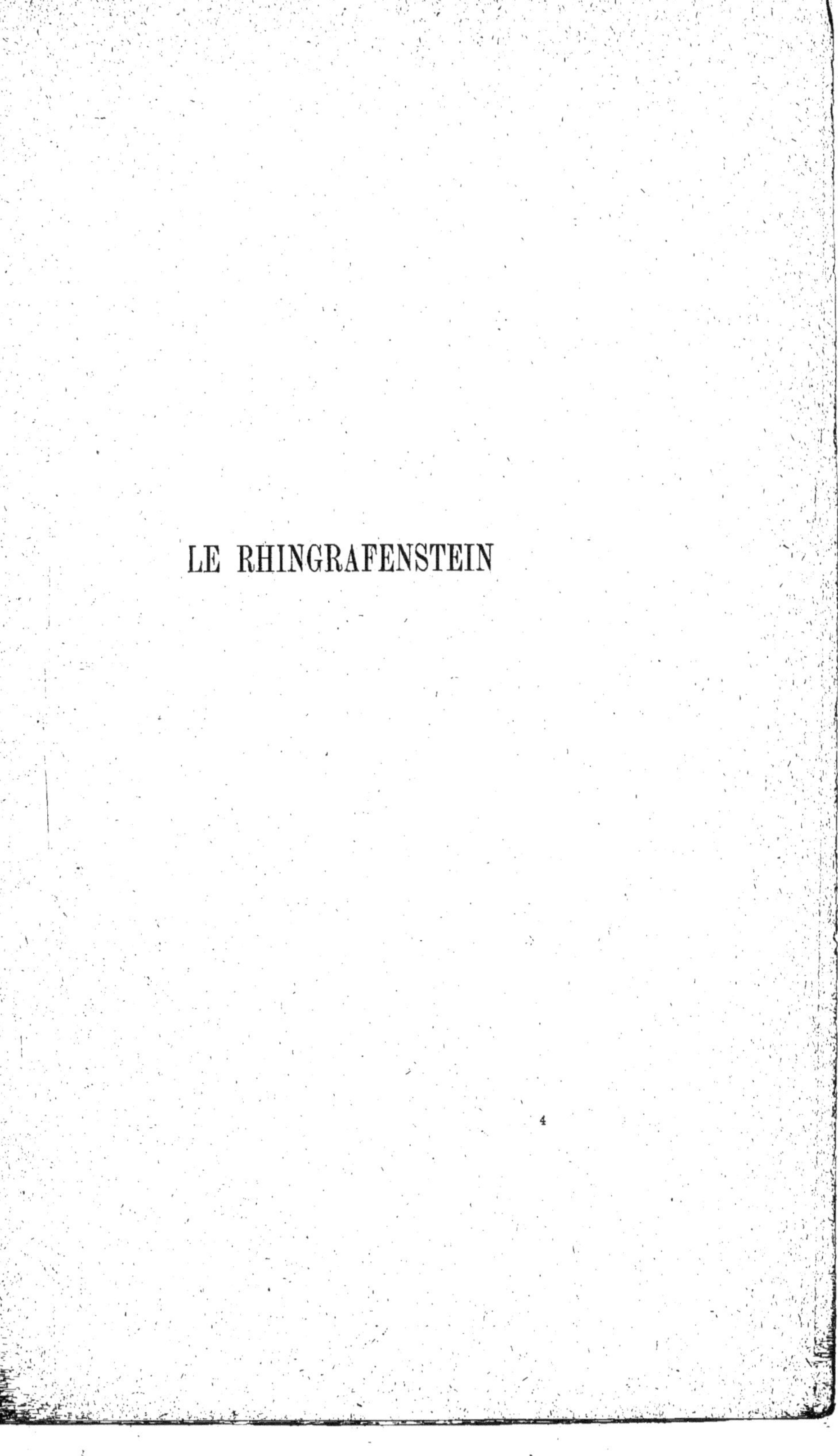

LE RHINGRAFENSTEIN

C'était du temps du Rhingrave Emrico. Il y a si longtemps de cela, que nul ne sait plus au juste quand cela
se passait. C'était un fier seigneur qu'Emrico, il avait
fait lourdement sentir à ses voisins le poids de son
épée.

Les ballades et les légendes du Rhin et de la Nahe
redisent encore les exploits de ce chevalier sans peur.
Il ne comptait plus les combats épiques où sa vaillance
s'était prodiguée, quand un jour de sourdes rumeurs vinrent l'avertir que la guerre était proche. Il sourit d'abord,
regardant les épaisses murailles de son château et les
larges poitrines de ses hommes d'armes qui lui faisaient
un rempart vivant.

Mais quand il sut que l'Électeur de Mayence, se ran-
geait parmi ses ennemis, Emrico comprit que le danger
était grand et qu'il fallait se préparer à combattre.

C'était sur les rives de la Nahe qu'il faudrait se défendre. Et chaque jour, le Rhingrave parcourait à cheval la
vallée, étudiant le terrain, fouillant du regard les forêts,
cherchant partout où serait l'attaque, où serait la dé-

fense. Un soir, il s'attarda et l'âme inquiète de l'avenir, il revenait tout pensif vers son château.

C'était l'hiver, la nature avait revêtu son manteau d'hermine, et la blanche mousse qui couvrait le sol étouffait le bruit des pas du cheval. Emrico allait toujours dans la nuit silencieuse, ne regardant ni la plaine aux blancheurs immaculées, ni les arbres aux floraisons de givre, ni le ciel étoilé tamisant dans l'espace une lumière d'argent.

Il allait, quand tout à coup le Rhingrafenstein dressa devant lui ses aiguilles aux teintes de corail rosé et Emrico s'arrêta, pris d'une subite pensée, devant le roc inaccessible. « Ah ! dit-il, si j'avais sur ces cîmes un château fort, je serais le maître de la vallée et l'Électeur ne m'inquièterait plus. Mais aucune main humaine ne saurait réaliser un tel vœu, Dieu seul pourrait planter une forteresse sur ce rocher. »

Seigneur comte, dit une voix qui sonnait comme un cuivre, il ne tient qu'à toi de voir ton rêve s'accomplir, dis un mot et demain le Rhingrafenstein se couronnera d'un fort imprenable. — Et Emrico vit devant lui, drapé dans un manteau rouge, un cavalier au regard phosphorescent, au nez en bec d'aigle, au front cornu, au pied fourchu.

C'était le diable en personne. — Et le brave chevalier cherchait la garde de son épée, quand un éclat de rire satanique le rappela à la réalité. — Il ne s'agissait ni de se défendre, ni de combattre. — Seigneur comte, dit le cavalier, en retour du service que je te veux rendre, je prendrai l'âme de celui qui le premier mettra la tête à l'une des fenêtres du château que je vais te bâtir. Ne suis-je pas bon prince, c'est un autre qui payera mes bontés pour toi ? — Emrico, aussi bon que vaillant, se

faisait, et ses yeux rivés sur les sommets du Rhingrafenstein, semblaient déjà voir dans les nues la forteresse
diabolique. — Demain, dit-il enfin, demain, je te répon-
drai, laisse-moi quelques heures de réflexion. — Je te
les accorde, dit le cavalier rouge, mais à pareille heure,
sois ici demain.

Bien avant dans la nuit, le Rhingrave rentrait au
château et faisait appeler sa femme et son chapelain
pour leur conter son étrange aventure. Ce fut un cri
d'horreur quand Emrico parla de livrer au diable l'âme
du chrétien qui le premier regarderait par la fenêtre de
la forteresse. Mais la guerre était si proche, le péril si
pressant que la châtelaine se mit à chercher quelque combinaison qui pût contenter tout le monde.

La nuit porte conseil, et quand le jour se leva, la comtesse avait trouvé sans doute, car elle dit au Rhingrave : vas
au rendez-vous et signe le pacte que le diable te propose.
Aies confiance en moi, tout ira bien. — Et Emrico partit.

A l'heure convenue il était, comme la veille, au pied
du Rhingrafenstein. La nuit était noire, les nuages
fouettés par un vent violent, couraient dans le ciel en
sombres escadrons, et la neige tombait à flocons serrés
comme si l'on eût plumé là haut les ailes de tous les ché-
rubins. Le cavalier au manteau rouge était là. — J'accepte ta proposition, lui dit le Rhingrave. — Eh bien !
dit le diable, tu jugeras demain de ma puissance, ton
château émerveillera tout le monde. Signons donc notre
pacte. — Mais il faisait si noir qu'Emrico ne voyait rien ;
son compagnon souffla aussitôt sur ses doigts qui s'allu-
mèrent comme dix cierges, et le chevalier n'avait pas
achevé son nom, qu'une ombre épaisse l'enveloppait de
nouveau et que le diable avait disparu.

Dans les nuageuses vapeurs du matin, on vit s'estomper sur le Rhingrafenstein, comme sur un piédestal rougeâtre, une forteresse imposante, qui se dégageait peu à peu de la brume et profilait sur le ciel gris ses murailles, ses créneaux, ses tourelles et ses ponts-levis. Ceux qui passaient se frottaient les yeux, regardaient encore, car ils étaient bien sûrs que la veille les cîmes du rocher étaient nues et pourtant la citadelle était là. Était-ce un mirage, on le croyait d'abord, mais quand on eut escaladé la montagne, il fallut bien se rendre à l'évidence, ce n'était point une illusion, la forteresse s'étalait dans toute sa puissance et tous s'éloignèrent en se signant.

Peu de jours après le Rhingrave suivi de sa famille et de ses compagnons d'armes, vint en grande pompe prendre possession du nouveau château, un des plus beaux, un des plus formidables que l'on eût jamais vu. Le Diable avait tenu sa promesse, mais Emrico frémissait à la pensée du pacte qu'il avait signé. Qui donc allait, de son salut éternel, payer la sécurité du Rhingrave? Tout à coup un cri terrible se fit entendre, Emrico se précipita vers la croisée et vit une masse noire monter dans les airs avec une rapidité vertigineuse : c'était le diable qui emportait sa proie. La victime poussait des cris déchirants, le Rhingrave frissonnait d'horreur et son regard perdu dans l'espace voyait l'infortuné se débattre entre les griffes du démon. Ce spectacle était son châtiment. Qui donc s'en allait ainsi dans les demeures infernales? Était-ce sa femme, un ami, un compagnon? Le cœur d'Emrico se déchirait à la pensée du crime qu'il avait commis. Le groupe n'était plus dans le ciel bleu qu'un point noir qui allait s'évanouir, quand tout-à-coup, le diable lâcha sa proie, et un corps énorme vint s'abattre au pied du château. Haletant d'émotion, Emrico se pencha pour reconnaître les traits de celui dont il causait la mort; mais au même instant la châtelaine entrait triomphante dans l'appartement, et contait à son mari la ruse dont elle s'était servie pour tromper le diable lui-même.

A peine le cortège du Rhingrave avait-il défilé dans la cour d'honneur, que la châtelaine avait fait chercher le vieil âne du jardinier, l'avait revêtu d'un froc de moine et en avait rabattu le capuchon sur les longues oreilles et la face du pauvre animal.

Ainsi métamorphosé en un vénérable capucin, l'âne avait été poussé vers une fenêtre ouverte et le diable trompé par le costume, croyant qu'un moine ignorant du pacte conclu, venait curieusement admirer le paysage, l'avait saisi entre ses griffes puissantes et enlevé dans les airs. Mais bientôt revenu de son erreur, aux cris poussés par sa victime, le démon, furieux d'être mystifié, avait brisé la bête sur le roc, au milieu d'effroyables imprécations.

Au même moment le chapelain bénissait le château et la croix rédemptrice plantée sur la plus haute tour, le protégeait à jamais contre les entreprises du diable.

Bravant les siècles, la forteresse resta debout sur les cimes du roc, habitée tantôt par des seigneurs généreux qui répandaient autour d'eux, largesses et bienfaits, tantôt par des comtes brigands qui descendaient dans la plaine pour rançonner les paysans et les voyageurs et remontaient avec leur butin dans leur aire inaccessible. Les crimes des seigneurs du Rhingrafenstein devinrent si criants, que l'archevêque de Mayence s'unit aux villes de Spire, Worms, Strasbourg, Oppenheim pour détruire ce nid de vautours. Le siège fut mis devant la citadelle, mais au moment où un assaut assurément victorieux, allait lui être livré, le Rhingrave ouvrit les portes et par des promesses de paix et de meilleure conduite apaisa les alliés et sauva son domaine.

Mais sur ces cîmes aujourd'hui solitaires, au milieu de ces murs écroulés, de ces tours éventrées, dans ces lieux où règne un silence de mort, il y eut bien souvent autrefois de joyeuses journées et de folles nuits. Les Rhingraves déposaient parfois la cuirasse et l'épée et leur château s'ouvrait aux plus nobles gentilshommes, aux plus braves guerriers, aux plus jolies femmes de la contrée. Et pendant des semaines entières, les jours et les nuits s'écoulaient au milieu des fêtes somptueuses que les troubadours et les musiciens venaient embellir de leurs récits et de leurs chants. Quelle animation devait présenter en ces jours de faste, ce château légendaire.

Mais les fêtes du Rhingrafenstein n'étaient pas toujours empreintes de cette élégance aristocratique qui les caractérisait souvent. Parfois c'était l'orgie qui déroulait ses bestialités sous les voûtes du vieux manoir et tous ces fiers seigneurs, tous ces vaillants soldats n'avaient plus d'autre cri de ralliement que « à boyre, à boyre. »

> Ils se mettaient à table au lever de l'aurore,
> L'aurore en revenant les retrouvait encore.

Pendant une de ces nuits où les preux avaient laissé leur raison au fond de leurs grands verres, le Rhingrave se leva et défiant ses convives, leur dit : « Mes chers amis, voici la botte d'un de mes courriers, je vais la remplir de vin et celui d'entre vous qui la videra d'un trait recevra comme marque de mon admiration le village de Huffelsheim. » La botte était immense, on la remplit de vin rouge d'Assmanshausen ; le Rhingrave attendait.

Les convives se regardaient au milieu d'un silence général, nul n'osait à ce prix tenter la fortune.

La botte restait là, quand Boos de Waldeck, le brave des braves, se leva et répondit : « Rhingrave, passe-moi cette gorgée et Huffelsheim est à moi ; à votre santé mes nobles compagnons, et d'un trait Boos vida la botte. « Seigneur Rhingrave, ajouta-t-il, ton courrier a sans doute deux bottes, où est la seconde. » Mais la seconde ne vint pas, le Rhingrave avait compris que le gosier de Boos de Waldeck pouvait engloutir tous ses domaines.

Au milieu des fêtes, des orgies et des combats, les siècles passaient emportant avec eux les hôtes du Rhin-grafenstein qui se succédaient toujours plus joyeux, toujours plus braves et la forteresse, debout sur son gigantesque piedestal de porphyre, ne semblait pas se douter de la marche du temps. Nul ne savait plus son âge et ses origines diaboliques se perdaient dans des lointains si profonds que les esprits forts de la contrée avaient fini par ne plus y croire et le pacte du Rhingrave avec le diable ne semblait plus qu'une légende.

Mais vint l'année 1689, et les Français envahirent l'Allemagne, portant partout la torche et la dévastation.

Le Rhingrave Frédéric-Guillaume, seigneur du Rhin-grafenstein, fit pourtant aux soldats de la France un accueil amical, leur fut bienveillant dans toutes les circonstances et rendit à ces envahisseurs les services que sa haute dignité lui permettait de leur rendre. Brisé par l'âge, Frédéric-Guillaume n'était plus un soldat, mais c'était encore un gentilhomme dont le passé com-

mandait le respect. Mais il était écrit que les Français
ne respecteraient rien, ni les hommes, ni les choses,
ni même leurs bienfaiteurs.

Ils avaient transformé l'Ebernbourg, situé en face du
Ringrafenstein, en un vaste arsenal où ils avaient
accumulé des armes et des munitions de guerre. Mais un
jour la pensée leur vint que l'on pourrait du Rhingrafenstein, qui commande l'Ebernbourg, inquiéter leur
dépôt militaire et à partir de ce moment ils conçurent le
projet de détruire la vieille forteresse des Rhingraves.
Frédéric-Guillaume apprit avec douleur ce criminel des-
sein, il montra aux généraux français l'inutilité de ce
sacrifice, l'inanité de leurs craintes, il leur représenta
que ce château était le berceau de sa race, que jamais
ses ancêtres ne l'avaient quitté depuis des siècles, enfin,
il leur rappela, les larmes aux yeux, les services qu'il
leur avait rendus.

Rien n'y fit, il semblait que les Français voulussent
étonner Frédéric-Guillaume par leur ingratitude. Le
Rhingrave, malgré son âge, montrait une fermeté héroïque, il restait dans son château et avait déclaré qu'il
sauterait avec lui plutôt que de l'abandonner. C'est ici
que se place un incident que nous laissons à l'appréciation de nos lecteurs. Pendant que les généraux négo-
ciaient avec Frédéric-Guillaume, les soldats français
pénétrèrent dans la forteresse et pillèrent la demeure
séculaire des Rhingraves. Puis quand tout le butin fut
devenu la proie de ces barbares, on s'empara du vieux
Frédéric et on l'emporta de force. Tandis que le Rhingrave était entraîné à travers la forêt, les éclats des
mines et le fracas de l'écroulement des tours, des murailles, des ponts-levis, vinrent avertir le vieux gentil-

homme que la forteresse de ses pères n'était plus qu'un souvenir.

Pendant bien longtemps encore sur les cîmes du Rhingrafenstein s'étalèrent les ruines immenses de ce château. En 1721 les habitants de Münster am Stein utilisèrent une partie de ces matériaux à la construction de leurs salines, mais malgré ces emprunts, la ruine se dressait encore formidable dans le ciel. Nul ne la regardait sans émotion, elle apparaissait au sommet de son roc comme une vision lamentable, rappelant sans cesse, au souvenir de tous, l'invasion et ses crimes.

L'invasion! elle devait se reproduire encore. A la fin du siècle, les armées de la République reparurent dans la vallée de la Nahe et les soldats français, voyant sur le Rhingrafenstein l'œuvre inachèvée de leurs pères, se firent un point d'honneur de la compléter. A l'aide de la mine et de la pioche, ils renversèrent les murailles qui restaient encore debout et les précipitèrent dans la rivière. Quand ils eurent ruiné la ruine, quand il n'y eut plus que des pierres, qui ne rappelaient plus même la forme des tours, des bastions, des remparts qu'elles avaient formés, les apôtres de la liberté et de la civilisation pensèrent que leur tâche était accomplie. Telle fut la triste fin de ce château célèbre, à l'ombre duquel tant de générations avaient vécu. Le diable, dit la légende, étaient à son berceau, l'histoire nous montre la trahison et l'ingratitude assistant à sa ruine. La fin est plus diabolique que le début.

Quand au sortir du Val des Salines, on aperçoit à sa gauche les sommets gémellaires du Rhingrafenstein déchirant l'azur de leurs pointes aiguës, nul ne peut croire que des ingénieurs militaires purent un jour concevoir

l'audacieuse pensée de les couronner d'une forteresse.
Sur chacune de ces pointes un fort se dressa, et un pont,
jeté sur l'abîme qui les sépare, leur servit de trait
d'union. Le pont a disparu et d'en bas le regard distingue à peine du roc les pans de mur qui le surplombent
encore. Et pourtant la ruine est vaste, mais il faut l'approcher pour juger de sa grandeur.

Une nacelle vous berce quelques minutes sur la Nahe
toute empourprée des reflets du rocher rose et vous dépose à l'autre rive sous les ombrages d'une forêt qui
s'étage sur la montagne. C'était le 1ᵉʳ septembre 1880,
que je gravis pour la première fois le Rhingrafenstein;
j'étais avec d'aimables compagnons, dont le souvenir
ne me quittera jamais. Le ciel d'un bleu intense
criblait la terre de ses rayons, mais une douce fraîcheur nous attendait sous les voûtes de la forêt. A travers cette verdure touffue, la lumière se tamisait et
nous arrivait affaiblie et tendre comme celle qui vous
enveloppe dans les vieilles cathédrales aux vitraux gothiques. Les oiseaux chantaient à tue-tête dans la
feuillée, grisés du parfum des résines et des fleurs, qui
tapissaient au loin, de leurs riches couleurs, la terre et
les rochers.

Et il y avait là un petit ruisseau qui descendait rapide
de la montagne, disant, d'une voix cristalline, je ne sais
quels contes joyeux aux mousses fleuries qui bordaient
son lit. Et nous montions ainsi par un chemin difficile
comme celui du paradis, entre des murailles de verdure
et les fauves parois des grands rochers.

Puis, tout à coup, la route échappe à l'étreinte de la
forêt et vous la voyez courant en pleine lumière à travers
les rocs, toute heureuse d'être sortie de la nuit des grands

bois. Et la ruine commence. Ce sont les deux tours qui défendaient la porte d'entrée, qui se présentent d'abord à vos yeux, puis, à mesure que vous avancez, la forteresse du Rhingafenstein égrène les débris de ses murailles, de ses casemates, de ses forts, de ses fossés. Et c'est au milieu de ces derniers témoins des drames accomplis dans ces lieux que vous montez, oublieux des difficultés du chemin et des abîmes qui le bordent, tant la magie des souvenirs et la beauté du paysage absorbent vos pensées.

C'est au faîte du roc que se développent les ruines les plus imposantes et c'est de là, qu'une vue divine se déroule à vos yeux.

A votre gauche, l'Ebernbourg debout sur son cône de verdure, étale ses hautes murailles noircies par le temps et éventrées par les hommes. Comme une sentinelle oubliée par les siècles, il semble veiller encore, gardant dans la mort quelque chose de la fierté de sa vie. A ses pieds s'ouvrent les vallées de l'Alzens et de la Nahe, et votre œil suit au loin les deux rivières minces comme des filets d'argent, promenant le charme de leurs détours, dans des gorges aux gracieuses ondulations, bordées de collines et de montagnes si coquettement taillées, si richement habillées de mousses, de pampres, de verdures, de fleurs, de moissons, qu'il vous semble voir se dérouler devant vos yeux les féériques conceptions d'un paysage rêvé.

Dans les lointains vaporeux de l'horizon, le Moschellandberg se dressait au fond de la vallée de l'Alsenz, et le Lemberg, sous l'or rutilant du soleil couchant, fermait au loin, comme un voile de pourpre, la vallée de la Nahe.

Devant nous, sur la rive gauche de la rivière, s'étalait,

sur une étendue de plus de quinze cents mètres, un immense rocher de porphyre rouge. C'est le Rothenfels. Il court le long de la Nahe, projetant sa grande ombre sur la surface de l'eau limpide comme un miroir. C'est une des masses les plus imposantes que l'on puisse voir. « Elle n'a pas, dit Simroek, sa pareille en Suisse. » Le rocher suit les sinuosités de la Nahe, montant à pic à des hauteurs vertigineuses, se découpant tantôt en aiguilles élancées, tantôt en tourelles coquettes ou en tours massives, tantôt se déployant en murailles escarpées. On dirait l'enceinte d'une forteresse bâtie par les Titans. Et vous voyez la Nahe, serpentant entre le Rothenfels et l'Ebernbourg, s'avancer peu à peu de l'Ouest vers l'Est, quand le Rhingrafenstein, lui barrant tout à coup le chemin, la refoule vers le Nord. La petite rivière tournoye à vos pieds dans son lit de porphyre rose, berçant sur ses flots des nacelles que vous prendriez pour des cygnes noirs, nageant au fond de l'abîme. Détournée de sa route, la Nahe court alors vers Creuznach à travers cette belle vallée qui réunit la ville à Münster am Stein.

Du sommet du Rhingrafenstein nos regards embrassaient la contrée sur une étendue de plus de quinze lieues, s'étendant au Sud jusqu'au Moschellandberg, à l'Ouest jusqu'au Lemberg, au Nord jusqu'au Niederwald, au Johannisberg, au Taunus. Et ce spectacle était magnifique. Sur cette étendue immense, toute éblouissante encore de lumière, la nature semblait avoir accumulé toutes ses splendeurs. De coquets villages perdus dans des sites charmants, des vallées mignonnes, des collines se déployant en amphithéâtres, couvertes de prairies, de vignobles, de champs de blés aux reflets d'or, de forêts à la sombre verdure, et bien loin, bien loin, au fond dormant de l'horizon, de hautes montagnes enfermant ce panorama dans un cirque immense, s'évanouissaient dans la brume. Et nos regards erraient ravis sur ce gracieux paysage qu'empourprait le soleil du soir, quand tout à coup les éclats du canon remplirent la vallée et montèrent jusqu'à nous. C'était le 1er septembre et la ville de Creuznach célébrait le dixième anniversaire d'une journée mémorable. Les réalités de l'histoire nous arrachaient aux poésies de la nature. Étrange retour des choses de ce monde! Dans ce même vallon où les armées françaises semant autour d'elles le ravage et la mort s'étaient tant de fois avancées triomphantes, des salves joyeuses rappelaient au souvenir de tous la sanglante défaite infligée par l'Allemagne à son ennemie séculaire. Les échos multipliant au loin les bruits du canon, on eût dit qu'une bataille formidable tourbillonnait autour de l'Ebernbourg et du Rhingrafenstein.

Et dans les rayons dorés du crépuscule, les vieux donjons éventrés par les Français, semblaient se redresser. On eût dit qu'au souvenir de la journée vengeresse de Sedan, un tressaillement de vie et de bonheur parcourait les ruines sur lesquelles le drapeau de la patrie libre et victorieuse ondoyait fièrement.

Dans un horizon rouge comme le sang, le soleil descendait lentement derrière le Rothenfels.

Et tandis qu'un monde d'idées envahissait nos esprits, la nature insoucieuse des hommes et de leurs haines, s'endormait au sein d'une paix immense et d'une sérénité profonde.

EBERNBURG

L'ASILE DE LA JUSTICE

EBERNBURG

L'ASILE DE LA JUSTICE

—

Près du confluent de l'Alsenz et de la Nahe, dans un
site où tout sourit, en face du Rhingrafenstein et du
Rothenfels, l'Ebernburg dresse sa ruine historique. Au
sommet d'un roc dont l'aridité se dérobe sous une parure
de vignobles et de prairies étoilées de fleurs, le vieux
donjon étale majestueusement ses noires murailles et se
réfléchissant dans la Nahe qui coule à ses pieds, grave
son ombre comme un camée immense dans le cristal de
la petite rivière. Il est là pantelant et déchiré, silencieux
comme la mort, mais l'oubli ne l'a pas atteint ; le malheur et la gloire défendaient le vieux burg contre lui.
Au vent des batailles sa grandeur matérielle s'est évanouie, mais sa grandeur morale lui fait une auréole qui
rayonnera à travers les siècles. Tant que les hommes
aimeront la justice, l'honneur et la liberté, ils tourne-
ront un regard attendri vers cette ruine où vécut un des
plus nobles enfants de l'Allemagne.

C'est là que naquit et grandit François de Sikingen, c'est là qu'il lutta pour la liberté religieuse, c'est de là qu'il partit, sans retour hélas! pour la défendre les armes à la main. Son souvenir vit toujours dans les cœurs allemands et de toutes parts on vient, comme en un pieux pelérinage, honorer sa mémoire dans cette demeure dévastée où tout vous parle encore du glorieux soldat.

Les origines de l'Ébernburg se perdent comme celles du Rhingrafenstein dans des lointains légendaires ; on ne sait quand il naît, ni pourquoi il porte le nom étrange de château du sanglier. Ceux qui aiment les récits de guerre racontent qu'un jour la forteresse était si étroitement serrée par une nombreuse armée d'assiégeants, qu'elle éprouvait toutes les horreurs de la famine. Le seigneur voyait s'avancer à grands pas l'heure de la reddition, quand un ingénieux stratagème se présenta à son esprit. Il fit conduire sur les remparts un énorme sanglier (Eber), le seul qui lui restât encore, et là, on renversa à la vue de l'ennemi et l'on feignit d'égorger l'animal qui poussait des cris affreux. Chaque jour le même sanglier servit à reproduire la même scène et le chef assiégeant voyant ses adversaires si bien pourvus encore, leva le siége, désespérant de les affamer jamais.

Comme un témoignage de reconnaissance envers l'animal sauveur, le seigneur fit graver une hure au fronton du château et lui donna le nom d'Ébernburg.

Dans ce pays de ballades et de vergist mein nicht, cette légende guerrière devait avoir un pendant où l'amour jouait son rôle. Le voici :

Un seigneur d'Ébernburg, le comte Rupert, s'éprit un

jour d'une châtelaine de Montfort, mais ses vœux ne
ne furent pas agréés, la belle Hedwige, lui préférait son
compagnon d'enfance le Rhingrave Henri. Le comte
Rupert, blessé de ce refus, nourrissait contre son rival
une haine qu'il espérait assouvir. Mais le destin en avait
décidé autrement. Chassant un jour aux environs du
Rhingrafenstein, Rupert aperçut le plus monstrueux
sanglier qu'il eût jamais rencontré. Il l'attaqua, le poursuivit et l'accabla de ses traits, mais la bête restait in-
vulnérable; rendue furieuse, elle se précipita sur son
agresseur et le renversa. Rupert se sentait perdu, quand
tout à coup le sanglier s'affaisse et meurt. Au même instant le Rhingrave Henri apparaît; il avait assisté aux
péripéties de cette chasse et c'était de sa main qu'était
parti le coup qui venait de sauver Rupert. Cette scène
émouvante fit oublier aux deux gentilshommes leur ran-
cune et Rupert, voulant consacrer le souvenir de cette
réconciliation, fit graver une hure au-dessus de la grande
porte de son château, qui prit bientôt le nom d'Ebernburg.

Voilà ce que chantèrent les troubadours; mais ce
n'est pas dans ces poétiques fictions d'amour ou de
guerre qu'il nous faut rechercher les origines d'Ebernburg.

Ce nom remonte aux vieilles légendes germaniques.
Le sanglier aux poils d'or joue un rôle important dans
la mythologie allemande, où il figurait comme le
symbole du soleil. Et il semble bien probable que c'est
l'astre du jour plutôt que le sanglier qui a donné son
nom à ce fameux château dont nous voyons encore les
ruines imposantes.

Ce que les vieilles chroniques nous assurent, c'est

qu'au xie siècle l'Ebernburg trônait déjà fièrement sur son cône de verdure, il appartenait alors aux ducs de la Franconie Rhénane ; plus tard les empereurs de la maison de Franconie en devinrent les propriétaires. En 1394, il échut à la maison des Sponheim Creuznach. Puis, de maître en maître, il arriva entre les mains de l'Electeur Philippe, qui le vendit, en 1448, à son bailli Reinhard de Sikingen, comme fief héréditaire de mâle et de femelle.

C'était une vieille famille que celle des Sikingen ; depuis le viiie siècle, ses membre avaient occupé les plus hautes charges de l'État. Dignitaires de l'Église ou de la cour, magistrats ou généraux, ils avaient toujours servi leurs princes avec dévouement, et tous les champs de bataille avaient été arrosés du sang de cette vaillante race. Mais un des leurs devait éclipser toute cette gloire et jeter sur cette famille un incomparable éclat.

Dans la nuit du 2 mai 1481, Schweikard de Sikingen attendait anxieusement la naissance d'un enfant. Depuis de longues années, il s'était voué aux études astrologiques, et tandis que sa femme Marguerite souffrait, Schweikard monta à son observatoire pour demander aux astres le secret de la destinée de l'enfant qui allait naître.

La nuit était sereine, la voie lactée déroulait sa zone neigeuse avec un éclat et une netteté incomparable, et jamais dans les profondeurs du ciel bleu, les étoiles n'avaient lui plus resplendissantes aux yeux de Schweikard. Un instant l'astrologue resta ébloui et rêveur devant cette féerique illumination, devant ce fouillis de soleils d'or et d'argent qui semblaient le regarder. Au loin, vers le Sud-Est, brillaient les trois astres qui devaient régir les destinées de son enfant. C'étaient Mars, Jupiter et

Saturne. Schweikard ayant relevé leur hauteur et celle
des trois constellations voisines, détermina avec la plus
scrupuleuse exactitude l'heure, la minute et la seconde.
Plongé dans ses calculs, il couvrait les parchemins de
signes cabalistiques, quand un éclair de triomphe illu-
mina tout à coup son visage, mais cette joie fut de courte
durée. Anxieux, Schweikard recommençait sans cesse
son problème, revenant à chaque instant sur la plate-
forme pour observer le cours des astres. Que se passait-
il donc? L'astrologue s'était-il trompé? Toujours les
chiffres donnaient la même réponse. En vain Schweikard
cherchait une erreur dans son thème de nativité, son
thème était juste, juste comme un trébuchet à peser des
pierres fines. Il fallut se rendre à l'évidence, et tout
pensif, il revint vers Marguerite et lui dit: « Chère
» femme, voici l'horoscope de notre enfant. Un fils va
» nous être donné, ce sera le plus glorieux des Sikingen,
» sa vie sera pleine d'actions héroïques, mais sa fin sera
» malheureuse. »

Marguerite sourit, elle ne croyait guère aux prédic-
tions des astres; mais quelques instants après, celui
qui devant les hommes devait s'appeler François de
Sikingen, naissait.

Schweikard était un homme distingué, supérieur à la
plupart des gentilshommes de son temps, il voulut
donner, à cet unique rejeton de sa race, une éducation
brillante. Quand des maîtres éminents eurent appris à
François les sciences et la littérature, Schweikard lui
enseigna l'art militaire qu'il avait pratiqué lui-même
avec éclat sur tant de champs de batailles, puis il lui
apprit le droit politique et le droit des Etats. François
était plein d'intelligence et présentait de remarquables

aptitudes, mais ses facultés ne se développaient pas harmonieusement, ses qualités étaient mal pondérées. Il avait de la grandeur dans les idées, une haute raison, de l'énergie, une grande force de volonté, mais c'était un idéologue, il aimait trop ce qui était hardi, aventureux ou merveilleux.

Son éducation fut difficile et souvent Marguerite eut lieu de se souvenir de la prédiction faite par les astres, dans la nuit du 2 mai 1481. Elle la rappelait avec inquiétude à son mari, et Schweikard lui répondait avec tristesse : « Chère femme, ce sera un grand homme, mais Dieu sait comment il finira. »

Mais Schweikard allait bientôt manquer à ce fils qu'il adorait, une fin tragique se préparait pour lui. Dans le conflit qui s'éleva entre l'Electeur Philippe et l'Empereur Ruprecht, il prit parti pour Philippe et se rangea sous ses drapeaux. Schweikard était un vaillant homme de guerre et tout le monde l'accusa après la défaite de l'Empereur, d'avoir organisé et décidé de la victoire. Excité par les ennemis de Schweikard, Ruprecht ne put lui pardonner. Quelques temps après, le Dieu des batailles est changeant, le père de François fut fait prisonnier dans un combat livré près de Creuznach et tomba au pouvoir de ses ennemis. Accusé d'avoir troublé la paix publique, il fut mis en jugement et décapité à Koppenstein.

C'est ainsi que François de Sikingen bien jeune encore, succédant à son père, devint seigneur d'Ebernburg, de Landstuhl et d'Hohenburg.

Sa fortune, son esprit audacieux, sa volonté ferme unis à une intelligence remarquable, faisaient déjà de lui un personnage important. L'amour des aventures et

de la gloire, ses connaissances militaires le poussèrent
bientôt sur le champ de bataille.

En 1508, il se mesurait victorieusement avec le
comte Reinhard de Zweibrucken et fixait par sa bravoure et ses brillants faits d'armes l'attention de l'empereur Maximilien.

Maximilien aimait cette figure franche et hardie et
espérait beaucoup de son avenir. Il préparait en ce
moment son expédition contre les Vénitiens et François
voulut suivre au delà des Alpes le chevaleresque Empereur. Partout où il parut sur le champ de bataille,
il mérita l'estime et l'admiration de ses compagnons
d'armes. De retour en son pays, il s'occupa pendant
cinq ans de l'administration de sa fortune et s'acquitta
de ce soin avec tant de succès qu'il put en 1515 lever
une armée de 7,000 hommes et à la tête de cette force,
faire le siège de Worms et s'emparer de cette place
importante. Ce fut un de ses plus beaux triomphes,
mais Maximilien ne le lui pardonna pas. Et François
de Sikingen savourait encore l'ivresse de son succès,
quand un décret impérial le mit au ban de l'Empire.

Il vint un moment mettre au service de la France
cette épée que l'Allemagne dédaignait; mais la disgrâce
de ce vaillant soldat ne pouvait être longue, Maximilien
comprit bientôt ce qu'il avait perdu en éloignant François de Sikingen, il le rappela près de lui et lui rendit
toute son amitié.

En 1519, la mort de Maximilien laissait vacant le
trône d'Allemagne; François Ier, roi de France et Charles V
roi d'Espagne se disputaient la couronne impériale.
François Ier fit à François de Sikingen les promesses les
plus séduisantes pour l'entraîner dans son parti et lui

faire épouser sa cause, mais François n'écoutant que
les intérêts de son pays repoussa les offres brillantes
du monarque français. Craignant qu'il ne parvint à
force d'intrigues à se faire élire, il leva une armée
de 15,000 hommes et vint la ranger sous les murs
de Francfort pour appuyer l'élection de Charles d'Espagne.

Charles-Quint fut élu et voulant témoigner sa reconnaissance à François de Sikingen, il le combla d'honneurs, de dignités et lui confia le commandement en
chef de ses troupes. C'est dans cette haute position
militaire qu'il vainquit Robert, duc de Lorraine et qu'il
conduisit l'armée allemande à la rencontre des soldats
de la France commandés par un des plus grands hommes de guerre de l'époque : Bayard. Et si la dissension
des chefs allemands n'était venue l'arrêter dans sa marche
victorieuse, la fortune du général français se serait
brisée contre celle de François de Sikingen, cet autre
chevalier sans peur.

François était arrivé l'apogée de sa grandeur, l'heure
d'or, l'heure la plus lumineuse de cette brillante carrière
avait sonné. Tous aimaient ou craignaient Sikingen. Il
avait illustré son nom par les choses héroïques qu'il avait
accomplies. Et ainsi s'était réalisée la première partie de
la prédiction faite par les astres dans la nuit du 2 mai 1481.

Vers cette époque, un grand mouvement s'accomplis-
sait dans les esprits et dans les consciences. Un professeur de l'Université de Wittemberg, Martin Luther,
venait de porter la main sur des dogmes révérés depuis
des siècles. A sa voix, un cri de révolte se faisait entendre, et les fils du xvi° siècle, escaladant le vieil édifice
des croyances humaines, plantaient à son sommet le

drapeau du libre examen. La réforme formulait son programme. Les tendances idéales de François de Sikingen,
son amour profond pour tout ce qui était grand, tout ce
qui était vrai, tout ce qui était bien, devaient fatalement
l'entraîner vers ce groupe d'hommes éminents, qui demandaient au nom de la liberté et de la vérité la réforme
de l'Église. Sympathique à ce mouvement, il le protégea
dès ses premiers pas, sans pourtant accepter complètement les nouvelles idées, car François était foncièrement
religieux et respectait les traditions, bien qu'il ne trouvât
pas que tout fût parfait dans la religion catholique. Plus
tard, quand les tendances de la réforme furent mieux
comprises, il lui prêta son appui avec moins de réserve.

En vain, les adversaires du mouvement religieux essayèrent-ils de ramener François de Sikingen dans leurs
rangs, il repoussa leurs avances; je défends, leur répondit-il, la cause du Christ et de la vérité, et il importe au
bonheur de la patrie que cette cause soit défendue.

François ne prêta pas seulement à la Réforme son appui moral, il la défendit par sa plume, et se mettant en
rapport avec les chefs du mouvement, il offrit à Luther
de se réfugier à l'Ébernburg si on l'inquiétait jamais.
Quand la persécution commença pour les réformateurs,
quand poursuivis et traqués par leurs ennemis, ils erraient fugitifs dans leur patrie, l'Ébernburg leur ouvrit
ses portes hospitalières et la protection de François de
Sikingen s'étendit sur eux et les sauva.

Regardez ce château en ruines, c'est là que François de
Sikingen et Harmouth de Cronberg en des temps orageux luttèrent pour la liberté religieuse, c'est là qu'Ulrich de Hutten trouva l'asile que lui refusait toute l'Allemagne. Dès cette époque, des imprimeries fonction-

naient à l'Ébernburg, et c'est là qu'Ulrich de Hutten publia ses premiers écrits populaires en allemand.

Kasper Aquila d'Augsbourg étant parvenu à rompre les chaînes que lui avait valu son zèle pour la réforme, vint aussi se réfugier dans les murs protecteurs de l'Ébernburg et François lui confia l'éducation de ses fils. C'est là que Schwebel lut la première messe en langue allemande, c'est là qu'Oekolampadus traduisit saint Chrysostome, annonça tous les jours la parole de Dieu et lut les épîtres et les évangiles en langue vulgaire. Puis Martin Bucer, puis Melanchton vinrent à leur tour, fugitifs et malheureux, implorer la protection de François, qui les accueillit généreusement. Et le peuple, voyant réunis derrière ces murs toutes ces nobles victimes, tous ces martyrs de la pensée et de la liberté, donna à l'Ébernburg un nom que la tradition lui conserve, il l'appela « l'Asile de la Justice ».

Si François ne s'était pas départi de la ligne de conduite qu'il avait suivie jusque là, il aurait mieux servi la cause qu'il avait embrassée. Mais un jour vint, où fatigué de ces luttes à coups de plumes et à coups de bulles pontificales, où lassé de toutes ces discussions de moines, impatienté de ne pouvoir dénouer ce nœud gordien, il tira sa vaillante épée pour le trancher.

En vain Luther et Melanchton lui représentèrent-ils les dangers qu'il allait courir; emporté par son caractère audacieux, François, ne comprenant pas que la foi a des ailes qui la dérobent aux étreintes matérielles, voulut résoudre par les armes cette question religieuse. En 1522, sous un prétexte futile, il déclara la guerre à l'archevêque de Trèves, Richard de Greifenklau. — On supposa que le but secret poursuivi par François était de s'emparer de la dignité électorale, car l'archevêque était l'un des sept Électeurs de l'Empire. On dit même, qu'en ses ambitieux desseins, l'Electorat n'était pas un but pour François, ce n'était que l'étape qui devait le conduire à la pourpre impériale. La nouvelle grandeur qu'il demandait à la victoire devait assurer le triomphe de la réforme.

Mais ce sont plutôt là les accusations propagées par les ennemis de Sikingen. Ceux qui connaissaient sa pensée et la grandeur de son âme ont toujours soutenu qu'aucun intérêt personnel ne le guidait quand il combattit son dernier combat.

A ce moment les grands feudataires de l'Empire sans cesse en lutte contre l'empereur, dont ils cherchaient à s'approprier l'autorité, faisaient lourdement sentir leur puissance aux petits Seigneurs leurs voisins. C'est à ces grands révoltés que Sikingen déclara la guerre. Noble pensée que celle de défendre la dignité de la couronne impériale. Mais personne n'eut l'audace ni la générosité de venir se ranger sous la bannière de celui que l'on appelle le dernier des chevaliers allemands.

A la tête d'une brillante armée, Sikingen vint mettre le siége devant la ville de Trèves ; mais la bravoure de ses soldats et le génie militaire de leur chef vinrent se briser contre les murs de cette place, qu'une population héroïque défendait avec acharnement. L'archevêque avait des alliés redoutables ; puissamment aidés par l'Électeur Palatin et le Landgrave de Hesse, il envahit à son tour les possessions de François qui, devant cette diversion, leva le siège de Trèves, et se replia sur son territoire qu'il était contraint de défendre.

Pour la seconde fois, le brave chevalier fut mis au ban de l'Empire.

Au printemps de l'année suivante (1523), la campagne reprit avec vigueur et malgré sa stratégie savante, François, abandonné à ses propres forces, délaissé par les amis sur lesquels il avait le droit de compter, se vit refoulé dans la ville et la forteresse de Landstuhl (près de Kaiserslautern), où les alliés l'assiégèrent immédiatement. Leur artillerie présentait sur celle de François une supériorité marquée, et bientôt une large brèche fut pratiquée dans les murs de la place.

Le 2 mai, c'était le jour anniversaire de sa naissance, François se rendit sur les remparts pour examiner la situation et prendre un parti. Tandis qu'il était là, brave comme en ses plus beaux jours, sous le feu de l'ennemi, un boulet vint fracasser une poutre qui se trouvait près de lui et la fit voler en éclats. Un de ses débris atteignit François et lui ouvrit le ventre.

Il fut emporté dans ses appartements au milieu de la consternation de ses compagnons d'armes, qui pleins de confiance dans l'étoile du chef qui les avait si souvent conduits à la victoire, n'avaient jamais désespéré tant qu'ils l'avaient vu au milieu d'eux. Le feu des assiégeants redoublait de violence et par une étrange fatalité, les boulets tombaient à chaque instant sur la demeure du malheureux blessé, comme si une main invisible l'eût indiquée à l'ennemi. On emporta François dans une autre maison, puis dans une autre encore, les boulets le poursuivaient toujours et il fallut enfin le transporter dans une grotte que l'on montre encore aujourd'hui.

La ville était aux mains de l'ennemi, la citadelle résistait encore, mais elle tombait pièces à pièces et l'infortuné Sikingen pouvait au bruit du canon et des clameurs qui montaient jusqu'à lui, juger du progrès des princes alliés. Où étaient alors les amis des jours glorieux? Où étaient tous ces nobles seigneurs qui avaient si souvent promis à François leur vie et leur épée? On ne les voyait pas venir et la citadelle s'effondrait. Il fallut ouvrir les négociations pour la reddition de la place.

Dans cette grotte aux aspects funèbres, les princes alliés vinrent, à la lueur des torches, contempler le héros mourant; et l'histoire flétrissant leur attitude, doit dire que le plus digne fut le vaincu. Ces princes à qui souriait le destin, oublièrent ce qu'ils devaient à tant d'infortune et n'eurent pas devant François de Sikingen la dignité que commandaient sa vie et sa mort.

François mourait, mais son grand cœur ne se démentit point, il fut dans les dernières heures de sa vie ce qu'il avait toujours été. Il fit aux rares amis qui l'entouraient encore de touchants adieux et eut pour tous un mot d'éloge et de reconnaissance. C'était le 7 mai, le dernier moment était venu, François ne voulut pas se confesser. « Je me confesse à Dieu, dit-il, dans mon cœur » Et tandis que Nicolaüs, son chapelain, lui donnait l'absolution et les derniers sacrements, ce soldat que la victoire avait si souvent couronné, ce champion de la liberté religieuse, ce gentilhomme qui avait fait si grande figure, s'éteignait presque seul dans ce misérable asile que lui laissaient à peine les fureurs de la guerre.

Quelques heures après, le corps déchiré de François de Sikingen, était enterré dans l'église Sainte Marie de Landstuhl. Reinhard de Neuenack et neuf chevaliers accompagnèrent seuls jusqu'à sa dernière demeure le chef qu'ils avaient tant aimé, qui avait fait longtemps l'admiration de l'Allemagne et qui avait donné tant d'espérance aux amis de la liberté religieuse.

Vous souvient-il encore de cette nuit du 2 mai 1481, où Schweikard interrogeait les astres sur les destinées de l'enfant qui allait naître dans le château d'Ébernburg.

Et les astres avaient dit : « un fils te sera donné, ce » sera le plus glorieux des Sikingen, sa vie sera pleine » d'actions héroïques, mais sa fin sera malheureuse. »

Marguerite avait souri en entendant cet horoscope et pourtant dans cette prédiction tout avait été vrai. Une fin malheureuse vint briser prématurément cette grande existence, toute pleine d'héroïsme et d'aspirations généreuses.

La nouvelle de la prise de Landstuhl et de la mort tragique de François, causa dans toute l'Allemagne une émotion poignante. Cette chevaleresque figure avait profondément remué la fibre populaire et la nation comprit qu'elle venait de perdre un de ses plus vaillants soldats et un des plus fermes champions de la liberté naissante.

Trois siècles ont passé sur cette tombe, mais le nom de François de Sikingen apparaît toujours dans sa glorieuse auréole et tous ceux qui ont le culte de la grandeur morale s'en vont comme en un pieux pèlerinage à l'Ébernburg et à Landsthul, ces lieux témoins de la vie et de la mort de ce preux légendaire.

Lorsqu'en 1807, le chevalier Dr Niemeyer fut déporté à Paris comme ôtage avec d'autres citoyens de distinction, il vint à Landsthul, il monta avec ses compagnons d'infortune sur les ruines de la forteresse et pénétra dans la grotte où François de Sikingen avait expiré. C'est là, qu'il écrivit ces vers qu'il envoya à ses enfants avec quelques fleurs cueillies sur les vieilles murailles :

« Sors de ta tombe tranquille et regarde, des ruines
» de ton château, les grandes ruines de ton Allemagne.
» Ramènes-nous avant qu'il ne disparaisse pour jamais,
» cet esprit qui te poussa à de si grandes choses et qui
» t'attacha si étroitement à Hutten, à Götz et à Luther.
» Renaissez grands hommes et ranimez de votre souffle
» puissant le courage des descendants d'Harminius,
» notre ancêtre. »

Albert Dürer a immortalisé le caractère héroïque de Sikingen par une de ses plus belles gravures : le chevalier de la mort. L'artiste nous montre un chevalier armé comme en un jour de combat, s'avançant la visière relevée, suivi de son lévrier, symbole de la fidélité. Il chevauche à travers une épaisse forêt; des gnomes, des fantômes hideux, des démons le regardent et le poursuivent, des serpents et toutes sortes de monstres lui barrent le chemin. A ses côtés la mort cavalcade et le diable étend ses griffes pour le saisir. Mais le chevalier s'avance grave et sans peur, sans prêter la moindre attention aux dangers effrayants qui l'entourent de tous côtés. Il marche vers son but; que la mort et l'enfer combattent contre lui, il n'en poursuivra pas moins son œuvre.

Ce chevalier de la mort, popularisé par le burin du grand artiste, c'est François de Sikingen.

François n'était plus, mais sa bannière flottait encore sur l'Ebernburg et les princes alliés se dirigèrent aussitôt vers cette forteresse que le peuple appelait l'asile de la justice, mais qu'eux nommaient le repaire des révoltés.

Un ami de François, Hartmouth de Cromberg la défendait. Le brave chevalier savait que tout était perdu, mais au milieu de ce désastre, il restait encore quelque chose à sauver : l'honneur. Et il accepta le combat.

Quand un héraut d'armes, vint au nom des princes alliés le sommer de rendre le château, Hartmouth, brave comme son épée, répondit qu'il fallait le prendre. Léonidas aux Thermopyles, n'avait pas été plus digne.

L'artillerie des princes alliés était très puissante et en quelques jours la forteresse démantelée, trouée de tous côtés, fut prise d'assaut, livrée au pillage et saccagée.

Plus de vingt ans passèrent sur ces évènements ; dépouillée de ses biens et de sa fortune, la famille de François se perdait peu à peu dans l'obscurité, et les ruines de l'Ebernburg pendaient lamentables au flanc de la montagne. Mais un jour vint où Charles-Quint, prêt à descendre du trône, se rappela de Sikingen, cet ami des mauvais jours ; il se souvint qu'il lui devait la couronne impériale et, dans un mouvement de tardive reconnaissance, il ordonna que Landsthul, Ebernburg et Hohenburg seraient rendus aux fils de son compagnon d'armes.

Mais avec François avait disparu toute l'importance et toute la grandeur de ce château sur lequel l'Allemagne avait longtemps fixé les yeux, comme les marins regardent le phare sauveur dans une nuit orageuse.

On reconstruisit des tours puissantes et d'épaisses murailles. Corps sans âme, François n'était plus.

En 1689, les Français occupèrent l'Ebernburg et le transformèrent en un grand dépôt d'armes. Puis, fidèles à leurs habitudes, ils détruisirent la forteresse au moment de la quitter. Un siècle encore se passa, le squelette décharné du vieux fort était toujours debout sur sa montagne, quand les Français reparurent pour imposer leur domination à l'Allemagne pendant bien des années.

C'est pendant cette période que le château fut vendu aux enchères pour une somme très minime et devint enfin, après avoir passé par plusieurs mains, la propriété du bourgmestre Gunther.

Gunther aimait son pays et dans ces jours d'oppression, ne désespérant pas de la patrie, ne voyant dans la domination française qu'un mauvais pas à franchir, mais non un résultat qu'il fallût accepter, il cherchait à réveiller les courages en remémorant le souvenir et les exemples des grands hommes de l'Allemagne.

La chevaleresque figure du sire d'Ebernburg était une des plus belles que l'on pût rappeler au peuple et Gunther acheta le château de François de Sikingen.

Il mit un peu d'ordre dans les ruines, traça des chemins qui permettent d'y monter aisément à travers la montagne, et à l'aide des monceaux de pierres accumulés partout, il construisit dans la grande cour un joli château de style gothique, où il réunit une foule d'objets remarquables trouvés dans la forteresse. Je pénétrai souvent dans ce musée, mais une seule chose attirait mon attention; c'était le portrait de François de Sikingen. Le brave chevalier est là tout armé, comme s'il marchait au combat. Sa figure, jeune encore, vous frappe par son air d'intelligence et de franchise, on lit sur cet énergique visage tout ce que cet homme était capable de faire, si la fortune n'avait trahi ses efforts. Tout le xvie siècle semble revivre dans cette mâle physionomie, qui vous parle et dont vos yeux ne peuvent se détacher.

Le musée, s'étalant dans plusieurs salles, offre au visiteur des objets d'une réelle curiosité ; des tableaux, des gravures, des armes, des livres, des parchemins, méritent l'attention des connaisseurs.

En parcourant les ruines de la forteresse, vous jugerez de la grandeur et de la force qu'elle devait présenter en ses beaux jours. Vous verrez se dérouler devant vous les divers âges de l'architecture militaire et vous distinguerez la transition du moyen-âge aux temps modernes.

Du côté de l'Alsenz, les murs sont construits pour résister aux flèches et aux pierriers ; du côté de la Nahe, le style est différent, c'est contre le canon que ces épaisses murailles ont été élevées. La force de l'Ébernburg ne résidait pas dans son altitude, car il est dominé par le Rhingrafenstein et le Rothenfels. Mais il est libre de tous côtés et occupe le plateau dans tout son développement ; il était sans doute inaccessible aux époques qui ont précédé l'apparition de l'artillerie sur le champ de bataille, mais sa résistance au canon ne devait pas être grande.

Vous verrez encore dans les diverses cours que vous visiterez, les boulets de pierre et de fer qui ont servi à la destruction de la forteresse ; vous verrez les armes que portaient les soldats du moyen âge et les colliers et les anneaux de fer qui servaient à enchaîner dans les souterrains, les malheureuses victimes de la justice de cette époque. Vous verrez un puits d'une profondeur énorme, il descend, dit-on, jusqu'au niveau de la Nahe ; les visiteurs s'amusent à y jeter de l'eau et à attendre, montre en main qu'un bruit lointain vienne les avertir que le liquide est arrivé au fond du puits. En vérité cette attente est fort longue.

On comprend quelle devait être l'importance de l'eau dans les forteresses toujours prêtes à se défendre contre un investissement, et il n'est pas surprenant que les seigneurs d'Ebernburg, voulant doter leur château d'une source inépuisable, aient creusé à travers le roc et la montagne ce magnifique puits qui fait encore l'étonnement des visiteurs.

Tandis que vous vous promenez au milieu de ces ruines, des pierres brisées, chargées d'inscriptions, se présentent à vos regards. Je lisais sur l'une d'entre elles : « Je n'attaque personne, mais que Dieu me donne la force de résister aux coups qu'on me portera. » Les tristes débris qui vous entourent de toutes parts, vous disent assez que Dieu n'a pas exaucé cette muette prière.

Et quand vos yeux, lassés de ce spectacle lamentable, chercheront des horizons plus riants, la nature déroulera tout autour de vous, comme le cadre brillant du vieux château, le magnifique panorama des vallées de l'Alsenz et de la Nahe.

Quel contraste entre ces ruines où tout vous parle de luttes, de haines et de carnages et ce paysage d'une si sereine beauté !

L'Ebernburg est situé sur le territoire de la Bavière, la Nahe trace à ses pieds la limite entre ce pays et la Prusse. Creuznach et Munster am Stein sont sur le sol prussien, vous traversez la Nahe et les armoiries et les couleurs bavaroises ornent l'autre extrémité du pont.

Vous ne serez jamais seul dans la vieille forteresse, vous y trouverez toujours de nombreux visiteurs. Les uns y viennent pour admirer le paysage, d'autres y sont attirés par de grands souvenirs, d'autres y viennent savourer le vin exquis qui croit sur le flanc de la montagne et qu'une blonde germaine leur verse à pleins verres.

Puisse l'Ebernburg rester encore longtemps debout, rappelant à tous ce qu'il en a coûté de sang et de ruines pour fonder cette liberté religieuse dont nous jouissons aujourd'hui. Qu'il reste là à jamais, redisant jusqu'en ces jours lointains où d'autres hommes auront inventé d'autres dieux, ce que les viriles générations du xvie siècle ont souffert pour l'émancipation de l'esprit humain.

ALTBAUMBURG

ALTBAUMBURG

—

Quand vous aurez franchi le pont jeté sur la Nahe, au pied de l'Ebernburg, et que pas à pas vous avancerez dans cette douce vallée de l'Alzens, regardez à votre gauche bien loin, bien loin, presqu'à l'horizon. Sur la hauteur boisée, de longues murailles se laissent deviner, à travers les arbres. Ce sont les ruines d'Altbaumburg. C'est tout ce qui reste d'un château-fort qui eut, au temps de la féodalité, ses jours de gloire et de renommée. Plein de splendeur autrefois quand, s'étalant en pleine lumière, il dominait le paysage de sa masse colossale, il abrite aujourd'hui son néant derrière un fouillis d'arbres que la nature, amie des ruines, a jeté autour de lui.

Amoindri par la perspective et l'ombre de la forêt qui l'enveloppe, le vieux burg attire à peine le regard, il faut le chercher, lui qui était jadis l'âme et la vie de cette contrée.

Quand la féodalité posa-t-elle, au sommet du mont, cette redoutable sentinelle? Nul ne le sait, mais il y a bien longtemps sans doute, puisque l'histoire et la légende en ont perdu le souvenir. Les plus vieilles chroniques que nous possédions, nous parlent déjà de ce château ; c'est elles qui nous ont appris qu'Altbaumburg, appelé Baumburg aux jours de sa jeunesse, fut le berceau de la puissante famille des Raugraves, descendant comme les Wildgraves, des Nahegaugraves.

En 1140, quand mourut le Gaugrave Émich VI, ses deux fils Conrad et Émich, se partagèrent l'héritage paternel. Conrad prit le titre de Wildgrave (*comes Sylvestris*) et Émich, qui reçut pour sa part Baumburg, prit le titre de Raugrave. Ce fut le premier des Raugraves de Baumburg.

Les seigneurs de cette maison ne tardèrent pas à acquérir une grande puissance et en 1214 ils bâtirent sur la colline d'Appelbach un nouveau château, Nahebaumburg et à partir de ce moment, leur ancienne demeure prit le nom d'Altbaumburg (le vieux Baumburg).

Au xive siècle l'étoile des Raugraves pâlit, et le xve vit s'éteindre la splendeur de cette famille. Leur château se ruina, comme leur fortune, et, en 1462, il était déjà bien délabré sans doute, puisque le prince Philippe permit à Sweikard de Sikingen de prendre les pierres des murs écroulés de Baumburg pour l'agrandissement de l'Ébernburg. On ne sait pas très bien quand le château fut complètement détruit, mais il est probable que ce fut en 1525, pendant la guerre des paysans. En tout cas, on lit dans une chronique de 1681 « qu'il n'y en a rien de plus debout, que les vieilles murailles ».

Et les vieilles murailles sont toujours là, droites et fières, comme en 1681. Le temps n'a su mordre sur ces constructions énormes, qu'on dirait faites pour l'éternité, et les hommes eux-mêmes ont cessé de dévaster cette ruine, quand elle n'eut plus rien à leur donner.

Ce qui reste d'Altbaumburg mérite pourtant d'être visité. On peut arriver au château en laissant l'Ébernburg à droite, traversant à gauche le pont de l'Alsenz, puis en suivant jusqu'au village d'Altbaumburg le chemin qui court le long de la rivière.

Derrière le village vous trouverez un sentier qui vous conduit à travers la forêt jusqu'au sommet de la montagne. Mais cette route est maussade, rien n'y est fait pour le plaisir des yeux ; un rideau d'arbres vous cache sans cesse le paysage, et rien ne vous distrait des fatigues de cette montée raide et incommode.

Il est un autre chemin bien plus long sans doute à parcourir, mais il vous promène à travers tant de surprises et d'imprévus charmants, il vous conduit au but avec tant de coquetterie, qu'il vous fait oublier ses longueurs.

Vous traversez la Nahe et vous débarquez au pied du Rhingrafenstein, flambant au soleil comme un porphyre d'Égypte. Vous êtes là dans le Huttenthal, délicieuse vallée où Ulrich de Hutten vint si souvent se consoler des hommes quand, aux jours de la persécution, il était l'hôte de François de Sikingen, au château d'Ébernburg. Peut-être dans la forêt, quelque arbre séculaire l'a-t-il vu passer. Le peuple, qui garde le souvenir de tout ce qui est grand, a donné le nom de ce penseur au modeste vallon où il aimait tant à se promener.

Arrêtez-vous un instant sous le dais de verdure qui borde la Nahe, la Prusse et la Bavière viennent s'y confondre. Une table se dresse sur la limite des deux pays, sa moitié, colorée de noir et de blanc, est encore sur le territoire prussien, et déjà l'autre moitié, teinte de bleu et de blanc, est sur la terre bavaroise.

Le chemin qui doit vous mener vers Altbaumburg, s'ouvre devant vous plein de flânerie ; sous une fraîche voûte de feuillage, il vous conduit bientôt au fond d'un cône, qu'on prendrait volontiers pour un cratère éteint, si l'on ne savait que la contrée ne présente rien de volcanique.

Des rochers, des montagnes hérissés d'une opulente végétation, vous enserrent de tous côtés, murant les horizons. Ce petit coin est d'une sauvagerie alpestre. Et du milieu de toute cette verdure, le Rhingrafenstein émerge, dressant au soleil ses fauves parois et sa tête couronnée encore des débris de sa forteresse. Le sentier grimpe à travers l'entonnoir qui est bientôt franchi et vous débouchez dans une petite gorge mignonne, formée par le rapprochement de hautes montagnes, tapissées d'un chaos d'arbres qui répandent sur votre tête une ombre délicieuse.

De temps en temps au fond d'une perspective ouverte entre des massifs verdoyants, le Rhingrafenstein découpe vigoureusement sur le ciel sa masse imposante,

Les montagnes s'écartent et le sentier traverse gaîment une petite clairière, qui n'a l'air de rien, ce n'est qu'une pelouse veloutée d'un frais gazon, tout étoilé de blanches marguerites, encadrée de frênes, d'ormes, de platanes, et pourtant elle est charmante à voir dans sa simplicité.

Les montagnes se rapprochent et le chemin rentre dans la forêt, tantôt courant en plein soleil, tantôt serpentant sous un dôme de verdure et vous montez toujours sur cette route, pleine de vie et de lumière, au milieu des grands arbres qui vous entourent de tous côtés, comme de noires murailles.

A certaines heures le bois est recueilli comme un sanctuaire, à d'autres moments il est plein d'animation et de gaieté, il est tout bourdonnant de cliquetis d'insectes et de chants d'oiseaux. Lutiné par la brise, le feuillage fredonne autour de vous. Au loin les rossignols s'appellent et se répondent. Du fond de leur nid les coucous crient malicieusement aux passants « cou-cou, cou-cou ». Invisibles dans les profondeurs de la feuillée les bouvreuils, les merles, les pinsons, les fauvettes exécutent avec un entrain endiablé, les plus joyeux morceaux de leur inépuisable répertoire.

Chaque arbre, comme un salut de bienvenue, vous adresse une mélodie, la forêt est un orchestre.

A chaque instant de soudaines échappées s'ouvrent sur le ciel bleu, et vous laissent voir une succession de paysages et de sites splendides. C'est le Rhingrafenstein avec ses bastions dévastés, plus loin, la Gans et le Rothenfels encadrant la Nahe, plus loin encore, la ville de Creuznach et tout au fond de l'horizon, fuyant et s'évanouissant dans la brume, les hautes montagnes du Rhin.

A chaque tournant de la route, le paysage se renouvelle, tous les horizons changent, tous les points de vue se transforment, tous les effets de lumière sont différents.

A votre droite, la vallée de l'Alsenz apparaît à son tour, ajoutant à la grâce et à la beauté des perspectives. Et nulle part les noires cheminées d'usine ne viennent en gâter la poésie. Tout à coup, la forêt cesse, et le vieux burg se dresse devant vous avec la soudaineté d'une apparition. L'effet est saisissant.

Dernier vestige d'un monde évanoui, le colosse féodal apparaît au sommet d'une montagne que l'abîme entoure de tous côtés.

Un précipice large et profond, vous sépare du burg ; un pont de pierre, qui a bien souvent résonné sous le pas des hommes d'armes, en franchit une partie, vous traversez le reste sur quelques planches qui remplacent le pont-levis disparu depuis longtemps.

Ce qui reste de la façade principale du château, permet à l'imagination de la reconstruire telle qu'elle fût autrefois, dans toute sa force et dans toute sa grandeur. La partie droite est la mieux conservée, la gauche est éventrée ; un seul des murs de la tour qui la défendait, a résisté aux efforts du temps et des hommes. Il monte à pic dans le ciel, cachant sous des draperies de lierres et de mousses dorées, ses assises de granit. Cette tour autrefois si redoutable, n'est plus qu'un mélancolique décor dans ce riant paysage.

L'enceinte du château est partout intacte ; elle n'a pas les zigzags froids et durs, les angles précis et les arêtes vives d'une citadelle de Vauban, ce n'est qu'une épaisse muraille, affectant une forme ovalaire. Sa base se perd dans un fouillis inextricable d'arbustes, de buissons et de broussailles revêches et hargneux.

On dirait que la solitude enclot et défend le vieux burg contre l'homme.

Et sur ces murailles que les catapultes et les balistes ont ébréchées, sur ces murs que tant de guerriers ont teint de leur sang, toute la végétation des ruines, les ronces, les saxifrages, les pariétaires, et toutes les plantes qui aiment à ronger le ciment et le granit, tracent leurs capricieuses arabesques, comme si la nature voulait effacer, sous les fleurs et la verdure, les traces de la fureur des hommes.

Tout est morne derrière ces remparts morts et vos pas n'éveillent qu'un écho mortuaire dans ces lieux qu'une vie si intense animait autrefois. Des murs écroulés et des ruines informes, voilà tout ce qui rappelle ces puissants Raugraves de Baumburg, dont le souvenir s'éteint jour à jour comme leur château s'en va pierre à pierre.

Au milieu de ces débris vous reconnaîtrez pourtant encore ce qui fut la chapelle. Ses murs, sa porte d'entrée sont debout et dans le fond du sanctuaire éventré, vous voyez s'élevant sur trois marches un modeste autel de pierre surmonté d'une grande croix.

Sur ces murs brunis par les siècles, la nature comme un gracieux correctif, a tissé des draperies de lierres, partout elle a mis comme un sourire des mousses dorées et des fleurs.

Aux jours de sa force le château a refoulé la forêt, la forêt s'est vengée. Elle a envahi la cour d'honneur et les cours d'armes de ce logis de guerre. Partout elle étale ses verts feuillages, jetant une note gaie sur cette tristesse, répandant la vie sur toute cette mort, faisant un cadre joyeux à cette sombre ruine que personne ne lui dispute.

Voilà ce que le temps et les hommes ont fait de cette demeure historique, sur laquelle une longue lignée de Raugraves avait jeté un si glorieux reflet.

Mais la plume est impuissante à décrire les sentiments qui s'éveillent en vous à la vue de cette ruine mélancolique endormie dans la solitude de la forêt. Dans le cadre immuable, que la nature en son éternelle jeunesse, a jeté autour de lui, au milieu de ces rocs et de ces montagnes qui semblent une dérision à tout ce qui change et passe, le vieux burg vous raconte la longue histoire de l'humanité depuis les temps féodaux jusqu'à la guerre des paysans.

Il vous redit tout ce qu'il a vu, tout ce qu'il a bravé, tout ce qu'il a défendu en ces siècles troublés. Votre imagination reconstitue toutes les scènes qu'il a encadrées, toutes les luttes qui se sont déroulées autour de lui depuis le temps où la féodalité l'érigeait comme une menace jusqu'au jour où le peuple le renversait aux premiers accents de la liberté.

Altbaumburg n'est pas seulement une grande ruine c'est aussi une grande page d'histoire.

LA LÉGENDE D'ALTBAUMBURG

7

LA LÉGENDE D'ALTBAUMBURG

En Allemagne chaque ruine a sa légende faite d'héroïsme ou de poésie, mais celle qui plane sur Altbaumburg est sinistre comme un crime; je vais vous la dire telle qu'on me l'a contée.

Dans la cour d'honneur du château qu'entouraient comme une gloire les statues des Raugraves, s'épanouit pendant des siècles un lys merveilleux; sur sa sombre verdure se détachaient deux fleurs immortelles comme lui. Au loin le lys d'Altbaumburg était connu, un respect superstitieux s'attachait à lui et de toutes parts on accourait le visiter au milieu des marques d'une vénération profonde.

Les plus vieux habitants du pays racontaient aux enfants émerveillés, qu'ils avaient toujours connu le lys tel qu'ils le voyaient; ses feuilles d'un vert émeraude ne jaunissaient pas à l'approche de l'hiver et ces deux fleurs étincelantes, comme la neige, ne se flétrissaient jamais. Le temps passait sans effleurer son éternelle jeunesse, comme les abeilles et les papillons passaient sans caresser de leur vol ses deux fleurs parfumées.

Plus d'une fois une main sacrilège s'était levée sur lui, mais en vain on coupait les fleurs, en vain on mutilait, on arrachait le lys, le lys reverdissait aussitôt dans tout son éclat, ses fleurs s'épanouissaient dans toute leur fraîcheur.

Et les enfants devenus des hommes et les hommes devenus des vieillards racontaient à leur tour cette légende à travers les générations qui se succédaient autour du lys miraculeux.

Depuis quand était-il là ? Nul ne le savait. Que signifiait-il ? Nul n'avait pénétré le mystère qui l'entourait. Bien des fois, disait-on, des hommes habiles entre tous dans l'art des plantes étaient venus le visiter, mais tous se signant avec un respect mêlé de terreur, s'en étaient allés silencieux. Mais le lys n'était pas le seul mystère que renfermât le château d'Altbaumburg, il en était encore un autre qui préoccupait peut-être plus vivement les esprits. Tous les soirs quand venait le crépuscule, on voyait descendre d'une des tours de la forteresse un grand vieillard ; son allure militaire, la noblesse de ses traits, tout en lui trahissait un gentilhomme. C'était, disait-on, un ancien Raugrave d'Altbaumburg. Jamais regard humain n'avait contemplé visage plus desséché par le temps, plus ravagé par la souffrance. On eût dit une ombre inquiète sortie du tombeau des Raugraves.

Et le vieillard s'avançait rapide vers le lys, s'agenouillait au pied de la plante miraculeuse, l'arrosait de ses larmes, couvrait les deux fleurs de baisers, en poussant des sanglots et des cris inarticulés.

Les premières étoiles qui s'allumaient dans le ciel, mettaient fin à cette scène déchirante, le vieux comte se retirait alors, semblant s'arracher à regret de ces lieux où sa douleur s'exhalait si cruelle et au moment de franchir la porte de la tour, se retournait une fois encore pour jeter au lys un dernier regard.

Et tous les soirs au moment où la nature se calme avant de s'endormir, cette vision fantastique renaissait dans la grande paix du crépuscule.

Jamais un seul jour le vieux Raugrave n'avait manqué de visiter le lys et chaque soir la lugubre scène que nous avons racontée se reproduisait immuable.

Si l'on en croyait les plus vieux habitants du village, un lien mystérieux unissait le lys au vieillard. Un grand crime, dont la tradition s'était perdue, avait il y a bien des siècles, ensanglanté le château d'Altbaumburg. La vengeance céleste s'était appesantie sur le Raugrave assassin et ce vieux gentilhomme qui venait tous les soirs s'agenouiller et pleurer auprès du lys n'était qu'un grand coupable traînant à travers les âges sa faute et son châtiment. Effacé de la mémoire des hommes, son crime vivait dans celle de Dieu et la mort qu'il invoquait depuis des siècles, comme une délivrance, l'abandonnait à cette longue expiation.

Voilà ce qui se disait tout bas. Bien des fois pour éclaircir ce mystère, on avait fouillé les archives du château, mais les archives n'avaient rien révélé. Le Raugrave apparaissait comme une énigme vivante ; seul il aurait pu l'expliquer, mais la fatalité implacable lui avait ôté tout moyen de communiquer avec les vivants, il était sourd, il était muet et sa main si habile autrefois à manier l'épée, n'avait jamais tenu la plume.

En ce temps là, le comte Maximilien était Raugrave

d'Altbaumburg. C'était un vaillant soldat aux jours des batailles, mais l'épée remise au foureau, il n'avait plus d'autre ambition que celle de faire le bonheur de ses sujets. La comtesse Marie, sa femme, partageait ses sentiments généreux.

Dans ces siècles où le peuple était pauvre et sans droit, c'était miracle de voir un seigneur aimer ses vassaux, vivre au milieu d'eux aux jours de paix comme aux jours de guerre, prendre sa part de leurs joies et de leurs malheurs et consacrer à l'amélioration du sort de ces déshérités sa puissance et sa fortune. Ce miracle Maximilien et la comtesse Marie l'avaient accompli et la reconnaissance populaire, cette récompense des grands cœurs, revêtait autour d'eux les formes les plus touchantes. Dans le rayonnement sympathique qui entourait la famille d'Altbaumburg, le vieux Raugrave lui-même semblait moins odieux et les prières du peuple appelant sur Maximilien les bénédictions du ciel, imploraient aussi le pardon du mystérieux vieillard.

C'était l'été, le jour approchait de sa fin éclairant de ses dernières splendeurs les hauts sommets d'Altbaumburg. Au loin l'angelus tintait, et dans les bois environnants la forteresse, les oiseaux exécutaient avec des joies de fanfare une musique de triomphe. Assis dans la cour d'honneur, Maximilien et la comtesse Marie regardaient la vallée de l'Alsenz se déroulant à leurs pieds dans toute sa richesse et dans toute sa joie, quand tout-à-coup la haute taille du vieux Raugrave se dessina sur les marches de la tour et au même moment apparut aux yeux du comte et de la comtesse, un jeune homme d'une beauté surhumaine, revêtu de l'habit des pélerins.

D'où venait-il? On ne le sut jamais. Mais étendant la main vers le vieillard qui s'avançait vers le lys, il dit : « L'heure du pardon a sonné pour votre ancêtre, » votre charité a racheté son crime et les prières du peu- » ple qui implorent depuis si longtemps la fin de ses » souffrances vont être exaucées. »

Quel était donc, dit Maximilien, le crime du Raugrave notre ancêtre? Il y a bien des siècles, répondit le péle- rin, par un beau jour d'avril, dans la chapelle de ce châ- teau, Willigis archevêque de Mayence bénissait l'union de Guillaume d'Altbaumburg avec la belle Gisèle la fille du comté d'Arstein du Lahngau. Jamais sous ses voûtes séculaires le burg n'avait vu se dérouler cortège plus fastueux. Guillaume était un gentilhomme accompli et l'un des plus braves chevaliers de l'empire ; tout ce que l'Allemagne comptait de plus illustre se pressait, en ce jour, autour de lui et dans ce gage d'amitié et d'estime, chacun voyait un présage de bonheur.

Et tandis que le printemps mettant la nature en fête allumait partout de gais rayons de soleil, semait de tous côtés des fleurs et des parfums, l'amour ce printemps de l'homme, chantait dans le cœur des deux fiancés.

Mais les beaux rêves de Gisèle et de Guillaume s'envo- lèrent bien vite au bruit des clairons qui sonnaient l'ap- pel aux armes. Jérusalem implorait le secours des chrétiens, les seigneurs allemands se préparaient à la croisade, l'Empereur partait avec eux, la place du Rau- grave d'Altbaumburg était au milieu des croisés.

La voix de l'honneur et du devoir parlait plus haut que celle de l'amour, Jérusalem l'emporta sur Gisèle et Guillaume partit.

Ce fut de cette cour où il avait réuni ses hommes d'armes, qu'il s'en alla pour la terre sainte, c'est ici qu'il pressa pour la dernière fois sur son cœur la femme qu'il avait tant aimée.

Les croisés partirent au milieu des bénédictions et des vœux de toute la population accourue sur leur passage. Aux larmes de Gisèle, Guillaume souriait comme à une caresse. La petite troupe descendit lentement le chemin qui mène au village. Gisèle restée sur les remparts la regardait s'éloigner et quand elle se fut évanouie dans le lointain, il lui sembla que son bonheur s'en était allé avec elle.

Au moment où la forteresse allait disparaître derrière les montagnes, Guillaume se retournant une dernière fois, promena ses regards sur tout ce paysage fleuri, parfumé d'amour, plein de souvenirs heureux et l'emporta comme un talisman dans un coin de sa mémoire.

Guillaume était parti, les mois passèrent et les ans faits de mois passèrent aussi ; triste dans ce grand château désert Gisèle attendait.

Un jour un chevalier de Sonneck, ancien prétendant à sa main, parut à Altbaumburg ; la longue absence de Guillaume avait ravivé dans son cœur des espérances autrefois déçues. Que se passa-t-il dans l'entrevue qu'il eut avec la belle chatelaine ? Nul ne le sut. Bien des fois le chevalier revint, toujours l'accueil lui fut gracieux, mais jamais plus il ne revit, comme la première fois Gisèle seul à seul, toujours un page assistait à l'entretien et depuis, comme son ombre, ce page la suivait partout. En vain le chevalier de Sonneck imagina-t-il toutes les ruses, tous les stratagèmes, le page était toujours comme une sauvegarde aux côtés de Gisèle.

Quand le pauvre chevalier dut s'avouer l'inutilité de ses efforts, son amour deux fois repoussé devint de la haine et l'idée de la vengeance s'éveilla en lui.

Quelques mois après il avait rejoint le Raugrave d'Altbaumburg sous les murs de Jérusalem.

Il fut reçu comme un frère par Guillaume auquel il parlait sans cesse de ses chers absents : la patrie et Gisèle. Mais dans ces longs entretiens il sut avec une rare perfidie éveiller d'abord l'attention du Comte sur le page d'Altbaumburg, puis peu à peu le lui montrant toujours aux côtés de Gisèle, il fit naître adroitement l'inquiétude, puis le doute dans l'esprit ombrageux de Guillaume. Aucune accusation ne sortit de sa bouche et pourtant le mal était fait, le piège tendu, les victimes désignées.

La guerre avec ses diversions puissantes ne put arracher Guillaume aux craintes qui l'obsédèrent bientôt. Comme une vision diabolique le page traversait son bonheur et le souvenir de Gisèle toujours présente à son esprit ne faisait qu'aviver des doutes chaque jour plus poignants.

Un soir dans les derniers rayons du crépuscule, on vit un moine gravir d'un pas rapide le chemin escarpé qui mène du village au château d'Altbaumburg. Sa figure cuivrée par le soleil, montrait qu'il avait vu d'autres cieux. Les hommes d'armes le laissèrent passer, car la pieuse Gisèle recevait souvent des gens d'église. Il se dirigea sans hésitation vers l'escalier qui menait à la chambre de la comtesse, le monta prompt comme l'éclair, la clef était à la serrure, il entra.

Assise devant la fenêtre, Gisèle souriait à son jeune page, lui lisant comme tous les soirs les récits des combats héroïques livrés aux infidèles par les croisés. Elle honorait le souvenir du cher absent en écoutant les exploits de ses compagnons d'armes et sur ses lèvres innocentes le nom de Guillaume venait bien souvent.

La figure bouleversée, immobile au seuil de l'appartement, le moine regarda un instant cette scène paisible, puis bondissant tout-à-coup sur le page il lui plongea trois fois sa dague dans la poitrine et au moment où Gisèle éperdue se levait, le fer sanglant la clouait au mur.

Aux cris poussés par les victimes, les serviteurs et les hommes d'armes accoururent, mais la mort avait déjà fait son œuvre et quand on voulut saisir l'assassin, le moine dépouillant sa robe d'emprunt laissa voir le Raugrave Guillaume d'Altbaumburg revenu de Jérusalem pour punir ceux qu'ils croyaient coupables.

La nuit même au milieu de la consternation générale, dans une fosse creusée à la hâte, on jeta sans prières et sans honneur les corps de Gisèle et de son page.

Le lendemain, aux premières lueurs du jour, Guillaume vint s'assurer que ses ordres avaient été exécutés. Mais quelle ne fut pas sa surprise en voyant s'épanouir sur la tombe de ses victimes un lys portant comme un symbole d'innocence deux fleurs immaculées.

Il arracha ce qu'il croyait n'être qu'un hommage affectueux placé là par une main amie ; mais le lys arraché repoussa aussitôt. Furieux, le Raugrave le frappa de son

épée, vains efforts, le lys renaissait sans cesse épanouissant ses deux fleurs au soleil.

C'était la main cachée de Dieu qui manifestait aux yeux
de tous l'innocence de Gisèle et de son page, et Guillaume
comprenant l'étendue de son crime voulut se percer
de son épée. Mais la mort ne voulait pas de lui, il lui
fallut vivre et porter pendant dès siècles le lourd fardeau
de ses remords et de son désespoir.

En vain répandit-t-il à profusion les bienfaits sur tous
ceux qui l'entouraient, sur tous ses vasseaux, le sang si pur
qu'il avait versé criait toujours vengeance et la malédic-
tion du peuple poursuivait l'assassin. Objet d'horreur et
de haine, le Raugrave se déroba aux yeux de tous au fond
de son château, mais chaque soir dans cette lumière du
crépuscule qui avait éclairé son crime, il venait s'agenouiller sur la tombe de Gisèle.

Les années s'écoulèrent, tous ceux qu'il avait connus
s'en allaient de ce monde, les générations se succédaient,
pour lui seul la mort ne vint pas. Le souvenir de
son crime se perdait peu à peu dans les profondeurs du
passé, on finit même par ne plus bien savoir quelle faute avait commise ce vieillard devenu pour tous un sujet
d'étonnement. Et alors seulement les hommes pris
de pitié demandèrent à Dieu le pardon du Raugrave et
dans sa miséricorde Dieu lui a pardonné.

Le pélerin s'était tû ; Maximilien et la comtesse Marie
tournant leurs regards vers la tombe de Gisèle, virent
dans les rayons dorés du soleil couchant, sous les débris
du lys effondré, le Raugrave Guillaume dormant son
dernier sommeil.

Le pélerin avait disparu.

Quelques jours après, dans cette chapelle du château dont les grands murs se dressent encore au milieu de la ruine, le Raugrave Maximilien fit enterrer les restes de Gisèle auprès de ceux de Guillaume, unissant ainsi dans la mort, ceux qu'en un jour de bonheur, l'archevêque Willigis avait unis dans la vie. A leurs pieds dort le page fidèle.

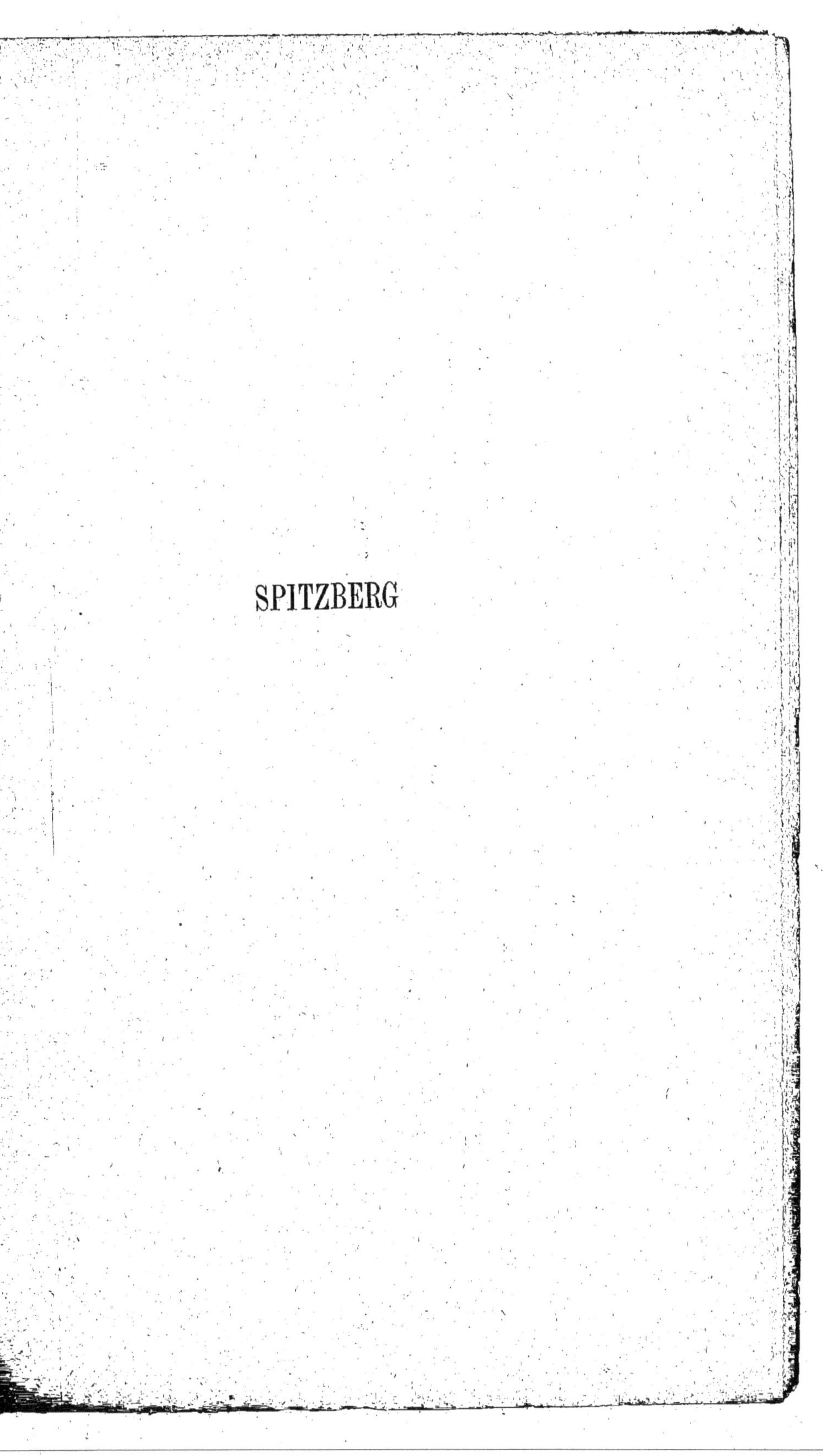

SPITZBERG

SPITZBERG

—

Il est près d'Altbaumburg un mont que peu de personnes connaissent, c'est Spitzberg. Quand à travers les broussailles qui l'encombrent vous serez péniblement arrivé à son sommet, vous dominerez au loin la vallée de l'Alzens et l'un des plus beaux panoramas des environs de Creuznach réjouira vos yeux. Jusqu'à l'horizon vaporeux, le paysage, sur des plans harmonieusement étagés, déroule comme une mer de verdure des forêts et des prairies d'une beauté plantureuse. Sur cette immensité les champs de trèfle déployent leurs ondes roses et les champs de blé, de maïs, de colzas luisent comme des ilots d'or. Au milieu de ces sites riants l'Alzens promène ses détours; avant de se perdre dans la Nahe, elle vagabonde une dernière fois à travers la campagne, se tordant en mille replis pour allonger sa route, comme si elle s'en allait à regret vers sa fin. De tous côtés des bouquets d'arbres profilent dans les airs leur fine silhouette et dans les vapeurs bleuâtres qui noient les lointains, le village d'Hochstete apparaît dans une paix mélancolique. Des collines fleuries, des montagnes pittoresques

encadrent au loin ce frais paysage, le laissant se dérouler pendant plus de vingt lieues en un panorama charmant.

Devant vous la première ligne des montagnes se
déchire tout à coup et cette trouée lumineuse vous laisse
voir Stalberg dans les profondeurs de l'espace.

A droite le Rothenfels comme un rideau de granit
arrête un moment vos regards, mais avancez de quelques pas et l'horizon s'élargissant vons voyez fuir dans
des perspectives décroissantes et le val des Salines et la
Nahe et Creuznach et dans un fond de brume violette
s'évanouir les grands monts du Rhin. Devant vous
Lemberg dresse sa cîme et à votre gauche Donnersberg,
solitaire dans le ciel, domine le paysage. Et servant de
lointaine bordure à ce magnifique tableau, l'Hunsrück et
l'Hochwald déroulent à perte de vue leurs longues
chaînes au fond de l'horizon.

Spitzberg domine l'Altbaumburg et vous voyez à votre
droite, presque à vos pieds la vieille forteresse étalant ses
ruines dorées par le temps, confusément perdues dans
la végétation qui les enveloppe de toutes parts.

Des hauteurs de Spitzberg la vallée de l'Alzens vous
apparaît dans toute sa riante beauté, elle dessine en traits
si fins, si délicats le damier fertile de ses champs, de
ses vignobles, de ses moissons, elle déroule avec tant
de grâce sa belle nappe lumineuse qu'on s'étonne de voir
la Société pour l'embellissement des environs de Creuznach rester insensible à tant de charmes.

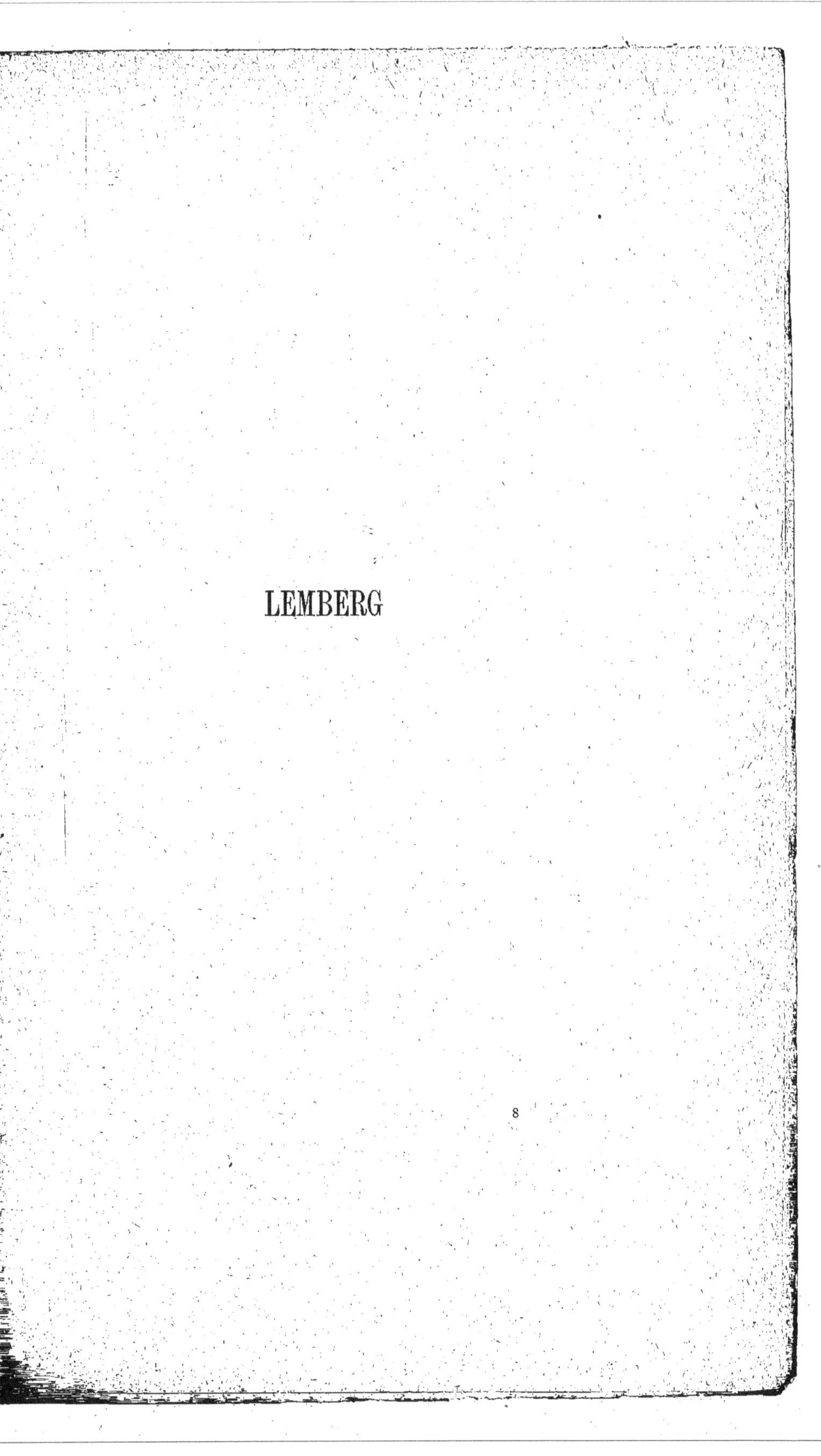

LEMBERG

8

LEMBERG

—

Au-dessus de toutes les montagnes, au-dessus de tous les rochers qui font à Creuznach une si pittoresque ceinture, le Lemberg dresse sa tête. De tous côtés on aperçoit ses hauts sommets, découpant vigoureusement leur silhouette sur le ciel, à plus de cinq cents mètres de hauteur. Ils ne portent pas comme les grands monts de la Suisse un diadème de neiges et de glaces éternelles, mais au tournant de l'hiver, avril ne manque jamais de leur tresser une couronne de riantes verdures.

Une excursion au Lemberg ne tente guère les étrangers qui séjournent à Creuznach ; bien peu d'entre eux en ont entendu parler, moins encore l'ont entreprise. Un après dîner suffit pourtant à la faire et le plaisir qu'elle procure compense amplement les fatigues qu'elle occasionne. Une voiture peut d'ailleurs conduire jusqu'au sommet de la montagne, ceux qu'effrayerait une montée de trois heures et ce bain d'air et de soleil sera pour eux un bain de Jouvence.

Le Lemberg est un mont gracieux à voir, il décore harmonieusement le frais paysage qui se déroule autour

de lui comme une idylle. Nulle part il ne revêt d'aspects
désolés ou sévères, partout la vigne égaie ses côteaux, de
tous côtés, sur ses flancs la nature comme une bonne mère
étale ses richesses. Et cette belle route qui vous conduit
si gaiement à travers des près, des vignobles, des forêts
dont l'opulente verdure fait fête au soleil, n'est qu'un
charmant prologue à la scène splendide qui se déroulera
sous vos yeux quand vous aurez atteint le faîte de
la montagne. Si l'excursion se fait en voiture, on part de
Creuznach ou de Munster am Stein et l'on met pied
à terre au sommet du Lemberg. Une large route vous
conduit à travers Bingert, grand village qui ne dit rien à
vos yeux et dont vos souvenirs ne vous diront rien non
plus (1).

Il est bien vite franchi ; au moment où vous sortez de
ses rues tortueuses une soudaine échappée s'ouvrant sur
le ciel bleu, vous laisse voir un horizon immense tout
plein de paysages et de sites magnifiques. Au loin
de hautes montagnes pyramident dans une débandade
charmante, toute pleine d'imprévu et de pittoresque
et tout autour de vous, sous les pampres où les fleurs d'or
des genêts de petites collines moutonnent de tous côtés.

Et la route monte à travers des prés pleins de
douces senteurs, des champs de blé qui ressemblent à
des lacs d'or, des paturages où les vaches enfoncent jusqu'au ventre dans les herbes hautes, des vergers où les
pommiers tout rouges et les pruniers violets plient sous le
poids de leurs fruits.

A votre gauche le profil sévère du Donnersberg do-

(1) Une autre route conduit au Lemberg. Le chemin de fer vous mène
jusqu'à Niederhausen, là on traverse la Nahe, puis suivant la forêt, on
arrive au faîte de la montagne.

mine la contrée. C'est la montagne la plus élevée du Palatinat, elle ne compte pas moins de sept cents mètres de hauteur. Tacite l'appelait, il y a deux mille ans, Mons Jovis, mont de Jupiter, les Allemands l'on nommé Mont Tonnerre. Sous la domination française, il donna son nom au département sur lequel il s'élève.

A mesure que l'on gravit les pentes aujourd'hui en partie déboisées du Lemberg, les horizons s'élargissent et le Donnersberg apparaissant dans toute sa grandeur, déroule sa masse gigantesque dans les splendeurs du paysage. Dans le lointain sur la sombre draperie de la forêt, se détache tout-à-coup la silhouette rougeâtre d'un château en ruines. C'est Monfort. Sur une petite colline que des précipices entourent de tous côtés, au milieu d'une solitude et d'une tristesse immense, le vieux burg dresse dans le ciel ses murs déchiquetés et ses tours décharnées vidées de haut en bas.

Il est de nobles ruines, pleines de poétiques et de chevaleresques souvenirs, mais celles de Monfort n'évoquent qu'un passé plein de crimes et de sang. Bâti au xive siècle, il fut bientôt habité par des chevaliers qui ne reconnaissaient d'autre autorité que la leur, d'autres lois que leur bon plaisir. Objets de terreur dans toute la contrée, ils parcouraient les routes pillant et rançonnant les voyageurs, puis se dérobaient dans leur château fort au fond d'une impénétrable forêt.

Pendant bien des années les Chevaliers de Monfort menèrent cette existence de brigands, transformant en un repaire ce burg qu'attendait de plus nobles destinées. Mais vint l'heure de l'expiation, une véritable croisade organisée par Mayence et le Palatinat fut dirigée contre Monfort et en 1456 après une lutte formidable, le burg succomba et fut pris d'assaut. Des représailles terribles furent exercées contre lui et la vengeance des alliés réduisit en ruines ce château qui avait si longtemps semé l'épouvante dans la contrée. Ruines lamentables s'il en fût, offrant aux yeux le spectacle de la plus effroyable dévastation qui se puisse voir. On peut juger de la terreur qu'inspirait Monfort à la rage qui présida à sa destruction. L'impression est lugubre et la nature rude et sauvage qui encadre ces murs, aux teintes sanglantes, ne l'adoucit point. Pas un être vivant dans ce paysage, pas un chant d'oiseau dans cette forêt. Un voile de tristesse flotte sur ce vieux château, qu'encombre de tous côtés la végétation des ruines et qui achève lentement de s'écrouler dans la solitude.

Toute parfumée d'amour, une douce légende s'attache pourtant à ce repaire de bandits. Henri, chevalier de Monfort, aimait Jutta la fille du comte de Rhingrafenstein. Des haines séculaires divisaient ces deux familles et le Rhingrave n'écoutant que les ressentiments de sa race, brisa les espérances des deux amants. Croyant les séparer à jamais, il fiança sa fille au Rhingrave de Greihweiler et ordonna que la cérémonie nuptiale aurait lieu dans la huitaine. Le dénouement s'approchait rapide, quand Henri vint conter à son ami d'enfance le chevalier de Bökelheim cette éternelle histoire des amants malheureux. N'ayant pu fléchir le père de Jutta, il voulait en appeler à la force, il voulait à la tête de ses hommes d'armes envahir le château de Rhingrafenstein et enlever celle qu'il aimait.

Plus souple et plus rusé, Bökelheim fit comprendre à son ami le danger de son projet et sans s'expliquer sur ses desseins il dit à Monfort : rien n'est désespéré, aujourd'hui même envoie moi ton cheval noir et demain quand les cloches du château et de l'Église annonceront la cérémonie nuptiale, cache tes hommes d'armes à l'entrée de la forêt et toi même sois à cheval, surveillant la route, prêt à tout évènement.

Peut-être le Rhingrave de Greihweiler, ton rival, apprendra-t-il à ses dépens que de la coupe aux lèvres il y a parfois bien loin.

Le lendemain les cloches de Rhingrafenstein et de l'église d'Ebernburg sonnaient à toute volée et dans le château tout en fête, la noblesse féodale se pressait nombreuse. Tous étaient là, depuis les Margraves, qui étaient les comtes gardiens des frontières jusqu'aux Burgraves qui étaient les comtes gardiens des châteaux. Et aux Rhingraves qui étaient les comtes du Rhin et aux Nahegraves qui étaient les comtes de la Nahe, se mêlaient les Landgraves qui étaient les comtes des terres et les Wildgraves qui étaient les comtes des forêts. Tous étaient là dans leurs brillants costumes ou de cour ou de guerre ; jamais cortège plus brillant n'avait escorté des fiancés marchant à l'autel.

Au milieu de cette foule joyeuse le chevalier de Bökelheim apparut tout à coup. L'entrée de l'ami de Monfort fit sensation. Sous les regards interrogateurs ou malicieux qui le criblaient de toutes parts, Bökelheim s'avançait souriant sous sa blonde moustache. Il présenta ses respects au comte de Rhingrafenstein, ses compliments les plus sincères au Rhingrave de Grehweiler, ce qu'il dit à Jutta nul ne l'entendit, mais en l'écoutant la belle fiancée devint plus blanche que sa couronne.

Les clairons sonnèrent, le cortège se mettait en marche ; sur le noir cheval de Monfort Bökelheim souriait. Donnant la main à Jutta, Grehweiler descendait les marches du perron au pied duquel les écuyers tenaient les chevaux des fiancés. Tout à coup celui que Jutta devait monter s'affaissa. Cet incident fut à peine remarqué, tous les gentilshommes offrirent galamment leur monture à la fiancée et quelques instants après, Jutta sur le cheval de Bökelheim prenait place dans le cortège.

Sous un soleil radieux, au milieu des acclamations d'une foule sympathique les fiancés s'en allaient vers l'église d'Ebernburg. Grehweiler était heureux, jamais Bökelheim n'avait été plus charmant; il contait à la belle comtesse de Falkenstein un chapitre inédit des amours de Jutta, quand tout à coup un cri strident couvert par une clameur immense retentit. Le cheval de la fiancée venait de s'emporter et son frêle cavalier impuissant à le contenir, s'abandonnait à la course folle qui l'entraînait loin des siens. En vain la foule qui bordait les chemins, en vain les gentilshommes s'efforcèrent-ils de sauver Jutta, rapide comme l'éclair le cheval fuyait. Il suivait la seule route qu'il connût, celle qui menait à travers la forêt au château de Monfort. Une cruelle pensée étreignait le cœur de tous les témoins de cette scène, Jutta n'allait-elle pas être brisée contre les arbres, n'allait-elle pas périr dans ces impénétrables fourrés? Mais tout à coup une troupe de cavaliers sortant de la forêt, enveloppa Jutta et disparut avec elle dans les profondeurs du bois.

C'était Monfort qui reprenait son bien. A cette vue la trahison de Bökelheim apparut à tout le monde, mais quand le Rhingrave de Grehweiler voulut lui demander compte de sa félonie, le rusé chevalier était déjà derrière les épaisses murailles de Monfort.

A quelques semaines de là, le comte de Rhingrafenstein et Grehweiler investirent à la tête d'une nombreuse armée la forteresse qui abritait les amours d'Henri et de Jutta. Mais l'amour fut plus fort que la haine. Les assiégés furent vainqueurs ; dans un combat glorieux Grehweiler succomba et quand le vieux comte de Rhingrafenstein eut, comme un brave soldat, pleuré sa défaite il apporta à ses enfants le pardon d'un bon père.

Le chemin tourne et Monfort disparaît ; à mesure que vous escaladez la montagne les horizons s'élargissent et le paysage se déroule de plus en plus grandiose. A chaque détour du chemin le panorama revêt des aspects inattendus et nouveaux. Vous êtes là dans un cirque immense que circonscrivent dans un lointain brumeux un fouillis de rochers et de montagnes toutes veloutées de vert. Et tout autour de vous la nature toujours féconde étale à perte de vue des cultures variées, des prairies aux herbages touffus et jusqu'à l'infini des champs de trèfles, de genets, de lucernes déroulent avec une indicible variété de nuances la richesse de leurs couleurs.

Puis la route s'allonge à travers la forêt et sous ses noirs arceaux, entre des murailles de verdures, dans l'odeur capiteuse des résines, vous avancez au milieu de la paix intime et de la sérénité des grands bois.

Et tout à coup le rideau se déchire et un décor ravissant qui vous pénètre dans l'âme, se déroule à vos yeux. En pleine lumière à 500 mètres d'abîme, la vallée de la Nahe vous apparaît dans la fraîcheur et le pittoresque d'un paysage Suisse.

Du belvédère de verdure, que la Société pour l'embellissement des environs de Creuznach, a eu la gracieuse pensée de préparer aux touristes, l'œil embrasse la contrée dans une étendue incommensurable.

Je ne crois pas que l'on puisse imaginer une terre plus fertile, une nature plus coquette, un tableau plus gracieux que celui qui vous apparaît dans le cadre grandiose que les grands monts du Rhin, le Hunsrück et le Merxheimerwald estompent au loin dans une brume violette. Bien loin à votre droite, si loin que pour les distinguer, vos yeux doivent s'aider d'une lunette, le Niederwald et le Johannisberg bornent l'horizon. Deux taches blanches piquent leur sombre verdure. L'une c'est le monument que l'Allemagne victorieuse a dressé sur les bords du Rhin en souvenir de la guerre de 1870; c'est Germania levant, d'une main, dans le ciel la couronne impériale et tenant, de l'autre, cette vaillante épée dont la France a senti le poids. Elle est au fourreau. Puisse-t-elle y rester toujours.

L'autre point blanc, c'est le château historique de Johannisberg; autour de lui s'étendent ces vignobles célèbres dont le vin d'or ne se boit qu'à la table des souverains. Des hauteurs que le château couronne, une vue splendide s'étend sur le Rhin. Est-ce la beauté du site, est-ce la saveur exquise du vin qui porta les moines bénédictins à fonder en 1106 un monastère au sommet du Johannisberg? Ou bien ont-ils été attirés à la fois par le vin et le paysage?

A la place même que ce couvent occupa si longtemps le prince-abbé de Fulda bâtit, en 1716, le château que l'on voit aujourd'hui. Les viscissitudes politiques lui ont donné plus d'un maître. Au prince-abbé de Fulda succédait en 1802 le prince d'Orange, plus tard Guillaume Ier de Hollande. Cinq ans après c'était Kellerman qui venait abriter sous les ombrages du Johannisberg sa gloire et ses vieux ans. Quand Napoléon tomba Kellerman fit place à Metternich. Le maréchal français avait gagné Johannisberg sur le champ de bataille de Valmy, le prince autrichien l'avait conquis au congrès de Vienne. Les descendants du célèbre diplomate sont encore les possesseurs de ce fameux château dont les vignobles rapportent chaque année plus de trois cent mille marks.

Au pied de ces montagnes noyées dans une vapeur bleuâtre, le Rhin luisait au soleil et plus près de nous, Creuznach détachait sa masse sombre sur la limpidité du ciel.

Et devant nous, dans une vue divine, la vallée de la Nahe se déroulait.

De tous côtés des verdures plantureuses s'encadraient dans l'or lumineux des blés et les trèfles et les lucernes mouchetaient de leurs fleurs roses et bleues ces pelouses qui s'étalaient au loin comme des champs d'émeraude. Une mosaïque de cultures changeantes se dessinait jusqu'à l'horizon et sur toutes les collines qui mouvementaient cette vaste étendue, des vignobles et des prés fertiles étageaient leurs plans harmonieux. De petites maisons aux toits de chaume verdis par le temps, bariolaient de leur blancheur ces grandes nappes de verdure. Des forêts déroulaient au loin leurs cîmes mouvantes et de tous côtés la Nahe serpentait à travers le paysage, se dérobant tantôt derrière une montagne, tantôt derrière des rochers, tantôt se berçant en plein soleil entre ses rives si capricieusement jolies.

Dans l'air, d'un gris argenté, qui baignait la campagne, tout se dessinait avec une élégante précision et ces maisons et ces bouquets d'arbres et ces petits villages si coquettement enfouis dans des plis de terrain ressemblaient à des jouets de Nuremberg dispersés dans ces lointains par une main géante.

De temps en temps une nuée passant dans le ciel faisait de grandes nappes d'ombre sur toute cette splendeur, puis brusquement, dans un coup de soleil, tout flambait, tout riait de nouveau.

Et dans ces perspectives fuyant à l'infini, tantôt sur des collines, tantôt au fond des vallées mignonnes, des villages dessinaient leur blanche silhouette. Devant vous sur les bords de la Nahe, voilà Oberhausen, à gauche dans la plaine voilà Duchroth, à votre droite s'étend Niderhausen, au-dessus de lui sur la hauteur voilà Huffelsheim qui fut en une nuit d'ivresse donné par le seigneur de Rhingrafenstein à Booz de Waldeck comme prix de beuverie. Plus haut s'estompant dans la brume, voilà Weinsheim, plus haut encore, presqu'à l'horizon s'effaçant dans un lointain violet, Sponheim se laisse deviner. Sponheim ! Un modeste village porte seul aujourd'hui ce nom qu'une vaillante lignée de gentilshommes illustra pendant plusieurs siècles. Cette famille dont le souvenir n'a pas disparu de la contrée, dut à une étrange aventure ce nom vulgaire qu'elle a su faire célèbre.

Il y a bien longtemps, au fond de la forêt qui couvrait au loin les champs où s'élève Sponheim, un vieux Wildgrave achevait de vivre. Retiré dans son château au milieu d'anciens serviteurs et de quelques hommes d'armes compagnons de sa jeunesse, il n'avait plus d'autre bonheur que sa fille Marguerite dont la beauté charmait ses derniers jours.

Un matin devant cette forteresse silencieuse, comme si des ombres l'eussent habitée, le son du cor se fit entendre et le pont-levis s'abaissa pour laisser entrer Othon l'écuyer. Dans les illusions de ses vingt ans, Othon venait demander au Wildgrave la main de sa fille, dont les beaux yeux l'avaient ensorcelé.

On introduisit dans la salle d'honneur le jouvenceau qu'on croyait porteur de quelque message de son seigneur et maître. Entouré des officiers de sa maison, assis sous un dais, le vieux comte reçut la demande que l'écuyer lui adressait d'une voix assurée. L'âge l'avait rendu indulgent et ce fut avec bonté qu'il répondit :
» Jeune homme quand pour prix de ta bravoure tu auras
» conquis, en terre sainte, tes éperons de chevalier
» et quand pour prix de ta piété tu me rapporteras un
» morceau de la vraie croix, alors tu me demanderas la
» main de Marguerite. »

Et tous les officiers et tous les serviteurs et jusqu'aux aïeux du Wildgrave dont les portraits ornaient le salon, accompagnèrent d'un regard dédaigneux, l'audacieux écuyer s'éloignant sous le poids de cet arrêt.

Pauvre Othon, quel écroulement de tes rêves.

Sombre forêt que vos profondeurs se déroulaient sinistres sous les pas du malheureux écuyer et vous, petits oiseaux, que vos chants étaient tristes sous la feuillée.

A quelques temps de là, le Wildgrave sourit en apprenant qu'Othon se joignant aux Croisés s'en était allé en terre sainte. Deux ans s'écoulèrent, Godefroid de Bouillon, le chef de la croisade, avait été couronné roi de Jérusalem et Othon avait été armé chevalier. Mais l'heure du retour n'avait pas encore sonné pour lui.

Elle vint pourtant, car un jour dans un combat victorieux, Othon enleva aux Sarrazins un reliquaire renfermant un copeau de la vraie croix et pour prix de sa bravoure et de sa piété, le patriarche de Jérusalem le pria de conserver son précieux butin.

La tâche du chevalier était accomplie, il partit pour l'Europe. Mais pendant une nuit d'affreuse tempête, le navire qui le portait s'engloutit et ce fut à grand peine qu'Othon sauva ses jours.

Le reliquaire avait disparu dans la tourmente, le pauvre chevalier était vaincu par la destinée. Bien triste, il reprit le chemin de l'Allemagne.

Un matin devant la forteresse silencieuse du Wildgrave, le son du cor se fit entendre et le pont-levis s'abaissa pour livrer passage au chevalier Othon.

On introduisit dans la salle d'honneur ce soldat dont la renommée avait dit les hauts faits et le vieux Wildgrave assis sous un dais, entouré des officiers de sa maison lui souhaita la bienvenue.

Tandis qu'Othon racontait ses prouesses, les regards bienveillants de ses auditeurs encourageaient son récit et du haut de leurs cadres, les sévères chevaliers dont les portraits ornaient le salon, semblaient sourire.

Au moment où la voix attristée d'Othon décrivait la tempête qui avait englouti le reliquaire, une porte s'ouvrit et la belle Marguerite s'avançant vers le chevalier déposait entre ses mains le précieux coffret qu'il croyait à jamais perdu au fond de la mer.

Par quel miracle le reliquaire était-il là ? Nul ne le savait. Un soir un mystérieux étranger l'avait apporté au château. Voilà ce que l'on disait. Et le Wildgrave bénissant Othon et Marguerite leur passa l'anneau des fiançailles. O douce forêt que vos profondeurs se déroulaient riantes sous les pas de l'heureux chevalier et vous, petits oiseaux, que vos chants étaient joyeux sous la feuillée. Comme si le sort de Marguerite assuré, la tâche du vieux Wildgrave eût été accomplie, il s'en alla rejoindre dans un monde meilleur ses illustres ancêtres. Tout le monde pleura le vieux comte qui avait été si bon pour le pauvre peuple.

Mais un sourire sécha ces larmes, quand Othon élevé à la dignité de Wildgrave, vint au nom de l'Empereur prendre possession de la forteresse. Forteresse sans nom ! Mais aussi pieux que reconnaissant, Othon, en souvenir du reliquaire si miraculeusement apporté dans ce château, voulut qu'il s'appelât Sponheim. (En vieil allemand Spon, copeau... heim, château).

Et voilà pourquoi il y eut une famille et un village qui portèrent le nom de Sponheim. La famille s'en est allée où vont toutes choses, mais le village reste debout tout plein encore du souvenir de cette grande race.

Près de lui à Burg-Sponheim, vous verrez encore une des tours qui défendait ce château légendaire. Les siècles l'on respectée et les hommes n'ont pu la détruire.

Au loin vous la voyez découpant sur le ciel sa masse formidable ; une solitude profonde l'entoure de tous côtés et ce silence et cet abandon vont bien à ce majestueux débris tout plein de gloire et de rêveries.

Mais sur la scène immense qui vous entoure, le regard ne sait ou s'arrêter ; de tous côtés la nature variée en ses aspects, jette devant vous des sites, des paysages si inattendus si pittoresques, qu'on ne se lasse pas de fouiller jusqu'en ses profondeurs les plus lointaines ce féerique décor, se déroulant comme une fête des yeux.

A gauche dans un lointain bleuâtre Staudernheim
perdu dans la verdure s'étalait au pied de sa colline. A
travers les déchirures d'un rideau d'arbres dont se couronne la montagne, des ruines se détachaient sur la limpidité du ciel. C'était Desibodenberg, portant les restes
du monastère de Desibodus.

On m'a conté sur cette abbaye en ruines la jolie légende
que je vais vous dire. Il y avait une fois au beau pays
d'Irlande un évêque qui s'appelait Desibodus. C'était un
saint devant les hommes et un grand chasseur devant
Dieu. Ce fut sans doute aussi un artiste inspiré, car un jour
il avait sculpté une vierge et il l'avait faite si belle que
les jeunes garçons venaient de bien loin l'adorer et longtemps priaient devant elle. Comme Pygmalion, Desibodus
devint-il amoureux de sa statue, on ne sait, mais la
vénération dont il l'entourait était légendaire, jamais il
ne passait devant elle sans que sa bonne voix ne fît
entendre un sonore : Ave Maria. Mais un jour, jour fatal
entre tous, préoccupé d'une traque aux loups qu'il devait
faire le soir même, le bon Desibodus passa devant la
vierge, oublieux de la saluer. Et tout à coup, ô miracle, il
entendit une voix céleste murmurer à son oreille : Ave
Desibodus et les lèvres de la statue, frémissaient encore
quand le saint évêque se retournant, répondit humilié :
Ave Maria. Trop tard ! La faute était commise, elle était
irréparable. La nuit même un ange irrité apparut à
Desibodus et lui dit : « Tu t'en iras loin d'ici, tu parcourras
» le monde, répandant sur ton chemin la parole sainte.
» Ton voyage sera long, tu en trouveras le terme, quand un
» soir t'arrêtant sur une montagne, tu verras deux rivières
» se réunissant à sa base, quand auprès de toi une chèvre
» blanche frappant la terre du pied en fera jaillir un

» ruisseau, et quand ton bâton de pélerin planté en
» terre verdira, se couvrira de fleurs et de fruits. Jus-
» que-là tu ne chasseras plus. » Et bientôt après Desibodus fit ses adieux à ses ouailles et à ses chiens et
embrassant toutes ces créatures du bon Dieu, qu'il con-
fondait dans la même affection, il s'en alla, errant par le
monde.

Il parcourut l'Angleterre et quand la nuit venue, seul
dans les forêts, il entendait pleurer les loups, il donnait
à ses chiens, ses vaillants compagnons de chasse, un
souvenir mélancolique.

Il parcourut la France, que d'âmes il arracha au
démon, mais que de sangliers il eût couru, si sa bonne
meute avait été là.

Il traversa l'Espagne et les grands ours bruns, le
voyant désarmé, le suivaient d'un regard ironique.
Pauvre Desibodus, quelles chasses fantastiques ton imagination n'enfantait-elle pas !

Et les années passaient et l'évêque s'en allait toujours
attendant que la bonne vierge, dont il invoquait sans
cesse le pardon, fit luire à ses yeux cette montagne
au pied de laquelle deux rivières se confondaient, cette
chèvre blanche faisant jaillir un ruisseau et ces fleurs qui
devaient couvrir son bâton de pélerin.

Mais la bonne vierge avait oublié son serviteur traînant alors à travers l'Italie ses regrets et ses espérances.
Que de fois dans les derniers rayons du soleil couchant,
du haut de quelque colline, l'évêque ne chercha-t-il pas
ces deux rivières et cette chèvre blanche qui symbo-
lisaient à ses yeux, le pardon et le repos.

Il parcourut l'Italie toute entière, faisant au christia-
nisme des milliers de prosélytes, mais rêvant bien sou-

vent aussi à ces agiles chamois qui bondissaient à travers les précipices.

L'Allemagne ouvrit devant lui ses mystérieuses forêts et Desibodus s'y enfonça suivant d'un œil ému les grands cerfs fuyant à son approche. Au milieu de ces bois immenses, lui rappelant son pays, des)populations incultes attendaient la semence divine et l'évêque demanda à la vierge qu'elle lui permît de s'arrêter au milieu d'elles. C'était sans doute le souci des âmes qui dictait cette prière, mais au fond, bien au fond de son cœur, le bon évêque ne pensait-il pas un peu aux cerfs dont les immenses ramures le rendaient rêveur?

Il franchit le Rhin et pénétra dans la vallée de la Nahe et un soir, tandis que les derniers rayons du soleil rougissaient au loin les hautes cîmes du Hunsrücken, Desibodus vit tout-coup deux rivières se confondre au pied de la montagne sur laquelle il était arrêté, c'était la Nahe et le Glan; une chèvre blanche bondissant autour de lui, faisait jaillir un ruisseau en frappant la terre du pied et le bâton du pèlerin se couvrant de pampres, se constellant de fleurs, laissait bientôt voir de splendides grappes de raisins.

Et tombant à genoux, l'évêque remercia la vierge ; son voyage avait duré sept ans. Sur cette colline qui domine Staudernheim, il fonda le monastère dont vous voyez encore les ruines imposantes ; c'est là qu'il vécut pendant dix ans encore et quand la mort vint le prendre, tout le monde pleura Desibodus.

Autour du modeste tombeau élevé au saint évêque, les pèlerinages se succédèrent longtemps et le peuple ne connut bientôt plus cette montagne du miracle, que sous le nom de Desibodenberg. C'est celui qu'elle a gardé et

gardera sans doute à travers les siècles en souvenir de
cet évêque qui fut, dit la légende, un si grand saint et un
si grand chasseur.

Mais le jour approchait de sa fin, il fallut quitter
le Lemberg. Et ce ne fut pas sans regret que nous
embrassâmes d'un dernier regard ce paysage si fin,
si délicat, plus gracieux et plus poétique encore dans cette
grande paix du crépuscule qui commençait à l'enve-
lopper.

DEUXIÈME PARTIE

—

ÉTUDES SUR LES EAUX MINÉRALES DE CREUZNACH.

LE VAL DES SALINES.

—

Les roches qui enserrent la vallée de la Nahe depuis Creuznach jusqu'au Rhingrafenstein, sur plus d'une lieue d'étendue, sont formées par du porphyre et du mélaphyre et c'est de ces roches que s'échappent les sources salines. Une vingtaine de ces sources sont captées, les unes sont situées sur les bords de la Nahe, les autres dans le lit de la rivière.

Les plus célèbres d'entre elles, tant par leurs vertus médicales que par la quantité de leurs eaux, sont :

1° L'Élisabethquelle (source Élisabeth ou source Élise);

2° La Nahequelle (source de la Nahe);

3° L'Oranienquelle (source Orange);

4° La Karlshaller Brunnen (fontaine de Karlshalle);

5° La Theodorshaller Brunnen (fontaine de Theodorshalle).

Münster am Stein possède dix-neuf sources dont deux principales.

Toutes ces sources ayant une même origine géologique, fournissent des eaux présentant une grande analogie au point de vue physique et chimique.

Les analyses ont démontré qu'elles ont une composition qualitative identique, et qu'elles ne diffèrent que sous le rapport quantitatif des divers éléments qui les composent.

Les profondeurs dont ces sources s'échappent varient de 30 à 400 pieds et la température de leurs eaux, invariable dans les diverses saisons, oscille entre 14° et 24° R.

D'où proviennent ces eaux salines? Les avis sont partagés sur l'origine réelle de ces sources. Les uns ont cru qu'elles empruntaient leur minéralisation à des gisements de sel contenus dans les entrailles de la terre. Mais cette idée est abandonnée aujourd'hui. Si ces eaux empruntaient leurs principes à des bancs de sel gemme contenus dans les profondeurs de la vallée, elles seraient plus chargées de chlorure de sodium, qu'elles ne le sont et elles renfermeraient du sulfate de chaux que l'on rencontre toujours dans ces mines. Or les eaux salines de Münster am Stein et de Creuznach n'en renferment pas la moindre trace.

D'autres ont cru et c'est cette opinion qui semble prédominer en Allemagne que les eaux salines empruntaient leur minéralisation aux roches de porphyre et de mélaphyre si nombreuses dans cette région. Engelmann a défendu cette idée avec talent.

C'est dans les profondeurs du sol que sont puisés les principes minéraux, mais c'est de sa superficie que proviennent les eaux, eaux de pluie, eaux de source.

Ces eaux, dites météorologiques, empruntent une grande partie de leurs propriétés dissolvantes à l'acide carbonique qu'elles renferment et qui provient lui-même de l'atmosphère et des matières organiques en décomposition contenues dans le sol.

Introduites par absorption capillaire dans les couches superficielles du sol, par des failles ou des fractures dans les régions plus profondes, ces eaux pluviales descendent dans des profondeurs où elles rencontrent des températures et des pressions énormes. Sous l'influence de cette pression et de cette chaleur, grâce aussi à l'acide carbonique et à l'ammoniaque qu'elles apportent avec elles, ces eaux dissolvent les éléments du porphyre et du mélaphyre, puis en vertu de cette même pression remontent vers la surface de la terre chargées des principes minéralisateurs empruntés à ces roches.

Dès l'année 1840, Schweizer avait démontré que le porphyre de Creuznach renfermait la série des chlorures que l'on rencontre dans les eaux salines et que ces principes pouvaient être dissous par l'eau. Engelmann ayant envoyé au professeur Loewig du porphyre de la vallée des salines, reçut en retour du savant chimiste une eau artificielle chargée des mêmes principes que l'eau naturelle de Creuznach et de Münster am Stein.

Il y a quelques années, M. Laspeyres, étudiant la géologie du Palatinat, fut surpris de trouver une similitude si complète entre la composition chimique des eaux de Dürckheim et celles de Creuznach et de Münster am Stein. Cette identité de composition permettait de croire à une origine géologique commune à ces différentes sources. Mais comme il n'était pas admissible que les eaux de Dürckheim, de Creuznach et de Münster am Stein, jaillissent du même point, M. Laspeyres fut porté à croire que le porphyre et le mélaphyre que l'on trouve aussi bien à Dürckheim qu'à Creuznach et qu'à Münster étaient la vraie source des principes salins que l'analyse révèle dans les eaux de ces localités.

Le porphyre et le mélaphyre ayant été soumis à de nombreuses analyses, on y trouve tous les éléments chimiques renfermés dans les eaux. Sans doute l'iode et le brôme n'ont pas été rencontrés au fond des creusets. Mais qu'on veuille bien remarquer que dans les eaux de Dürckheim, de Creuznach et de Münster, l'iode et le brôme n'existent qu'en petite quantité et que, pour rencontrer ces métalloïdes dans le porphyre et dans le mélaphyre, il faudrait soumettre à l'analyse des quantités considérables de ces roches, ce qui n'a pas été fait jusqu'à cette heure.

D'après Laspeyres, le mélaphyre serait plutôt la véritable source des eaux salines dont il renferme tous les principes constituants. Il contient aussi le *Cœsium* et le *Rubidium* qu'on ne trouve pas dans le porphyre.

Le mélaphyre se rencontre à Creuznach comme à Dürckheim et à Münster ; il présente la même origine éruptive que le porphyre et à peu près la même composition chimique.

PROPRIÉTÉS PHYSIQUES DES EAUX SALINES.

Au moment où elles s'échappent de leur source, ces eaux sont limpides comme le cristal et toutes pleines de bulles d'acide carbonique qui les font pétiller. Elles n'ont aucune odeur et présentent une saveur salée un peu piquante. Si l'eau est abandonnée dans un vase, on la voit bientôt se troubler et un dépôt brun jaunâtre se forme peu à peu dans le fond du récipient. C'est un pré-

cipité d'argile, de silice, d'oxyde de maganèse, de carbonate de chaux et d'oxyde de fer. Une fois ce dépôt
formé, l'eau reprend sa transparence. Quand l'eau a
séjourné quelque temps dans un verre fermé ou exposé
à l'air, elle a perdu sa fraîcheur, sa saveur est moins
agréable et son odeur rappelle celle de l'air marin.

ANALYSE CHIMIQUE DES DIFFÉRENTES SOURCES

DE CREUZNACH

LA SOURCE ÉLISE (ÉLISABETHQUELLE).

La source située dans le Curhaus, à l'extrémité de l'ile,
a reçu le nom de la reine de Prusse. On l'appelle
la source Élise ou l'Élisabethquelle. Elle jaillit à travers
une percée faite dans le porphyre à une profondeur
de quarante-six-pieds. Elle a été soigneusement captée et
mise à l'abri des glaces et des invasions de la Nahe par
une digue en pierre, qui forme un demi cercle autour d'elle. Une magnifique terrasse, à laquelle on
parvient par deux escaliers, couronne la digue, et de ce
point, qui présente une certaine élévation, on découvre
la Nahe et les riants côteaux qui l'encadrent. C'est
une vue ravissante. C'est autour de la source Élise
que les baigneurs se rassemblent deux fois par jour,
le matin de 6 à 8 heures, le soir de 4 à 6, pour boire les
eaux salines, aux accents des plus douces mélodies,
au milieu d'un site enchanteur.

ANALYSE CHIMIQUE DE LA SOURCE ÉLISE.

(Pour 16 onces).

	D'après Löwig. Grains.	D'après Bauer. Grains.
Chlorure de sodium	72,883	72,922
Chlorure de calcium	13,389	13,276
Chlorure de potassium.	0,624	0,971
Chlorure de magnésium	4,071	0,251
Chlorure de lithium	0,613	0,075
Iodure de sodium	. . . .	0,003
Iodure de magnésium	0,035	. . . .
Carbonate de chaux	1,693	. . . .
» de magnésie	. . . .	1,351
» de strontiane	. . . .	0,683
» de baryte	0,017	0,299
» de fer.	. . . .	0,199
» de manganèse	. . . .	0,009
Bromure de sodium	. . . .	0,507
Bromure de magnésium	0,278	. . . .
Magnésie	0,106	. . . .
Oxyde de fer	0,154	. . . .
Oxyde de manganèse	0,806	. . . .
Silice	0,129	0,313
Alumine	. . . .	0,021
Phosphate d'alumine	0.025	. . . .
Total des parties solides	94,023	90,680

La température de l'eau de la source Élise est de 10° R. Elle est donc, pendant les chaleurs de l'été, très fraîche et agréable à boire.

Son poids spécifique est de 1,0095.

Son contenu pour 100 de 1,22.

La source Élise fournit à peu près 1,600 pieds cubes d'eau en 24 heures.

Ces eaux ne sont utilisées qu'en boisson.

SOURCE ORANIEN.

Cette source appartient à l'hôtel Oranienhof. Elle est située sur le bord de la Nahe, non loin de l'hôtel, sur le chemin qui conduit au Val des Salines. Les eaux qui s'en échappent ne servent guère qu'à alimenter les bains de l'hôtel. On peut les boire, mais elles sont plus riches en chlorure de sodium que celles qui proviennent des autres sources et leur saveur est plus désagréable.

La source Oranien est aussi la plus riche en éléments bromurés, sous ce rapport elle se place au premier rang.

ANALYSE CHIMIQUE DE LA SOURCE ORANIEN PAR LE PROF. LIEBIG.

(Pour 16 onces).

	Grains.
Chlorure de sodium	108,705
Chlorure de calcium	22,749
Chlorure de potassium	0,460
Bromure de magnésium	1,780
Iodure de magnésium	0,012
Carbonate de chaux.	0,255
Carbonate de magnésie	0,130
Carbonate de fer.	0,556
Phosphate d'alumine	0,095
Silice	0,999
Total en parties solides.	155,541

La température des eaux de la source Oranien est de 10° R.

Leur poids spécifique est de 1,02.

Leur contenu pour 100 est de 1,75.

Les eaux de la source Oranien sont les plus puissantes que l'on rencontre à Creuznach.

LA SOURCE DE LA NAHE (NAHEQUELLE).

Près de la source Élise, dans le lit de la Nahe, on a trouvé une source très abondante, puisqu'elle peut fournir en un jour plus de 3,000 pieds cubes d'eau. Elle jaillit de plusieurs crevasses du porphyre presque à la surface du sol, sans qu'il ait été nécessaire de perforer la roche pour lui donner issue. La source a été captée dans un bassin en pierres de taille, d'environ deux mètres et demi de diamètre. La Nahe coule à sa surface sans pouvoir y pénétrer. Pendant l'été quand les eaux de la rivière sont basses, le bassin est visible. Un tuyau en fer, passant sous le lit de la rivière, conduit les eaux de cette source au Curhaus, où elles sont aspirées par une machine à vapeur.

Les propriétés physiques et chimiques de la Nahequelle sont les mêmes que celles de la source Élise. Ses eaux ne servent qu'à préparer les bains du Curhaus.

LA KARSHALLER BRUNNEN (SOURCE CARLSHALLE).

Elle est située dans le Val des Salines, sur la rive droite de la Nahe. On la reconnaît de loin par le bâtiment en forme de rotonde qui l'entoure. Cette source, comme la suivante, est connue depuis des siècles. On en fait mention dans un document qui remonte à 1478. Mais un autre document, de 1490, indique ces sources d'une façon plus explicite. C'est l'électeur Philippe du Palatinat qui concéda à ses deux cuisiniers, Brun et Newendorf, les sources salines situées entre Ébern-

burg et Creuznach. Les concessionnaires n'avaient
évidemment d'autre but que d'extraire de ces eaux salines
le chlorure de sodium qu'elles renferment en si grande
quantité ; mais il est bien probable que leurs vertus
médicales n'étaient pas tout à fait inconnues, puisque
l'acte de location porte « que toute personne qui s'y bai-
gnera payera un liard à Alzei, » et plus loin, « qu'outre
le concessionnaire, personne n'aurait le droit, dans le
cercle mentionné, de préparer du sel ou d'établir des
bains. »

La Karshaller Brunnen n'a été régulièrement exploitée
que depuis 1729. Elle resta entre les mains de divers
particuliers, jusqu'à l'époque où les Français s'empa-
rèrent de la contrée ; Napoléon Ier en fit gracieusement
cadeau à sa sœur, la princesse Borghèse. Après la chute
de l'Empire, le grand duc de Hesse devint, par le traité
de Paris, propriétaire de la Carlshalle et de la Théodors-
halle.

La source principale de la Carlshalle est tellement
abondante qu'elle fournit non seulement une quantité
énorme d'eau consacrée à la fabrication du sel marin, mais qu'elle alimente encore tous les bains de
Creuznach. Cette richesse date surtout de 1843, époque
où elle fut approfondie par de nouvelles perforations, qui
portèrent sa température de 13° à 19° R.

Depuis 1868 des conduits ont relié la Carlshalle à la
vieille ville et à la cité des bains. Une machine à vapeur
envoie l'eau dans les maisons particulières et les hôtels ;
un grand réservoir, situé entre la ville et la source, augmente la pression de l'eau en circulation.

Depuis ces travaux, chaque maison, chaque hôtel directement relié à la source, est pourvu de chambres de

bains, et les étrangers ne doivent pas sortir de chez eux pour se baigner. C'est un des grands avantages de Creuznach. Je n'ai sans doute pas besoin de m'étendre sur les dangers courus par des malades qui, sortant d'un bain chaud, traversent les rues pour regagner leur habitation. Il est bien difficile d'éviter, dans de pareilles conditions, les causes de refroidissement. C'est cette facilité que rencontrent les malades à suivre chez eux la partie essentielle du traitement, qui les éloigne des bains du Curhaus, établis cependant avec un luxe et un comfort que l'on ne rencontre ni dans les hôtels, ni dans les maisons particulières.

ANALYSE CHIMIQUE DE LA CARLSHALLE.

(16 onces renferment en grains.)

Chlorure de sodium	90.62
Chlorure de calcium	11.28
Bromure de potassium	11.28
Carbonate de chaux	0.76
Carbonate de baryte	0.76
Carbonate de magnésie	0.55
Acide silicique	0.76
Carbonate de protoxyde de fer	0.76
Total des parties solides . . .	117.75

La température de cette source est de 18°5R.

LA THEODORSHALLER BRUNNEN (THEODORSHALLE).

La Theodorshaller est située sur la rive gauche de la Nahe, au milieu de bosquets ombreux, au pied de hautes montagnes couronnées de forêts. Cette source fut régulièrement exploitée depuis 1732 par les ordres de l'électeur Charles Théodore.

Les propriétés physiques et chimiques des eaux de cette source se rapprochent beaucoup de celles de la source Élise.

ANALYSE CHIMIQUE DE LA THÉODORSHALLE.

(16 onces renferment en grains.)

	Grains.
Chlorure de sodium	57,191
Chlorure de calcium	14,707
Chlorure de magnésie	4,116
Chlorure de potassium	0,297
Chlorure de lithium	0,039
Iodure de sodium	0,031
Carbonate de magnésie	0,199
Carbonate de chaux	2,149
Carbonate de fer	0,218
Silice	0,099
Total en parties solides.	79,316

Les eaux de la Théodorshaller servent principalement à la fabrication du sel marin, dont on prépare à peu près 20,000 quintaux.

Elles servent aussi à alimenter les bains des hôtels et des maisons particulières qui se sont installées dans le Val des Salines.

La température des eaux de la Theodorshaller est de 17° R.

Si les bromures ne sont pas indiqués dans cette analyse, c'est qu'elle fut faite à une époque où le brome était encore mal connu et mal défini.

On emploie pour les bains l'eau de toutes les sources. La source Élise sert presque exclusivement en boisson, les sources Orange et Theodorshaller servent aussi comme remède interne, mais moins fréquemment que la source Élise.

En parcourant ces analyses, faites par les chimistes les plus autorisés, on s'aperçoit bien vite qu'elles ne diffèrent qu'au point de vue quantitatif, les principes constituants restent toujours les mêmes.

Les sels les plus importants sont en tout premier lieu le chlorure de sodium, puis les chlorures de calcium et de potassium, puis les bromures et les iodures de potassium, de sodium et de magnésium.

ANALYSE DES EAUX DE LA GRANDE SOURCE DE MUNSTER AM STEIN.

La principale source de Munster am Stein est employée pour l'usage des bains et en boisson. Sa température est de 24° R. Elle contient sur 16 onces :

	Grains.
Chlorure de sodium	61,726
Chlorure de calcium	11,625
Chlorure de magnésium	0,946
Chlorure de potassium	0,012
Chlorure de lithium	traces
Bromure de sodium	0,663
Iodure de sodium	0,0004
Carbonate de chaux	1,553
Oxyde de fer	0,226
Silice	0,031

EXTRACTION DU SEL DANS LE VAL DES SALINES

Le sel que la prévoyante nature a répandu partout, au sein des mers et dans les profondeurs du globe, se présente sous deux formes : à l'état de dissolution ou bien à l'état solide.

L'un des caractères les plus accentués de l'eau des mers, c'est sa salure. Elle renferme, à l'état de dissolution, un vingt-cinquième environ de son poids de chlorure de sodium. Mais les eaux de la mer ne sont pas les seules qui renferment du sel. Certains lacs parfois très éloignés de l'Océan et des sources nombreuses comme celles de Creuznach, tiennent en solution des quantités de chlorure de sodium plus ou moins considérables.

A l'état solide, le sel se rencontre dans le sein de la terre et forme là des roches, des bancs auxquels on donne le nom de sel gemme ou de sel de roche. Ces amas salins ont parfois des proportions gigantesques. Pour donner une idée de leur immensité, je citerai les dimensions de la mine de Wieliczka, au pied des monts Carpathes. On l'exploite sur une étendue de trois mille mètres du Nord au Sud, et de douze cents mètres de l'Est à l'Ouest et sur une hauteur verticale de plus de trois cents mètres. Le développement des galeries mesure quatre cent cinquante kilomètres.

Je disais tout à l'heure que les mers renferment un vingt-cinquième de leur poids de sel. J'ajouterai, pour mieux frapper l'imagination, que s'il était possible de recueillir cette substance et de l'amasser sur la surface de la Belgique, elle atteindrait une épaisseur de vingt-deux lieues, et si on l'étalait sur toute l'étendue de l'Europe, elle s'élèverait encore à près de sept cents mètres de hauteur.

Le sel gemme est parfois d'une grande pureté, tel est celui de Weliczka, mais souvent aussi il est altéré par la présence du sulfate de chaux, de l'argile, etc. Quand le sel gemme est suffisamment pur, on l'exploite par puits et galeries ou bien à ciel ouvert si les couches qu'il occupe ne sont pas trop profondes. La mine et le pic désagrègent la précieuse substance.

Si le sel est blanc et suffisamment pur, on le livre au commerce tel qu'il sort de la mine, taillé en blocs, pulvérisé ou concassé.

Si les roches sont impures, ou bien encore si l'on se trouve en présence d'argiles striées de veines de sel, on extrait celui-ci par dissolution. On creuse dans les bancs de grandes et profondes ouvertures qu'on nomme des chambres de dissolution. On les remplit d'eau jusqu'à la voûte. L'eau salée, plus dense que l'eau douce, se précipite au fond de ces excavations, et passe par des tuyaux dans un réservoir où des pompes l'aspirent et la ramènent à la surface du sol où elle est soumise, dans des chaudières, à l'évaporation.

Pour extraire le sel contenu dans l'eau de mer, on la soumet à une évaporation spontanée dans d'immenses réservoirs qu'on nomme des marais salants.

On voit ces marais salants sur les côtes méridionales de la France et sur celles de l'Espagne et du Portugal.

Ce sont des réservoirs peu profonds, mais s'étalant sur de larges surfaces; c'est la chaleur solaire qui produit l'évaporation.

Dans les pays froids, où l'on ne peut appliquer à l'eau de mer la méthode des marais salants, c'est le froid qui devient l'agent de la concentration des eaux salines. On sait que si l'on soumet une solution étendue de sel à l'action d'un froid intense, une partie d'eau pure se congèle, l'autre reste liquide en gardant en solution tous les principes salins. En enlevant de temps en temps les glaçons qui se forment ainsi, on obtient un liquide de plus en plus chargé de sel et l'on termine alors l'opération en évaporant dans des chaudières.

Pour recueillir le sel tenu en solution dans les sources, on se sert d'un procédé tout différent et fort ingénieux. C'est celui que l'on emploie dans le Val des Salines. Ces eaux sont loin d'être saturées et l'on commence leur concentration, d'une façon peu dispendieuse, dans d'immenses appareils qu'on appelle des bâtiments de graduation.

LES BATIMENTS DE GRADUATION.

Quand vous sortez de la cité des bains pour pénétrer dans le Val des Salines, vous apercevez sur les deux rives de la Nahe de grands édifices en bois, aux dimensions gigantesques. Ce sont de longs rectangles s'étalant sur plus de deux cents mètres d'étendue et dont le faîte monte à quinze mètres de hauteur. De la base au sommet, ces grands hangars sont remplis de fagots d'épine empilés les uns sur les autres.

Des pompes, mises en mouvement par des roues hydrauliques, montent les eaux salines telles qu'elles viennent de la source, au faîte des bâtiments. Elles coulent dans des canaux qui circulent de tous côtés et qui les laissent échapper par des échancrures latérales et tomber sur les fagots Les eaux filtrent lentement à travers cette masse de rameaux et de ramilles formant un tissu serré et inextricable; à mesure qu'elles descendent, elles se divisent en gouttes, en gouttelettes, que le vent fouette et volatilise. Suivant la direction du vent, on modifie la conduite des eaux de façon à ce qu'elles soient toujours exposées aux courants d'air les plus rapides. En parcourant cette masse épaisse de fagots, l'eau s'évapore peu à peu, par conséquent se concentre, et arrive enfin dans des réservoirs placés sous les hangars, bien plus chargée de sel qu'elle ne l'était tout d'abord. C'est ce qu'on appelle la première graduation. Des pompes la retirent de ces réservoirs et la remontent au faîte des bâtiments d'où elle descend pour la seconde fois à travers les fagots d'épines. Sept fois cette opération recommence. L'eau saline subit sept graduations. Plus l'air est sec, plus le vent souffle, plus rapide et plus grande est la concentration. L'eau saline qui ne dépasse jamais en parties solides 1 1/2 pour cent, contient terme moyen, après sept graduations, dix-huit pour cent. Par un temps humide, le degré de concentration ne s'élève pas au-dessus de douze pour cent.

A mesure que l'eau se concentre, vous voyez se déposer sur les fagots du sulfate, du carbonate de chaux et de l'oxyde de fer qu'il faut enlever de temps en temps. C'est après ces sept graduations successives qu'on obtient ce qu'on appelle en allemand « la Soole, » eau salée bien différente de ce qu'elle était en sortant des sources.

Cette soole ou eau graduée renferme, dans un degré de concentration plus considérable, tous les sels que nous avons signalés dans nos précédentes analyses. Mais en filtrant à travers les fagots, l'eau se dépouille en très grande partie de la silice, du carbonate de chaux, du carbonate de magnésie, de l'alumine, du protoxyde de fer et du protoxyde de manganèse qu'elle renfermait. Ces sels s'attachent de tous côtés aux fagots et se déposent au fond des réservoirs sous forme de boue brunâtre qu'on appelle Sinner ou Sinter et qu'on emploie, comme cataplasme, dans les cas de raideurs articulaires et de maladies des articulations.

La contenance en sels de l'eau graduée varie de 14 à 24 p. c.

Morh a fait l'analyse de la Soole provenant de la source principale de Munster, elle renfermait 14 p. c. de substances salines. A 12° R, elle avait un poids spécifique de 1,118 et renfermait dans 16 onces les éléments suivants :

	En grains.
Chlorure de sodium	927,6365
Chlorure de calcium	155,4586
Chlorure de magnésium	12,0172
Chlorure de potassium	19,0771
Bromure de sodium	9,7766
Iodure de sodium	0,0056
Argile	0,2304
Oxyde de fer	des traces
Total	1124,2040

La soole est alors envoyée à la Saunerie située sur la rive gauche de la Nahe, au pied du Haardt. Elle est placée dans d'immenses cuves où elle est soumise à une coction continue. C'est une nouvelle évaporation, c'est une nouvelle concentration par ébullition. Au bout de huit à dix jours, selon le degré de concentration primitive de la Soole, le sel marin, le moins soluble des sels dissous, se précipite. Dès que la solution est arrivée à un certain degré de condensation et quand on a obtenu la précipitation de presque tout le chlorure de sodium et que les autres sels sont sur le point de se précipiter eux-mêmes, on termine l'opération. Le liquide qui reste dans les chaudières après l'enlèvement du sel se nomme l'eau mère ou la Mutterlauge. Cette eau mère contient, outre une faible quantité de sel marin, une grande quantité de chlorure de calcium, une quantité vraiment considérable de bromures et une quantité assez notable d'iodure de sodium.

L'EAU MÈRE OU LA MUTTERLAUGE.

L'eau mère se présente sous l'aspect d'un liquide brun jaunâtre, transparent et clair; elle est de consistance huileuse. Si l'on y plonge les doigts, on éprouve en les frottant l'un contre l'autre, la même sensation que si l'on avait mis la main dans une substance granuleuse, il semble qu'elle soit chargée d'huile pleine de sable. Elle a l'odeur d'algues marines, sa saveur est âpre, piquante, amère. L'eau mère est très fluide et son poids spécifique si élevé qu'elle filtre rapidement à travers les vases poreux qui la renferment, même à travers les parois d'épais tonneaux de bois. On ne peut l'emporter que dans des récipients de verre ou de terre cuite vitrifiée. L'administration l'expédie aujourd'hui dans des bidons de fer blanc.

Le poids spécifique de l'eau mère varie peu, car on cherche toujours à lui enlever le plus de chlorure de sodium que possible. A la température de 17° C, Polstorf l'a trouvé de 1.3133.

L'analyse quantitative des eaux mères varie dans tous les examens, et ces différences dans les résultats des recherches chimiques tiennent aux variations qui se produisent pendant la graduation et pendant l'évaporation par ébullition. Si le point de concentration des eaux mères est variable, si leur poids spécifique varie, il n'est pas étonnant que les analyses ne présentent pas des chiffres immuables.

ANALYSE CHIMIQUE DES EAUX MÈRES.

	Polstorf a trouvé avec un poids spécifique de 1,3133.		Mohr a trouvé avec un poids spécifique de 1,3355.
	Dans 100 parties p. c.	Dans la livre. En grains.	Dans la livre. En grains.
Chlorure de potassium . . .	2,1916	168,31	130,8672
— de sodium.	2,9475	226,37	122,2652
— de lithium.	0,1035	7,95	des traces
— de calcium.	23,3069	1789,97	2014,0800
— de magnésium . .	3,0054	230,81	287,5392
— d'aluminium . . .	0,0203	1,56	. . . .
Bromure de sodium.	0,7700	59,14	65,9712
Iodure de sodium	0,0007	0,05	quantité indéterminée.
Chlorure de fer	des traces)		
— de manganèse. . .	des traces	des traces	
Acide phosphorique.	des traces)		
Total des sels	32,3405	2484,16	2620,7232
Matières organiques et eau.	67,6541	5195,84	

ANALYSE DES EAUX MÈRES PAR OZANN.

Sur cent parties :

Bromure de calcium 24.12
Chlorure de calcium 9.29
Bromure de magnésium 0.48
Iodure de sodium 0.10
Chlorure de sodium 0.80
Chlorure de potassium 1.20
Eau 63.85
                                        ———
                                        100

Les eaux mères, analysées par MM. Figuier et Mialhe, ont donné une quantité de bromures différente de celle trouvée par d'autres chimistes. Sur 1,000 grammes, ils n'ont rencontré que sept grammes de bromures. « Quantité énorme sans doute, dit Trousseau, mais qui n'approche pas de celle indiquée par Ozann.

Le professeur Bunsen, de Heidelberg, ayant analysé la Mutterlauge y a trouvé dans un kilog. 419 grammes de matières solides dont les principales étaient les suivantes :

Chlorure de calcium. . . . . 340 grammes.
Chlorure de lithium. 15   —
Bromure de potassium 7   —

Dans son analyse des eaux mères de Theodorshalle, le Dr Aschoff a trouvé sur 100 parties :

Chlorure de strontium 1,2285
Chlorures de coesium et de rubidium . . . des traces.

Si l'analyse de l'eau mère, faite par différents chimistes, n'offre pas de résultats identiques, cela tient à ce que ce produit présente une composition variable, selon le degré et la longueur de l'évaporation que subit la Soole. Au point de vue pratique ou balnéaire, cette différence n'existe pas, parce que toutes les eaux mères sont réunies dans d'immenses réservoirs où s'établit une moyenne de composition, qui reste sensiblement la même. Quand l'eau mère n'avait pas l'importance thérapeutique dont elle jouit aujourd'hui, son prix peu élevé permettait de la livrer aux industriels qui en retirèrent longtemps le brome qu'elle renferme.

Ce qui caractérise les eaux de Creuznach, c'est la proportion d'iode qu'elles contiennent et la richesse de leurs éléments chlorurés et bromurés qui se concentrent de plus en plus à mesure que l'on passe des eaux salines aux eaux graduées et des eaux graduées à l'eau mère.

Autrefois, on jetait les eaux mères comme un résidu sans valeur ; aujourd'hui, on les recueille précieusement et on les paie au poids de l'or pour augmenter la force minérale des bains.

La saunerie de Munster et celle de Theodorshalle fournissent une quantité considérable d'eaux mères. La première livre au commerce 167,300 litres et la seconde 360,000 litres. C'est un ensemble de 527,300 litres. Une partie des eaux mères est utilisée à Creuznach et à Munster pour les bains dont elles augmentent la puissance ; le reste est expédié à l'étranger pour les usages thérapeutiques et industriels.

LE SEL D'EAU MÈRE.

La nécessité impérieuse de transporter les eaux mères

et les difficultés inextricables de ce transport ont donné l'idée de solidifier ces eaux. Transformer par l'évaporation et le refroidissement, les eaux mères en une masse compacte résolvait le problème. Pour arriver à ce résultat, il suffit, après la cristallisation et l'enlèvement du chlorure de sodium, de poursuivre par évaporation la concentration des eaux graduées jusqu'à ce qu'elles se prennent en une masse cristalline qu'on expédie en tonneaux, dont le poids varie de 20 à 500 livres.

Le sel d'eau mère est à l'eau mère liquide comme 2 est à 3. De sorte que, pour faire l'eau mère liquide avec son sel, il suffit d'ajouter à ce dernier une certaine quantité d'eau ordinaire. Pour deux livres de sel, une livre d'eau. Mais si la solidification des eaux mères faisait disparaître l'inconvénient de leur filtration à travers les récipients qui les contenaient, elle en faisait naître un autre que je dois signaler.

L'eau mère condensée est encore chaude quand on la verse dans les tonneaux, c'est là qu'elle se refroidit et qu'elle cristallise. Mais les différents sels qui la constituent, n'ayant pas le même point de cristallisation, se déposent par couches dont la composition chimique est différente. Un morceau de sel d'eaux mères, pris à une hauteur quelconque du tonneau, ne présentera jamais qu'une fraction variable de la totalité des constituants de la Mutterlauge. Et les bains préparés avec cette substance seraient inefficaces. Pour parer à cet inconvénient, il faut dissoudre tout le contenu du tonneau ; de cette manière, la composition chimique de la masse redevient identique, et l'on connait d'une façon certaine la valeur du produit que l'on ajoute aux bains médicaux. Mais ce moyen est d'un emploi difficile chez les particuliers.

L'administration des bains de Creuznach, qui dans ces dernières années, a réalisé tant de réformes utiles et a consacré tous ses efforts à vulgariser et à propager l'emploi des eaux salines, a trouvé le moyen d'expédier les eaux mères liquides dans toutes les parties du monde. Elle les renferme dans des bidons en fer blanc; et quelles que soient les difficultés et les longueurs du voyage, l'eau mère arrive à destination dans toute son intégrité et toute sa fraîcheur. J'ai très fréquemment fait venir, pour l'usage de mes malades, des bidons d'une contenance de 10 litres, et je n'ai eu qu'à me louer de la rapidité et du soin avec lequel l'administration répond aux demandes qui lui sont adressées. Je laisse la parole à l'administration :

BAINS DE CREUZNACH.

Administration du Curhaus.

Nous nous permettons de vous faire connaître que, d'après les contrats existants, nous sommes seuls en droit de vendre l'eau mère de Creuznach et les eaux de la source Élise, dont nous sommes les seuls propriétaires. Voici nos prix.

L'eau mère liquide est expédiée dans des bidons en fer blanc d'une contenance de dix litres, au prix de quatre marks (1). Nous ne reprenons pas les bidons, mais on peut nous les envoyer *franco* à remplir, et nous les réexpédions au prix de vingt-cinq pfenigs par litre. Quant à l'envoi d'eau mère en tonneau, le public

(1) Le marck vaut fr. 1-25.

est informé que ni nous, ni aucune administration ne prend de responsabilité à cet égard.

Nous vendons le sel d'eaux mères au prix de quarante pfenigs par kilog. Nous l'expédions dans des tonneaux de dix à cinq cents kilog. Les quantités au-dessous de dix kilog. sont envoyées dans des bidons en fer blanc. L'emballage n'est pas compris dans ce prix. Il se paie prix coutant.

L'eau de la source Élise s'expédie en bouteilles et demi-bouteilles. La bouteille, verre compris, coûte 45 pfenigs. La demi-bouteille 35 pfenigs. L'emballage est compris dans cette somme.

Toutes les expéditions se font contre remboursement.

Afin qu'on ne puisse présenter au public des imitations de nos eaux et le tromper ainsi sur la valeur de la chose vendue, nous avons fait enregistrer notre timbre par le tribunal et nous l'appliquons sur les tonneaux et les bidons que nous expédions. Nos bouteilles d'eau de la source Élise et leurs bouchons portent aussi notre timbre.

L'administration du Curhaus.

BAINS DE CREUZNACH.

Source Oranien.

Cette source est plus riche en chlorure de sodium, en chlorure de calcium et en éléments bromurés que la source Élise, mais sa saveur est plus désagréable et elle est moins facilement supportée. Aussi est-elle beaucoup moins employée. Cependant plusieurs médecins la prescrivent quand ils désirent obtenir des effets plus puissants. On se procure ces eaux en s'adressant à :

La Direction de l'Hôtel Oranienhof et de la source Oranien.

Pour les rendre plus digestibles, on peut ajouter de l'acide carbonique dont elles contiennent naturellement une certaine quantité. La commande doit indiquer si l'on désire l'eau naturelle ou additionnée d'acide carbonique.

Par caisse de 30 à 40 bouteilles, le prix d'une bouteille d'eau naturelle s'élève à 50 pfenigs (65 centimes), à 60 pfenigs, si l'eau est chargée d'acide carbonique.

Le prix d'emballage est compris dans cette somme.

L'expédition se fait contre remboursement.

Les eaux mères, le sel d'eaux mères, les eaux des sources Élise et Oranien s'expédient pendant toute l'année.

LE CLIMAT DE CREUZNACH.

Des eaux minérales de premier ordre ne suffisent pas, dit avec raison M. le Dr Stabel, à faire la fortune d'une station balnéaire. Un milieu thermal est complexe dans ses facteurs. Et nul ne songera à nier l'action des influences climatériques sur la marche des maladies. Mais il semble qu'une bonne fée ait doté Creuznach de tout ce qui pouvait appeler sur lui l'attention du monde médical. Elle a placé dans un site charmant des sources d'une valeur inappréciable et elle a gracieusement groupé autour de la petite ville des roches et des montagnes pittoresques qui la protègent contre les vents et lui font un nid tout capitonné de fleurs et de verdures. La vallée s'ouvre au Nord-Est en aval de la ville, mais à deux lieues au-dessous de Creuznach, elle se redresse vers le Nord et se dirige vers Bingen.

Le soleil levant la dore de ses premiers rayons. Toute la journée, planant au-dessus d'elle, il l'inonde de ses feux, et quand le soir il disparaît derrière les montagnes de l'Ouest, la chaleur dont la vallée et ses versants se sont imprégnés ne diminue que bien lentement.

M. le Dr Dellmann, attaché à l'Institut royal de météorologie de Prusse, a étudié pendant douze années le climat de Creuznach et a publié ses remarquables observations sous le titre de : *Le climat du plateau de la partie moyenne du Rhin.* Si nous consultons les tableaux de température tracés par ce savant, nous voyons que, depuis six heures du matin jusqu'à deux heures de l'après-midi, le thermomètre s'élève en moyenne de 5°,68 R., de deux heures de l'après-midi à dix heures du soir, il descend de 5°,73, et de dix heures du soir à six heures du matin, il descend de 1°,19.

On voit par ces moyennes, qui reposent sur des observations relevées avec soin pendant douze ans, que la température ne subit pas dans cette station de brusques variations, ses transitions se font par degrés insensibles. Je n'ai pas besoin d'insister sur l'importance de ce fait au point de vue hygiénique.

Le climat, dit M. le Dr Dellmann, est chaud, serein et sec.

L'hiver ne se fait sentir à Creuznach que pendant les mois de décembre, janvier et février. Mars sonne le réveil de la nature.

Et avant qu'avril ne vienne, les prairies et les montagnes ont déjà revêtu leur robe verte toute constellée de primevères et de marguerites. Avril ne s'en va pas sans sa couronne d'épis, et quand vient mai, les forêts sont pleines d'ombre et de chants d'oiseaux, les côteaux sont tapissés de pampres et la vallée n'est plus qu'une mer de fleurs et de verdures.

Creuznach jouit d'un doux climat. D'après les études de Dellmann, la température moyenne de l'année est de 7°66R, et dans les années de bonne récolte de vin, elle s'élève jusqu'à 8°. La température moyenne du printemps et de l'automne est de 10° à 11° R.

La saison balnéaire dure cinq mois : mai, juin, juillet, août et septembre. C'est du 15 juin au 15 août que l'on trouve à Creuznach le plus grand nombre de malades. Il est donc intéressant de connaître la température qu'ils auront à y supporter. Il résulte des recherches du Dr Dellmann que la moyenne de ces températures, soigneusement relevées pendant douze ans, est pour le mois de mai de 11°3 ; pour le mois de juin 14°1 ; pour le mois de juillet de 15°1 ; pour le mois d'août de 14°9 ; pour le mois de septembre de 12°1R.

Ce qui prouve aussi éloquemment que les recherches du Dr Dellmann, la douceur du climat de cette vallée, c'est sa flore qui rappelle celle des Alpes.

Voyez de tous côtés ces vignobles aux plantureuses récoltes, fournissant chaque année des vins exquis. Voyez ces élégants amandiers au tendre feuillage, tous chargés de fruits : voyez ornant les jardins, ces immenses lauriers roses couverts de fleurs et ces grenadiers étalant leurs boutons de corail ; ne vous disent-t-ils pas avec plus de charme que les statistiques du savant Dellmann, la clémence du ciel. Ce n'est pas sous les âpres baisers de la bise que mûrissent les raisins et les amandes.

Les mauvais vents ne soufflent guère à Creuznach. Si la vallée de la Nahe s'ouvre au Nord-Est, un épais rideau de montagnes se drapant de l'autre côté du Rhin, à trois lieues de la ville, la protège contre les courants atmosphériques qui viendraient de ce côté. La chaîne du Niederwald et du Johannisberg se projetant dans le ciel à de prodigieuses hauteurs, étalent leurs massifs comme s'ils voulaient fermer au Nord et au Nord-Est cette vallée qui s'ouvre devant eux sur le Rhin.

Au Nord-Ouest, la ville est protégée par le Kauzenberg et le Haardt et derrière eux par le fameux Hunsrücken. Les vents du Nord, du Nord-Est et du Nord-Ouest soufflent rarement à Creuznach, et quand ils s'y font sentir, c'est avec une faible intensité. Les vents d'Ouest et du Sud-Ouest sont les plus fréquents, ce sont aussi les moins désagréables.

Une légère brise tempère le plus souvent la chaleur des mois de juin, juillet et août et la rend très supportable.

M. le Dr Dellmann avait donc bien raison de dire : le climat de Creuznach est chaud. Nous allons montrer qu'il est sec.

Le terrain autour de la Nahe est formé par des roches, des détritus de porphyre et des grès rouges, dans le reste de la vallée par des alluvions très fertiles, toujours secs et ne présentant jamais le caractère limoneux. Nulle part autour de la ville on ne trouve d'eau stagnante ; la Nahe et ses affluents descendus des montagnes et s'écoulant avec une rapidité, qu'explique la pente du terrain (onze mètres par lieue), ne laissent sur leurs flancs aucun marécage.

Pour arriver à la partie moyenne du plateau du Rhin où se trouve situé Creuznach, les nuages passent au-dessus de la chaîne du Hunsrücken et subissent en ce moment un refroidissement et une condensation qui amène la chute d'une partie de leur eau. Ceux qui franchissent le Hunsrücken arrivent au-dessus du plateau et se trouvent en présence de courants d'air chauds qui s'élèvent du sol et rendent difficile la condensation des nuées.

Les orages sont rares à Creuznach, les montagnes, situées au Sud-Ouest, les attirent de leur côté, de sorte qu'il est bien rare de les voir s'abattre sur la ville.

Les observations de Dellmann montrent que, pendant douze années, les cinq mois les plus exposés aux orages : mai, juin, juillet, août et septembre, ont donné la faible moyenne suivante : mai 4,25, juin 4,33, juillet 5,50, août 4,50, septembre 1,50.

Ce sont ces conditions qui rendent le climat de Creuznach plus sec que celui des autres villes qui se trouvent dans la partie moyenne du plateau du Rhin. Le tableau ci-dessous le prouvera :

Moyenne (1) des hauteurs de la pluie tombée chaque année, pendant une période de dix ans, à

CLÈVES : 27,018   **CREUZNACH** : 17,800
CREFELD : 25,299   **TRÈVES** : 25,702
COLOGNE : 24,190   **FRANCFORT S/M** : 16,055
BOPPART : 24,934   **MANNHEIM** : 19,771

Moyenne du nombre des jours de pluie à Creuznach :

MAI.	JUIN.	JUILLET.	AOUT.	SEPTEMBRE.
12.3	11.6	11	10.3	8.4

(1) En lignes françaises.

L'air à Creuznach est sec, les brouillards sont très rares en été et se dissipent rapidement dès que le soleil paraît. C'est cette sécheresse de l'atmosphère qui lui donne cette limpidité qui permet au regard de plonger au loin dans les profondeurs de l'horizon. Le ciel est souvent d'une grande pureté, il rappelle celui des pays du Midi.

Le climat de Creuznach passe pour un des plus doux de l'Allemagne. « Les étrangers, dit M. le Dr Prieger, ne tardent pas à en ressentir l'influence salutaire. »

Des conditions telluriques et climatériques si éminemment favorables doivent retentir sur la santé publique. Les épidémies sont très rares à Creuznach, et si de loin en loin on en signale une, son caractère est toujours fort bénin. On n'y connaît point de maladies endémiques. La fièvre typhoïde ne se manifeste que par cas isolés et sans gravité. La variole grave n'y a plus paru depuis de longues années.

Creuznach renferme une population saine, dans un milieu sain.

En résumé, dit le Dr H. Prieger, Creuznach et ses environs offre tous les avantages à ses hôtes. Un pays magnifique, un climat sain et agréable, une grande richesse botanique, géologique et historique, d'excellents établissements où les baigneurs trouvent la santé et le plaisir et enfin des eaux minérales d'une valeur incomparable. Tout cela forme un ensemble de conditions hygiéniques si favorables pour le corps et l'esprit, qu'on ne les retrouve avec une telle harmonie dans aucune autre station thermale.

C'est le souvenir de toutes ces beautés naturelles et

de ce doux climat qui arrachait un jour à l'un des plus illustres enfants de Creuznach, le peintre Müller, alors loin de son pays, ces paroles pleines de regrets : « Oui, tu peux, ô belle et magnifique contrée, chasser les soucis et porter la joie dans les cœurs. La vie y coule plus heureuse, les années y passent plus joyeusement, les nuages glissent plus doucement quand le vent les conduit vers tes montagnes. C'est à l'ombre de ces peupliers, de ces aulnes et de ces saules qui croissent sur les rives verdoyantes de la plus belle des rivières que j'ai senti dans mon âme cette ardeur pour la toute puissante nature. »

DIVERS MODES D'ADMINISTRATION DES EAUX DE CREUZNACH.

Les principes actifs des eaux de Creuznach peuvent pénétrer dans l'économie par diverses voies. Par la muqueuse gastro-intestinale, si les eaux sont prises en boisson ou en lavement; par la peau, si on les emploie sous forme de bains ou de lotions, ou de fomentations. Par la muqueuse pulmonaire, si on respire leurs vapeurs.

LES EAUX DE CREUZNACH EN BOISSON.

C'est l'eau de l'Elisabethquelle que les médecins ordonnent presque toujours aux malades ; quelquefois aussi on leur prescrit l'eau de la source Orange. Mais celle-ci renfermant une quantité de chlorure de calcium et de chlorure de sodium beaucoup plus considérable que l'eau de la source Élise, est bien moins supportée et provoque des accidents du côté de l'estomac et des intestins chez les personnes délicates. La source Élise jaillit à l'extrémité du Curhaus, elle est dans le parc. L'eau qu'elle fournit est limpide, claire, pétillante, pleine de petites bulles d'acide carbonique. Elle est agréable à voir. Elle n'exhale aucune odeur. Sa température étant de 10° R, elle paraît fraîche en été. Sa saveur est salée, mais on s'y accoutume assez vite. Je ne dirai pas, avec le Dr Engelmann, « qu'on éprouve un véritable plaisir à la prendre, » mon enthousiasme ne va pas jusque là, je crois être plus vrai en disant qu'on la boit sans répugnance.

Autant que possible les eaux doivent être prises à la source. Deux fois par jour, les buveurs se réunissent au Curhaus, le matin, de six à huit heures, l'après-midi, de quatre à six heures. C'est au son d'une musique agréable, qu'ils se promènent par groupes, s'égayant par leur conversation, au milieu des charmes d'une belle nature. La fontaine est là devant eux, les chemins qu'ils parcourent les y ramènent sans cesse et le verre d'eau saline interrompt la promenade, comme le refrain suspend le couplet.

Quand l'état de santé des malades ne leur permet pas de se rendre à la source, il se font apporter l'eau dans leur hôtel et la boivent dans leur chambre. Mais j'ai remarqué que cette eau a perdu de sa fraîcheur, elle est moins limpide, moins agréable à boire. Je ne saurais trop engager les malades à se lever de bonne heure et à se rendre à la source, à s'y rendre deux fois par jour. matin et soir. La musique, la foule, le décor naturel, tout est riant, et l'être le plus abattu, le plus triste ne peut se dérober, dans ce milieu, aux impressions agréables qu'il reçoit de tous côtés. Les facteurs d'une cure sont complexes, je l'ai dit déjà, ceux qui agissent sur le moral du malade ne sont pas les moins importants. Tout n'est pas dans les eaux, et l'heure de distraction et de plaisir que le patient ira chercher au Curhaus est un des éléments de sa guérison.

Les eaux salines sont très digestibles, elles sont admirablement supportées par tout le monde. J'ai vu des enfants de trois à quatre ans, vidant avec crânerie leur petit verre et supporter cette médication pendant des semaines sans en être incommodés. C'est le matin, à jeûn, après une nuit de repos, que l'absorption se fait avec le plus de promptitude et le moins d'effort. Les malades se rendent, en général, à la source avant le déjeuner, ce n'est que dans des cas exceptionnels qu'on leur permet de boire l'eau saline une heure après le repas. On fait cette exception en faveur de ceux qui, par faiblesse ou par habitude, doivent manger immédiatement après le lever et ne savent supporter le jeûne et le mouvement en plein air.

L'eau de la source Élise a uné température de 10° R ; pendant les chaleurs de l'été, elle semble fraîche, mais cette fraîcheur, si agréable pour la plupart des buveurs, incommode certains estomacs. On pare à cet inconvénient en élevant légèrement la température de l'eau saline, soit en la plongeant dans un liquide chaud, soit en la coupant avec du lait chaud, soit en la plaçant quelques instants sur un réchaud.

Si des phénomènes dyspepsiques rendent pénible la digestion des eaux salines, il vaut mieux renoncer à leur emploi et combattre, par l'usage d'eaux appropriées, les symptômes morbides qui se produisent du côté de l'esto-

mac. A Creuznach tous les malades ne boivent pas l'eau
saline, il en est un certain nombre qui viennent boire
à la source Élise l'eau de Swalheim, l'eau de Schwal-
bach, l'eau de Spa, l'eau de Kiesingen etc., etc. Le
comptoir de la source Élise vous montre des échantil-
lons de toutes les eaux minérales et vous voyez réunis
autour de lui des buveurs de toutes les variétés.

La quantité d'eau à boire par chaque malade sera soigneusement déterminée par le médecin, elle variera avec
l'âge du patient, son sexe, son individualité, l'état de ses
forces physiques et digestives, la nature de sa maladie.

C'est pour le médecin, un point très délicat que
d'indiquer d'une façon précise la quantité d'eau qui doit
être ingérée. On commence habituellement chez les
adultes par 180 grammes qu'on leur fait prendre en trois
fois, à dix minutes d'intervalle. Si cette quantité est
bien supportée, on augmente graduellement, jusqu'à ce
qu'on arrive à la dose d'un litre par jour. Cette mesure
est rarement atteinte et n'est jamais dépassée. Les malades boivent cette quantité d'eau en deux fois ; les deux
tiers à la séance du matin, le tiers à celle du soir. La
dose que l'on ingère à chaque séance doit être frac-
tionnée, de façon à ne pas fatiguer l'estomac. On laissera un quart d'heure d'intervalle entre chaque prise, et
ce quart d'heure sera consacré à une promenade dans le
Parc. Cette promenade doit se faire d'un pas modéré,
une marche au pas accéléré serait nuisible, « elle amè-
nerait, dit M. le Dr Michels, un échauffement, que l'ingestion de l'eau froide pourrait transformer en refroidissement. » Des bancs, des chaises, s'offrent de tous
côtés au promeneur et l'invitent à se reposer quand ses
muscles se fatiguent.

Des pesanteurs, des tiraillements d'estomac, de légers symptômes d'embarras gastrique, la diarrhée, avertiront le malade et le médecin que la quantité d'eau saline ingérée est trop grande et qu'il la faut modérer.

Certaines personnes. ont pu croire que les eaux de Creuznach sont purgatives et que leur action thérapeutique se fonde sur cette propriété. C'est une grave erreur ; la diarrhée n'est pas un effet physiologique, mais un véritable accident qui complique l'emploi abusif des eaux.

Il faut éviter cette diarrhée dont les effets seraient nuisibles. Si elle se montre, il suffit, pour la faire disparaître, de diminuer la quantité d'eau qu'ingérait le malade.

Une question qui n'est pas sans importance a été soulevée à propos de la menstruation. Pendant cette époque, les femmes peuvent-elles boire l'eau saline ? M. le Dr Michels estime qu'elles doivent s'en abstenir, de peur de troubler une grande fonction physiologique. Sagement administrées, les eaux n'ont pas d'effet perturbateur et l'expérience m'a prouvé qu'elles ne modifient pas la menstruation. M. le Dr Prieger, et c'est à son opinion que je me rallie, ne suspend l'usage des eaux pendant la menstruation que dans les cas où celle-ci s'accompagne de malaise ou de douleurs. M. le Dr Engelmann, en raison de la grande irritabilité qui survient à cette époque, diminue un peu la quantité d'eau ingérée.

Je me suis souvent amusé en voyant des dames sucer l'eau saline au moyen d'un tube en verre plongé dans le liquide. Elles l'aspirent sans la mettre en contact avec les dents. Garantir les dents du contact de l'eau, telle est la cause de cette succion. C'est une précaution parfaitement inutile. Une longue expérience a démontré que les eaux de Creuznach n'attaquent point les dents, elles ne les noircissent ni ne les font tomber. Pendant des années entières, on a conservé des dents dans les eaux des sources salines, ce long séjour ne les avait pas altérées.

Belles buveuses, déposez donc vos tubes de verre, l'éclat de vos dents ne court aucun danger.

DES EAUX DE CREUZNACH PRISES EN BAINS.

L'été, dit M. le Dr Stabel, est la meilleure saison pour les bains, non seulement le malade peut se promener pendant toute la journée, mais l'élévation de la température empêche les refroidissements qui pourraient interrompre la cure. On peut cependant se rendre à Creuznach pendant l'hiver, mais le milieu est alors moins favorable qu'en été, et cette cure d'hiver ne doit être tentée que dans des cas exceptionnels.

Comme je l'exposerai plus tard, la cure d'hiver pourrait, en cas de nécessité, être faite par le malade, chez lui, en attendant qu'il puisse à la bonne saison, se rendre à Creuznach.

Les bains se font avec l'eau saline naturelle, à laquelle on ajoute une certaine quantité d'eaux mères. C'est la grande source de Carlshalle située dans le Val des Salines, qui alimente les bains de la ville; elle arrive dans les hôtels et les maisons de bains au moyen de conduits et de machines à vapeur. La grande source de Theodorshalle alimente les appartements qui l'avoisinent et la source de la Nahe fournit aux bains du Curhaus.

Au lieu d'employer l'eau saline des sources, on avait essayé l'usage de l'eau saline empruntée aux bâtiments de graduation, mais l'expérience ayant démontré que l'activité de cette dernière ne surpassait pas celle de l'eau minérale naturelle, on a renoncé à son emploi.

Les malades peuvent prendre leur bain dans la maison ou dans l'hôtel qu'ils habitent. Creuznach présente, sous ce rapport, une supériorité incontestable sur une foule de stations. La baignoire est près de leur appartement, ils ne sont donc pas exposés, après le bain, aux intempéries de l'air, ni aux refroidissements. Quelque temps qu'il fasse, la cure n'est pas interrompue, l'heure du bain n'est pas changée. Les personnes dont la marche est difficile, ne doivent pas sortir de la maison pour faire la cure.

Les baignoires, qui renferment de 200 à 250 litres d'eau sont en bois vernissé. Les eaux minérales additionnées d'eaux mères n'attaquent guère le métal ; on avait essayé le marbre, on a dû y renoncer, l'eau se refroidissait trop vite au contact de cette substance ; on est revenu aux baignoires de bois.

Les bains doivent être tièdes.

Le chauffage ne se pratique pas de la même manière dans les divers établissements. Au Curhaus véritable établissement modèle, les bains sont chauffés selon la méthode de Schwarz. Chaque baignoire présente un double fond, la partie supérieure est remplie d'eau minérale venant directement de la source, un tuyau amène dans le double fond des vapeurs bouillantes qui, en moins de dix minutes, portent l'eau minérale à la température de 24 à 28°R. On évite ainsi de soumettre l'eau à une coction qui pourrait altérer sa composition chimique. Dans les hôtels et les divers établissements particuliers, on prépare les bains en mélangeant de l'eau minérale chauffée à de l'eau minérale fraîche. Cette préparation est également bonne et elle conserve au bain toutes ses propriétés thérapeutiques.

Quelquefois on ne prescrit au malade que le bain d'eau minérale simple. Mais presque toujours on additionne cette eau avec de l'eau mère, afin d'augmenter son activité. Les bains d'eau minérale simple trouveront leur indication dans ces cas où l'on ne doit combattre encore que des tendances, des prédispositions morbides. Malheureusement, ce n'est pas alors qu'on se rend à Creuznach, les malades ne viennent y chercher du secours qu'à l'époque où le mal a déjà fait bien des ravages. Dans les cas d'affections scrofuleuses très bénignes, les bains d'eau minérale simple peuvent encore suffire.

Quelle que soit la maladie et son degré, les deux premiers bains ne seront composés que d'eau minérale simple. Ce sont des bains d'essai qui permettent d'apprécier l'action de l'eau saline sur l'économie. A partir du troisième bain, on ajoute à l'eau minérale l'eau mère et l'on donne ainsi au bain telle puissance que l'on veut.

Si l'on suppose la baignoire renfermant 250 litres d'eau de la Carlshalle, 3,250 grammes de principes salins sont contenus dans cette eau ; cette minéralisation peut s'enrichir au gré du médecin, et cette richesse par l'addition de l'eau mère, atteindra telle limite que l'exigera le cas pathologique. On ajoute parfois jusqu'à 20 litres d'eau mère à l'eau du bain. Ces 20 litres renferment 5,200 grammes de principes salins. La baignoire contient donc 8 1/2 kilog. de sels (chlorures, bromures, iodures).

En voyant de quelle puissance d'action on dispose, on ne s'étonnera plus des brillants résultats thérapeutiques obtenus à Creuznach.

L'addition d'eaux mères doit se faire avec une grande prudence et selon les instructions du médecin qui en surveillera soigneusement les effets. On ne peut d'avance savoir quelle sera sur le malade l'action des eaux mères. Certains sujets, qu'on croirait torpides, réagissent vite et violemment contre l'addition d'une faible quantité d'eaux mères, tandis que d'autres, qui semblent très irritables, supportent admirablement l'action de fortes doses de cet agent. Si l'eau mère est administrée imprudemment, si l'on en ajoute tout d'abord de grandes quantités, ou si la dose en est augmentée trop rapidement, la peau s'irrite, elle devient rouge et reste un certain temps, après le bain, le siège d'une chaleur et d'un prurit désagréable. Si l'on persiste dans la mauvaise voie où l'on est engagé, on voit la peau se couvrir de petites papules qui provoquent, le soir surtout, une démangeaison pénible. Si l'on ne s'arrête point, ces papules se transforment en pustules.

Une longue expérience a démontré qu'il faut peu à peu augmenter la quantité d'eaux mères dont on additionne le bain, on arrive ainsi insensiblement à une dose que l'on maintient sans la dépasser, pendant toute la durée de la cure.

On ajoute habituellement un demi-litre d'eau mère au troisième bain, et chaque jour un demi-litre de plus. Si l'organisme ne réagit pas d'une façon défavorable, on augmente plus rapidement la dose d'eau mère, on procède par litre au lieu de demi-litre.

Dans la plupart des cas on ne dépasse pas six litres d'eau mère par bain. On peut sans inconvénient aller jusqu'à dix litres, on ne dépasse cette dose que dans les cas exceptionnels d'hypertrophies ou d'indurations rebelles, on peut alors aller jusqu'à 20 litres.

Dès que la peau s'irrite ou devient le siége de démangeaisons, il faut cesser l'augment journalier de la dose d'eau mère et parfois même amoindrir la quantité dont on s'était servi jusqu'alors.

La température du bain est un point important de la cure, elle doit varier selon l'âge, le sexe, la constitution du malade, la nature de la maladie. La déterminer exactement n'est pas toujours pour le médecin une tâche facile et l'examen attentif des premiers résultats obtenus peut seul l'éclairer sur le degré de chaleur qu'il faut donner au bain. Dans l'immense majorité des cas, la température variera de 24 à 28°R. Il est rare qu'elle doive descendre au-dessous de 24° ou s'élever au-dessus de 28° et cet écart de la règle commune ne doit pas être de longue durée.

La différence entre 24 et 28°R est déjà notable et je vais tâcher d'indiquer les circonstances dans lesquelles le médecin prescrira une température se rapprochant de ce minimum ou de ce maximum.

Dans la forme torpide des scrofules, la température s'élèvera, dans les formes éréthiques, elle s'abaissera. Chez les individus pléthoriques, on choisira une température moyenne, on en prescrira une plus élevée aux personnes nerveuses et anémiques. Pour les gens délicats, nerveux, la température la plus convenable est celle de 26 à 27°. Les personnes sanguines prendront les bains à la température de 24 à 26°, et les constitutions lymphatiques torpides demandent de 25 à 27° (1).

Si l'on ajoute au bain une grande quantité d'eau mère sa température doit être moins élevée. Si la température extérieure fraîchit, celle du bain devra être un peu plus élevée, si la température extérieure augmente, celle du bain peut diminuer.

Une indisposition accidentelle, la fatigue physique ou intellectuelle nécessitent l'élévation de la température du bain.

Le succès de la cure peut dépendre du choix convenable de la température du bain, et les éléments de ce choix sont multiples et variables.

Trop chaud ou trop froid, le bain a des inconvénients. S'il est trop chaud le malade peut éprouver des étourdissements, des vertiges, un grand relâchement et une grande faiblesse musculaire. S'il est trop froid, il provoque des frissons désagréables, une sensation pénible pendant toute la durée du bain et les frissons s'accentuent encore quand le malade, sorti du bain, doit s'essuyer et s'habiller dans une chambre dont la température est encore inférieure à celle de l'eau.

Le malade sera sûr que la température du bain est convenable, quand le contact de l'eau produira tout d'abord de légers frissons auxquels succède, après quelques instants, un sentiment de bien-être qui persiste aussi longtemps que le baigneur reste immobile. Vient-il à s'agiter, de nouvelles couches de liquide se mettent en contact avec le corps et le sentiment de fraîcheur reparaît.

(1) 24°R = 30°C. 27°R = 33° 3/4 C.

Si la température est convenable, le malade éprouve un sentiment de bien-être et ne s'aperçoit pas qu'il est dans le bain. Plus le sujet sera jeune et moins la chaleur du bain devra être élevée pour produire ce sentiment. Si la température est convenable, le pouls ne sera pas modifié par le bain.

On ne doit pas entrer dans un bain trop chaud, en prétextant que sa température va bientôt s'abaisser. Le refroidissement du bain est peu sensible. Si l'eau et l'air ambiant cherchent à s'équilibrer, le corps abandonne, par contre, de sa chaleur à l'eau. En trois quarts d'heure, un bain de 26 à 27°R ne perd qu'un degré de sa chaleur pendant les jours froids et un quart à un demi degré pendant les chaleurs de l'été.

Si le malade reste au bain plus de trois quarts d'heure et qu'au bout de ce temps il éprouve des frissons, il peut ouvrir le robinet à l'eau chaude, afin d'élever la température.

Quand certains malades entrent dans le bain, ils éprouvent une sensation de froid qui leur est pénible, et ils sont tentés d'ajouter de l'eau chaude. Ils ne doivent céder à cette tentation que dans le cas où la sensation de froid persiste au delà de 4 à 5 minutes.

Aux personnes qui ont une répugnance invincible pour des bains qui ne leur paraissent pas assez chauds, on permet un ou deux degrés de chaleur de plus qu'il ne serait convenable de le faire. On évite ainsi la première impression désagréable. Mais dès que le patient est dans le bain, on ouvre le robinet d'eau froide et l'on ramène la température au degré approprié à l'âge, au sexe, à la constitution et à la maladie du baigneur.

« Si l'on suit exactement ces prescriptions, dit, M. le

» Dr Engelmann, jamais l'usage de nos bains, alors
» qu'ils seraient additionnés d'une grande quantité d'eau
» mère, ne provoquera de congestions céphaliques et
» jamais on ne devra combattre les vertiges et les maux
» de tête par des applications d'eau fraîche ou de glace
» sur le crâne et le front. »

Afin d'augmenter la surface d'absorption, tout le corps sera plongé dans l'eau jusqu'au cou. On doit soigneusement éviter de se mouiller les cheveux. L'eau du bain est riche en chlorures qui imprégneraient les cheveux. En vain s'essuyerait-on la tête à siccité, les chlorures, avides d'humidité, attireraient bientôt celle de l'air, et les cheveux, en peu de temps, redeviendraient humides. Des maux de tête, des rhumes, des maux de gorge, des névralgies, seraient souvent la conséquence de cette humidité du cuir chevelu.

Si la nature du mal exige que la tête soit lavée avec l'eau du bain ou de l'eau mère affaiblie, il faut avoir soin de nettoyer les cheveux avec de l'eau pure et de les essuyer à siccité.

Le malade restera dans le bain, sans aucun vêtement. Ces vêtements ne répondent à aucun but, ils gênent d'ailleurs les mouvements, exposent à des refroidissements et rendent moins intime le contact de l'eau avec le corps.

Le baigneur restera tranquille dans le bain, il n'est pas nécessaire qu'il s'agite pour remuer l'eau et rendre plus égal le mélange de l'eau minérale et de l'eau mère.

L'eau mère est sans doute spécifiquement plus lourde que l'eau minérale, mais elle s'y dissout complètement et ne s'en sépare pas. Le dépôt qu'on voit souvent au fond des baignoires, n'est autre chose qu'une poussière mêlée accidentellement à l'eau mère, quand celle-ci est recueillie au fond des réservoirs.

Quant aux manœuvres de massage et de frictions avec la main, de la flanelle ou des brosses, il faut s'y livrer, à Creuznach, avec une grande réserve. Elles ont pour but de ranimer la peau; on pourra les faire avec prudence pendant les premiers temps, chez les personnes dont le tégument cutané est peu sensible. Mais il faut prendre garde de provoquer une irritation de la peau qui pourrait nécessiter la suspension de la cure.

Quelle sera pour chaque malade la durée du bain? C'est encore une question délicate et qui nécessite de la part du médecin une sérieuse attention. Dans certaines stations, le malade passe des heures entières dans le bain, et l'action thérapeutique est en raison du séjour que le patient fait dans l'eau. Mais l'activité d'un bain ne se juge pas seulement par sa durée. Cela ne peut être vrai que dans les cas où cette eau n'a d'autres vertus que sa température. Mais l'efficacité des eaux de Creuznach réside surtout dans leur riche minéralisation et la peau ne pouvant, sans danger, rester en contact avec cette grande quantité de sel dissous dans le bain, il a fallu limiter selon le sexe, l'âge, la constitution, la maladie, la durée du temps que le malade resterait soumis à cette action. Une longue expérience a permis de fixer les limites minima et maxima de la durée du bain entre dix minutes et une heure et demie. Une demie heure est la moyenne applicable à la plupart des malades. Pour les adultes, on commence par 20 minutes et l'on augmente peu à peu de 5 à 10 minutes. Pour les enfants, on commence par 10 minutes et l'on peut aller jusqu'à trois quarts d'heure. Les enfants, les personnes irritables, surtout les femmes nerveuses, resteront au bain moins longtemps. Quand un malade se trouve à l'aise dans le bain, il peut y prolonger son séjour. Mais s'il éprouvait des frissons, des secousses, des tremblements, des maux de tête, des vertiges, il doit sortir du bain immédiatement. Quand la peau est sèche, fonctionne mal, elle sera soumise plus longtemps à l'action du bain ; si elle est fine, délicate, la durée du bain devra être moins longue.

L'heure la plus propice pour prendre un bain, c'est le matin avant le déjeûner. Tous les organes sont en repos et c'est à ce moment que les principes salins des eaux agiront le plus activement sur la peau et sur l'économie toute entière.

Les malades qui doivent boire l'eau saline, et c'est le plus grand nombre, laisseront s'écouler une demi-heure entre le dernier verre d'eau et le bain.

Mais les personnes faibles et délicates ne savent pas toujours attendre le déjeûner. Ce jeûne devient une souffrance, elles doivent manger peu de temps après le lever. Ces personnes pourront déjeûner d'abord et prendre le bain plus tard. On laissera s'écouler, entre le déjeûner et le bain, d'autant plus de temps que le repas aura été plus copieux. Si le déjeûner ne se compose que de café, de lait, de chocolat, ou de cacao et d'un ou deux petits pains, on pourra se baigner une heure à une heure et demie après ce repas. Ce temps serait trop court, si le déjeûner était plus abondant.

Le malade devant se reposer un certain temps après le bain, il importe que celui-ci ne soit pas pris trop près du dîner.

Les malades affaiblis qui ont besoin d'un long repos

après le bain, pourront se baigner le soir. Une longue expérience permet d'affirmer que si le malade n'a pas pris d'aliments depuis longtemps, le bain du soir aura pour lui la même efficacité que le bain du matin. Le sommeil de la nuit offre aux personnes délicates le long repos qui leur est nécessaire après le bain.

Aux dames nerveuses, à tous ceux qui ne se sentent pas bien pendant les premières heures qui suivent le lever, il faut prescrire les bains du soir.

L'air de la chambre dans laquelle le malade prend son bain sera frais et pur, et sa température ne doit pas descendre au-dessous de 12° R. Au printemps et en automne, il faudra parfois chauffer l'appartement.

Pendant la période menstruelle, on ne prendra pas de bains. Si pendant la grossesse la cure n'est pas absolument contre-indiquée, au moins n'est-elle pas utile. Les maladies générales ou locales contre lesquelles on dirigerait l'action des eaux de Creuznach, ne progressent point pendant la gestation et on peut attendre la délivrance avant d'avoir recours à l'emploi des eaux salines et des eaux mères. « Par contre, dit Engelmann, j'ai fait faire des cures entières à des mères qui allaitaient, sans qu'il en résultât le moindre préjudice pour les enfants. »

Règle générale, on prend un bain tous les jours, si la constitution du patient est affaiblie par une longue maladie, on peut commencer la cure par un bain pris de deux en deux jours. Certains malades pressés de guérir, ou désireux de hâter leur départ, demandent au médecin l'autorisation de prendre deux bains par jour. La cure, leur semble-t-il, serait abrégée de moitié. En en prenant trois par jour, elle serait abrégée des deux tiers.

En en prenant quatre par jour, elle serait abrégée des trois quarts. Et puisque l'on prend, au maximum, quarante-deux bains d'une heure chacun, en passant deux jours entiers dans la baignoire, la cure serait complète.

Il est des absurdités qu'il suffit d'étaler sans leur faire l'honneur d'une discussion. « On n'amène pas de force une guérison, dit très bien M. le Dr Michels, l'absorption cutanée a ses limites, et il ne faut pas lui demander plus qu'elle ne peut donner. »

En sortant du bain, le malade s'enveloppera dans un long drap de lit en toile, chauffé ordinairement dans un sceau entre les doubles parois duquel on a versé de l'eau bouillante. Il s'essuye rapidement et revêt un costume chaud.

Si le malade est affaibli, il est préférable qu'il se fasse essuyer et sécher la peau par une autre personne. Le baigneur se rend aussitôt dans son appartement, dont les fenêtres seront soigneusement fermées. Il s'étend pendant une heure, dans un sopha ou sur son lit et se livre à un repos complet, parfois même au sommeil. S'il n'a pas déjeûné, il peut prendre ce repas. Bien qu'il ait déjeûné, s'il éprouve le besoin de manger, s'il désire relever ses forces, il fera un repas léger, il prendra un bouillon, une tasse de lait avec un jaune d'œuf. Il n'y a dit le Dr Prieger, que les personnes robustes, sanguines, qui ont habituellement les pieds froids, qui doivent se promener après le bain, mais dans un endroit sec, chaud et à l'ombre.

La durée d'une cure à Creuznach est, en moyenne, de six semaines. Je ne sais sur quels préjugés se fondent les idées de certaines personnes qui s'imaginent qu'en vingt-et-un jours l'affection dont elles souffrent, parfois depuis des années, sera guérie. Vingt-et-un ! Pourquoi vingt-et-un ? Qu'y a-t-il de magique dans ce nombre ? Pourquoi lui plutôt qu'un autre ? Je n'en sais rien. Mais certaines personnes viennent sérieusement à Creuznach pour vingt-et-un jours. Le vingt-deuxième elles partent, convaincues que leur cure est complète. Je dois, à cet égard, détromper les malades. Plus ils resteront à Creuznach, plus ils se soumettront à l'action des eaux salines prises en bains et en boissons, plus leur constitution s'améliorera et plus leurs chances de guérison augmenteront. « La persévérance, dit Engelmann, est une condition indispensable pour un heureux résultat. » Si l'on songe qu'on envoie à Creuznach des maladies constitutionnelles invétérées, qui ont résisté depuis des années à toutes les médications, on ne s'étonnera pas que les eaux salines ne les guérissent point en quelques jours. Une saison, quelque prolongée qu'elle soit, ne guérit pas toujours, il faut parfois revenir plusieurs années de suite. J'ai vu à Creuznach des personnes qui viennent à chaque saison et depuis fort longtemps se plonger dans les eaux salines comme dans un bain de vie, comme dans une fontaine de Jouvence. Elles viennent faire provision de santé, et si, à force de persévérance, elles n'obtiennent pas toujours la guérison de leur maladie, au moins la maintiennent-elles dans des limites convenables.

Vers la fin de la cure, après le trentième bain, rarement avant, certaines personnes présentent des phénomènes particuliers auxquels on a donné le nom de saturation ou de satiété. Elles éprouvent un dégoût profond pour les bains et pour l'eau qu'elles buvaient jusqu'alors avec tant de plaisir. Il se produit une surexcitation du système vasculaire et du système nerveux. La circulation et la respiration sont accélérées, il y a des vapeurs, des maux de tête, le malade est inquiet, agité, il dort mal. Quelquefois, il y a de l'abattement physique et moral, une grande apathie. L'appétit est diminué, la gorge, les yeux, le nez, sont le siège d'inflammations catarrhales. Souvent il y a de la constipation, parfois de la diarrhée. L'urine est plus foncée, son poids spécifique est augmenté, elle est sédimenteuse.

La peau participe à l'excitation générale et elle devient le siège de toutes les formes simples de dermatoses ; taches, ecchymoses, vésicules, papules, pustules, furoncles.

Cette excitation n'est pas seulement générale, elle se reflète sur les maladies locales, par une recrudescence dans la douleur, le gonflement et des altérations quantitatives et qualitatives de la sécrétion des plaies.

Voilà, à grands traits, la symptomatologie de ce qu'on appelle vulgairement la crise, la fièvre des eaux, la satiété, la saturation.

Ces phénomènes de réaction durent habituellement de 24 à 48 heures ; pendant leur durée, on cesse tout traitement ou tout au moins on l'atténue notablement, parfois les malades doivent suivre le régime des fébricitants ; mais il est bien rare qu'on doive leur administrer des médicaments. Ces deux ou trois mauvais jours écoulés, le patient rentre dans son état ordinaire.

Beaucoup de baigneurs attendent avec impatience l'apparition de l'un ou l'autre symptôme de la crise, comme un gage d'espérance et ils croient que leur séjour à Creuznach a été inutile si aucun des phénomènes, que j'ai décrit tout à l'heure, ne se produit. « Je peux assurer

» à ces impatients, dit le Dr Michels, pour les tran-
» quilliser, que bien des cures sont couronnées de
» succès sans cette crise. Mon opinion, basée sur
» une expérience de vingt années, est que les phéno-
» mènes mentionnés ci-dessus n'ont aucune impor-
» tance critique quand ils se produisent. Ils ne sont
» alors que la conséquence d'un usage immodéré des
» eaux, des bains et des eaux mères. Partout où l'on
» s'est strictement conformé aux prescriptions d'un
» médecin prudent, nous n'avons jamais rencontré une
» seule crise. Nous voyons bien, pendant la cure,
» des sécrétions intestinales ou urinaires plus abon-
» dantes que de coutume, de l'irritation de la peau, des
» ecchymoses, des papules, des pustules, des furoncles,
» mais l'apparition de ces phénomènes n'a rien de cri-
» tique. »

L'opinion formulée par l'honorable Dr Michels est
partagée par ses collègues de Creuznach, et je m'y rallie
également. Les symptômes de la saturation ne se manifestent pas toujours, ils sont sans influence sur la marche
de la maladie, ils ne sauraient revêtir un caractère critique, puisqu'on ne les observe pas dans la plupart des
cas de guérison et qu'on les voit se produire aussi bien
au commencement qu'à la fin de la cure. Tous ces phénomènes prétendus critiques n'ont, à mes yeux, qu'une
faible importance, et je les rattache surtout à une sensibilité particulière de la peau et du tube digestif.

La plupart des malades qui viennent à Creuznach
subissent la double cure des bains et des eaux salines
prises en boisson. Si les bains seuls constituent souvent
tout le traitement, il ne faut pas croire que l'usage des
eaux à l'intérieur n'aie pas aussi une grande utilité. On

obtient, des eaux prises à l'intérieur, les plus heureux résultats, alors que les malades n'ont pas été soumis aux bains.

APPLICATIONS LOCALES DES EAUX MINÉRALES.

Les eaux minérales pures ou additionnées d'eaux mères ont encore d'autres usages que ceux indiqués précédemment.

En compresses. — Selon la sensibilité de la peau, on commence par l'application de compresses imbibées d'eau minérale simple ou d'eau minérale additionnée d'un tiers d'eaux mères. Selon les effets observés, on augmente peu à peu la quantité d'eau mère jusqu'à ce que le mélange se compose de trois parties d'eau mère pour une partie d'eau minérale. On trempe un linge épais, un essuie-mains, une serviette, dans ce mélange, on le tord, puis on l'applique sur la partie malade. Pour empêcher l'évaporation, on enveloppe le linge d'une toile imperméable et une flanelle enveloppe ce pansement qui restera en place pendant plusieurs heures. Le plus souvent, on l'applique pendant la nuit, mais j'ai vu des malades se promener sans être incommodés par ce maillot.

Après quelques jours de ce traitement local, la peau s'irrite sous les compresses et l'on voit paraître des papules, des pustules, des plaques d'eczéma qui nécessitent quelques temps de repos. On suspend l'usage des compresses et l'on enduit les parties affectées avec du cold-cream ou de la vaseline opiacée. En deux ou trois jours la démangeaison et l'irritation cutanée ont disparu et l'on peut de nouveau recourir aux compresses ; règle générale, les boutons ne reviennent pas une seconde fois, ou s'ils reparaissent c'est d'une façon très discrète.

Je n'ai jamais vu de grands inconvénients de cette irritation de la peau, et si le malade en est quelque peu contrarié, qu'il songe que ce léger désagrément sera compensé par l'effet dérivatif de l'inflammation cutanée.

Cette dérivation n'est pas le seul mode d'action des compresses ; la chaleur moite qu'elles entretiennent pendant de longues heures autour des parties qu'elles recouvrent, exerce sur celles-ci une action résolutive dont les effets ne tardent pas à se manifester. Enfin, pendant cette longue application des sels, dont les eaux sont chargées, une partie d'entre eux est évidemment absorbée.

Mon honorable ami, le Dr Bidlot, de Liége, a obtenu les plus beaux résultats des applications prolongées de ces compresses sur les articulations superficielles atteintes de tumeurs blanches. Telles sont les articulations du poignet, du coude-pied, du genou. Mon expérience personnelle me permet d'émettre aussi un jugement très favorable sur ce mode de traitement qui seconde puissamment les effets de la cure et dont on peut recommander l'emploi dans les affections articulaires, les engorgements glandulaires, les maladies des organes génitaux, dans les cas d'exsudats solides ou liquides qu'il s'agit de faire résorber, etc...

En bains de pieds, en bains de siège. — Les eaux de Creuznach sont souvent employées en bains de pieds ou de siège, additionnées d'une quantité variable d'eau mère. On complète ainsi le traitement ; pendant la journée le malade boit l'eau saline et prend son bain, mais le soir, il prend un bain de pieds ou de siège.

En injection dans le vagin, le rectum, le nez, les oreilles. — On emploie les eaux salines froides ou chaudes, avec ou sans eaux mères, selon les circonstances. Si l'état du col utérin et de la matrice contre indique l'injection, voici comment on permettra à l'eau du bain d'arriver jusqu'aux parties profondes des organes sexuels. La malade restera dans le bain en laissant le vagin ouvert et perméable à l'eau au moyen d'un petit spéculum qu'elle introduit et qu'elle retire aisément elle-même.

Au moyen d'appareils trop connus et trop nombreux, pour que nous les décrivions, on peut faire des injections dans la vessie, le rectum, les fosses nasales, les oreilles.

DOUCHES.

Les malades auxquels on prescrira des douches chaudes ou froides, trouveront au Curhaus tous les appareils nécessaires à ce traitement, tels que douche ascendante, douche descendante, douche latérale, etc. Les principes salins dissous dans l'eau n'ajoutent guère aux effets de la douche.

On se sert surtout de ce moyen pour réveiller la vitalité de membres paralysés et pour provoquer la résorption d'exsudats ou de tumeurs glanduleuses, ou d'engorgements articulaires.

Le massage si utile dans un grand nombre de maladies est exécuté par des praticiens très expérimentés.

L'ATMOSPHÈRE DES SALINES.

Jusqu'à présent nous avons parlé de l'application immédiate des eaux de Creuznach à l'économie. Nous avons exposé tout ce qui a trait à leur emploi, soit en bains, soit en boissons, en douches, en injections, en compresses. Mais les médecins de Creuznach s'ingéniant à multiplier les ressources thérapeutiques de leurs eaux, ont bientôt compris que l'atmosphère qui entoure les grands bâtiments de graduation pouvait être utilisée dans le traitement de certaines maladies.

Dans ces bâtiments, tous situés dans le val des Salines, sur les deux rives de la Nahe, les eaux minérales, filtrant à travers d'épaisses murailles de fagots d'épines, battues par le vent, se concentrent par évaporation. Mais en agissant sur ces masses liquides en les modifiant, l'air se modifie lui-même, il s'imprègne de certains principes volatils qu'elles renferment et sa constitution physique et chimique se transforme.

Quand, à Münster am Stein ou dans le Val des Salines, vous pénétrez dans les bâtiments de graduation, ou si vous vous promenez autour d'eux, vous êtes tout d'abord frappé de la fraîcheur que vous éprouvez, puis de la facilité avec laquelle les phénomènes respiratoires s'accomplissent, on se croirait déchargé d'un grand poids. Tout vous rappelle en ce moment l'atmosphère maritime. Même fraîcheur, même odeur.

L'évaporation de l'eau qui se produit sur une grande surface explique facilement le refroidissement de l'air dans un rayon assez étendu.

Cet air plus froid, plus dense, renferme évidemment

à volume égal plus d'oxygène que l'air respiré loin des bâtiments de graduation. Et c'est ce principe vivifiant qui imprime à la respiration une activité dont nous ressentons aussitôt les effets salutaires.

Si l'analyse chimique démontre que l'oxygène augmente auprès des bâtiments de graduation, elle établit également que l'acide carbonique y diminue. Ce gaz délétère est absorbé par l'eau qui s'évapore sans cesse.

L'air que l'on respire est donc là plus riche et plus vivifiant. Il est saturé de vapeurs par l'évaporation continuelle de l'eau saline; plus cette évaporation sera rapide plus sera considérable la quantité de vapeurs contenue dans l'atmosphère.

Ces vapeurs sont imprégnées des principes salins, elles emportent avec elles du chlorure de sodium, de l'iode et du brôme.

Quand vous vous promenez sur les bords de la mer, vous percevez une saveur salée si vous passez la langue sur les lèvres, et vos vêtements se couvrent d'une poussière blanchâtre saline. Ces poussières de l'Océan ne sont autre chose que du chlorure de sodium. L'analyse chimique a démontré sa présence non-seulement près de la mer, mais encore bien loin des côtes.

Les mêmes phénomènes se produisent autour des bâtiments de graduation.

L'analyse chimique et l'examen microscopique de l'air recueilli près des bâtiments et jusqu'à une distance qui ne mesure pas moins de cent pas, démontrent de la manière la plus formelle la présence du sel marin dans l'atmosphère.

Dans les années chaudes, dit M. le Dr Stabel, quand l'évaporation de l'eau saline se fait rapidement, la proportion de sel de cuisine dans l'atmosphère peut s'élever dans des proportions telles qu'il se dépose sur les lèvres. La pulvérisation de l'eau saline sur les machines à graduation fait perdre de grandes quantités de sel. La perte quotidienne est de 2,147 livres, dont 1,573 pour les salines de Karlshalle et de Theodorshalle et de 574 pour celles de Münster am Stein.

De même que l'analyse chimique a décélé dans l'air marin la présence de l'iode, de même elle a révélé son existence dans l'atmosphère des salines.

Près des bâtiments de graduation l'air renferme de l'iode et du brôme que l'acide carbonique ambiant, d'après Lersch, sépare des sels qui les renferment et met en liberté. La concentration de l'eau saline par la graduation augmente son contenu en iode, en brôme et en chlorure de sodium.

Ainsi pour nous résumer, nous dirons que l'air respiré auprès des bâtiments de graduation : est plus frais, renferme plus d'oxygène, moins d'acide carbonique et plus de vapeurs d'eau que l'air n'en contient ailleurs. Il renferme de l'iode et du brôme. On y trouve aussi du chlorhydrate d'ammoniaque. Le chlore libre qui doit former ce sel provient probablement du chlorure de calcium contenu dans l'eau saline ; ce sel, on le sait, est peu stable. Il renferme aussi de l'ozone.

DIÈTE.

On lisait à Rome sur le fronton des Bains Antonins : « Entre ici libre de soucis si tu veux y trouver la guérison, celui dont l'esprit est obsédé n'y guérira point. »

Dans les temps modernes, un des hommes qui se sont le plus occupés de l'action thérapeutique des eaux minérales, Alibert, disait : « Quand vous arrivez dans une station balnéaire, faites comme si vous entriez dans le temple d'Esculape, laissez à la porte toutes les passions qui ont agité votre âme, toutes les affaires qui ont si souvent tourmenté votre esprit. »

Bien des malades trouveront que le conseil est beaucoup plus facile à donner qu'à suivre. Il est parfois aussi difficile de déposer ses souffrances morales que ses maux physiques. Le chagrin est une robe de Nessus qu'on ne dépouille pas à son gré. Et pourtant la guérison est à ce prix. Bien des maladies sont provoquées ou entretenues par des causes morales ; dans la mesure du possible, le patient dépouillera donc le vieil homme et s'efforcera de laisser à la maison les tracas et les soucis auxquels il doit la perte de sa santé.

Mais qu'il parte sans crainte, si son esprit est encore obsédé à l'heure du départ, peu à peu les grands spectacles de la nature lui verseront l'oubli.

Pendant le voyage et dans la station balnéaire, tout est nouveau pour le malade, et la distraction naît de ces impressions inaccoutumées. Un milieu nouveau entraîne des habitudes nouvelles et la vie physique et intellectuelle du patient est changée. Et rien que par ce déplacement, se trouve remplie cette indication si précise de changer les conditions au milieu desquelles les maladies se sont produites.

La distraction est un stimulant pour tout l'organisme, elle réveille l'esprit, elle excite le cerveau et la circulation nerveuse se fait avec plus d'activité. L'énergie morale et physique renaissent, les muscles retrouvent leur ressort, l'appétit se ranime, les digestions se font mieux et toute la machine humaine se reprend à fonctionner comme en ses plus beaux jours. Le malade recherchera pendant la cure les distractions, l'ennui lui serait fatal, il allanguit les fonctions, affaiblit l'énergie du cœur, et jette le système nerveux dans une torpeur dont je n'ai pas besoin de dire les dangers.

« Le mouvement continu, dit Hufeland, le change-
» ment de spectacle, l'amusement qui en résulte pour
» l'esprit, l'air sans cesse nouveau que l'on respire,
» exercent sur l'homme une action merveilleuse et con-
» tribuent puissamment au renouvellement et au rajeu-
» nissement de la vie. »

A côté des distractions, je place un autre élément de succès pour la cure, c'est l'exercice. L'exercice influence favorablement les grandes fonctions de l'économie, sur lesquelles il agit comme un puissant stimulant.

Il augmente la fréquence et l'énergie des batte-ments du cœur ; les artères se dilatent et le sang afflue plus particulièrement aux muscles en contraction et cette contraction musculaire est elle-même favorable à la circu-lation veineuse.

L'exercice augmente la fréquence du rythme respira-toire et bientôt après l'amplitude des respirations. Sous l'influence de cette suractivité fonctionnelle, la quantité d'oxygène absorbé et d'acide carbonique exhalé aug-mente dans des proportions notables. Or l'oxygène est le principe vivifiant du sang, c'est le principe qui le rend apte à compléter l'organisme et à réparer ses pertes.

L'acide carbonique est le produit gazeux de l'action ultime des métamorphoses de la nutrition, ce n'est plus qu'un agent nuisible à l'organisme.

En augmentant l'activité de la circulation et de la respiration, l'exercice développe donc les propriétés nutritives du fluide sanguin.

Une élimination plus grande de l'urée par les urines et la transpiration cutanée indiquent que les combustions organiques ont été plus actives sous l'influence de l'exercice.

A cette dépense plus grande de matériaux correspond une absorption plus rapide, plus complète et partant un besoin de réparation qui se traduit par une augmentation de l'appétit. L'activité des fonctions digestives est stimulée mécaniquement par les mouvements du corps, par la marche, elle bénéficie du reste de l'excitation générale de la circulation.

Nous ferons pourtant remarquer que l'exercice ne doit pas être pris immédiatement après le repas, car l'afflux du sang vers les muscles détourne celui qui devrait, en ce moment, se diriger vers l'estomac.

L'exercice produit sur le système nerveux un effet de sédation qui se traduit par une régularisation plus parfaite des diverses formes de l'action nerveuse, par une sûreté et une énergie plus grande de ses manifestations.

Le fonctionnement cérébral détermine l'afflux du sang vers les centres nerveux et les échauffe ; le mouvement et l'exercice portant le sang et le calorique dans le système musculaire et la périphérie de l'organisme, donnent une relâche, un repos au cerveau.

L'exercice méthodiquement dirigé est le meilleur moyen de maintenir l'équilibre entre l'homme moral et l'homme physique. « Si l'on veut, dit Paz, faire contre-poids aux formidables empiètements du système nerveux, il faut favoriser la revanche du système musculaire. »

Le malade devra consacrer une partie de ses après dîner à des promenades dans les environs de Creuznach si riches en beautés naturelles et en souvenirs historiques. Qu'il parcoure à pied cette route ravissante qui le conduit à Münster am Stein à travers le val des salines. Qu'il aille contempler le Rhingrafenstein, cette magnifique aiguille de porphyre rouge qui porte dans les nues les ruines d'un château fort. Qu'il gravisse la Ganz et, si le ciel est pur, il verra se dérouler à ses pieds et autour de lui un panorama gracieux. Qu'il s'en aille, comme en un pieux pélérinage à l'Ébernburg, l'asile de la justice, dit le peuple. C'est là qu'un des plus glorieux enfants de l'Allemagne, François de Sikingen, entouré de cœurs aussi vaillants que le sien, lutta pour la liberté religieuse. C'est de là qu'il partit pour la défendre les armes à la main ; trahi par la fortune, il tomba, laissant un souvenir impérissable. Dans l'Ébernburg tout vous parle encore de cette grande figure.

Que les baigneurs gravissent le Rhotenfels, l'immense masse de porphyre leur réserve des émotions de tout genre. L'ascension et la descente sont pénibles, dangereuses en certains points où le sentier côtoie l'abime, mais du sommet du roc, quels sites admirables l'œil découvre jusque dans les profondeurs de l'horizon !

Qu'ils aillent à travers la forêt visiter les ruines d'Altbaumburg imposantes encore en leur lamentable aspect. Par Bingert ou Niederhausen qu'ils gravissent le Lemberg et s'ils sont sensibles aux charmes de la nature, un féérique décor réjouira leurs yeux. Qu'ils aillent du haut du Spitzberg admirer cette coquette vallée de l'Alzens, c'est un des plus charmants points de vue des environs de Creuznach.

Et qu'ils n'oublient pas la promenade des « drei Bücken » qui traverse le village d'Ébernburg, flâne à travers les prés, les vignobles, des collines boisées, une délicieuse forêt où le brigand Schinderanes avait un de ses repaires et vous ramène enfin au bord de la Nahe au pied du Lemberg, en face de Niederhausen.

Et quand ils seront rassasiés de toutes les splendeurs de la vallée de la Nahe et de la vallée de l'Alsenz, en trente minutes, le chemin de fer les conduira à Bingen, sur les bords du Rhin. Ce fleuve, aux aspects magnifiques, que les Romains appelaient Rhenus superbus et que les Allemands nomment le père Rhin, s'étend là, majestueux, dans son grand lit, large comme un bras de mer ; nulle part il n'est si beau. Sur la rive opposée, le Niederwald, le Johannisberg, le Taunus étalent, comme un rideau de verdure, leurs côteaux chargés de pampres. Une poétique légende raconte qu'à chaque automne Charlemagne quitte, une nuit, son tombeau d'Aix-la-Chapelle et vient sur les bords du Rhin bénir les vignes. Je n'ai pas vu cette apparition du grand empereur chevauchant dans la nuit, mais j'ai vu le soleil bénissant de ses rayons les célèbres coteaux d'Assmannshaussen, de Rudesheim et de Johannisberg. A chaque instant, sur ces montagnes et sur ces rocs qui font au fleuve un si pittoresque décor, se dresse quelque vieux burg éventré, profilant sur le ciel sa silhouette mélancolique. De Bingen, partent à chaque moment des trains et des bateaux à vapeur qui vous conduisent à Wiesbaden, à Ems, Mayence, Francfort et vous permettent des excursions charmantes et si rapides que le soir on est rentré à Creuznach.

Si l'exercice est une prescription médicale, s'il est une

des nécessités de la cure, le malade s'y soumet avec plaisir, car il est plein d'attraits et de distractions. Promenades à plat terrain, promenades dans les montagnes,
sur les rochers, dans les forêts, beautés naturelles, souvenirs historiques, tout est là réuni pour le plaisir
des yeux et de l'intelligence.

Un milieu nouveau, des habitudes nouvelles, un air pur
un doux climat, des distractions, de l'exercice, constituent pour la cure un ensemble d'adjuvants. Je veux
même admettre qu'un certain nombre de maladies s'é-
teindraient dans de pareilles conditions, mais ce ne sont
pour moi que des accessoires, des adjuvants de la cure ;
les eaux salines en bains et en boissons, restent la partie
essentielle, indispensable du traitement. Certaines personnes et malheureusement aussi quelques médecins
doutant de l'efficacité des eaux, attribuent les guérisons
obtenues dans les stations balnéaires au changement
d'air, aux plaisirs du voyage et du séjour. Cette opinion
ne repose pas sur une étude attentive des faits. Ceux qui
la professent ne se sont jamais donné la peine ni de
réfléchir sérieusement à cette importante question et
moins encore d'aller l'étudier cliniquement dans les villes
d'eaux.

Un riant paysage ne soulage ni de la goutte, ni du
rhumatisme, un beau site ne guérit pas les dartres, une
société agréable ne délivre pas des scrofules et tous les
plaisirs, toutes les distractions que peuvent donner les
stations balnéaires ne sauraient guérir une arthrite, un
engorgement du foie ou de la matrice.

Si les accessoires, si les adjuvants de la cure suffisent
à eux seuls à guérir les maladies, puisqu'ils sont les
mêmes dans toutes les villes d'eaux, on pourrait indiffé-

remment envoyer les malades dans n'importe quelle station sans se soucier de la constitution chimique et de l'action thérapeutique des eaux qui s'y trouvent. Qui oserait soutenir un pareil paradoxe ?

Ce n'est pas d'aujourd'hui que l'action des eaux minérales est connue, les livres Hippocratiques, les plus vieux qui soient parvenus jusqu'à nous, la signalent déjà. Hippocrate interprète des idées de son temps et de celles de ses prédécesseurs, dont les écrits ont disparu, dit dans son *Traité des airs et des eaux* : « Il est néces-
» saire aussi de connaître la qualité des eaux, qui ne
» diffèrent pas seulement par la saveur et le poids, mais
» encore par leurs propriétés. »

Ces propriétés ont été mises en lumière par les études chimiques et les travaux cliniques des modernes ; aveugle qui refuse de les voir. Bordeu a pu dire avec raison : « Je regarde comme incurable toute maladie chronique qui a résisté aux eaux minérales ». Les eaux sont en effet le plus puissant modificateur de l'organisme.

Je l'ai dit déjà, les éléments de la cure sont complexes, mais je ne range pas parmi eux la foi, qui sauve pourtant. Les eaux guérissent les croyants et les sceptiques. Je place au premier rang des éléments de la cure, les eaux prises en bain et en boisson. Mais j'attache une importance extrême aux moyens accessoires, aux adjuvants dont j'ai parlé : le milieu nouveau, les habitudes nouvelles, la distraction et l'exercice.

RÉGIME.

L'usage des eaux en bains et en boissons, l'exercice auquel les malades se livrent au grand air, accélèrent l'usure des tissus et réclament un régime reconstituant et tonique. Jamais le malade ne doit souffrir de la faim, mais il ne doit pas se départir des règles de la tempérance. Il évitera tous les aliments d'une digestion difficile, tels que les viandes grasses, le porc, l'oie, le canard ; les poissons gras, tels que les anguilles, les carpes. Il n'emploiera pas trop d'épices dans sa cuisine, afin de ne pas surexciter la muqueuse gastro-intestinale, déjà irritée par l'usage des eaux en boisson. Tous les mets fortement fumés, salés ou très gras, doivent être laissés de côté.

Pendant un certain temps on défendait aux malades qui venaient faire une cure à Creuznach, de manger des pommes de terre. On craignait que l'iode tenu en solution dans les eaux salines ne s'unît à la fécule des pommes de terre. Cette combinaison n'est pas à craindre. et les malades peuvent à leur gré manger ce tubercule, fort digestible d'ailleurs. Une longue expérience s'est prononcée sur ce point.

L'alcalinité des eaux de Creuznach a toujours porté les médecins à défendre aux malades l'usage des acides pendant la cure. Cette interdiction n'est pourtant pas absolue. Il ne faut pas prendre de fruits ou de légumes ou de sauces acides pendant que les organes digestifs renferment encore les eaux salines. Mais quand l'eau a été ingérée depuis quelques heures, l'usage de certains fruits présente peu d'inconvénients.

Pris immédiatement avant ou après l'ingestion de l'eau saline, les fruits acides peuvent non seulement neutraliser l'action thérapeutique de l'eau, mais encore provoquer des troubles digestifs. Dans les conditions que nous venons d'indiquer, on peut permettre aux malades l'usage des fruits doux et mûrs, tels que : les cerises, les poires, les mirabelles, les reines-claude, les raisins, les abricots, les pêches, les fraises. On leur recommandera de s'abstenir de pommes, de groseilles, de concombres, de salades.

La cuisine allemande fait un grand usage de compotes, le malade peut manger de celles qui sont préparées avec des fruits doux et bien mûrs.

Les repas seront assaisonnés de quelques verres de vin vieux de Bordeaux, de la Nahe ou du Rhin. Les boissons alcooliques stimulent la digestion, soutiennent les forces et préviennent ainsi l'action débilitante de la cure. Le café et le thé sont également permis, ce sont des boissons stimulantes comme les alcooliques.

REPOS. — SOMMEIL.

Les soucis, le travail intellectuel prolongé, les fatigues excessives doivent être soigneusement évités. Le malade se reposera après son diner. Il ne veillera pas trop tard, il se couchera avant dix heures. « Un long sommeil, dit le Dr Prieger, est toujours très avantageux pour la plupart des baigneurs, il leur est nécessaire pour leur permettre de supporter les fatigues de la cure.

VÊTEMENTS.

L'habillement exige certaines précautions. L'usage des bains chauds augmente, chez tous les malades, l'activité de la peau et son impressionnabilité; ils ne présentent donc pas, aux variations de la température, la résistance habituelle. Les baigneurs porteront toujours des vêtements chauds et se garantiront contre l'humidité et les courants d'air.

———

Nous terminerons ce chapitre en disant à nos lecteurs : aucun de ces conseils n'est puéril, et l'inobservance des règles que nous venons de tracer, peut enrayer tous les effets d'une cure que l'on était venu faire à si grands frais et au prix de tant de sacrifices. Ces conseils sont dictés par une expérience très longue, il ne serait pas sage de ne point les écouter.

DE LA CONDUITE À TENIR APRÈS LA CURE.

Bien des malades quittent Creuznach sans avoir obtenu la guérison qu'ils y étaient venu chercher. Et plus d'un s'en retourne désespéré, croyant avoir perdu son temps et son argent. Cette désillusion est la conséquence toute naturelle des idées exagérées que se font certaines personnes sur la vertu curative des eaux de Creuznach. Dans la plupart des cas, on n'envoie les malades aux eaux minérales qu'après avoir épuisé sur eux toutes les ressources de la thérapeutique ordinaire. Il y a des mois, des années peut-être que des médecins ont employé contre la maladie toutes les ressources de leur art et de leur intelligence. En désespoir de cause, on envoie le patient à Creuznach et celui-ci s'imagine qu'en vingt et un jours, il sera délivré de ses souffrances.

La science et la nature ne font pas de miracles, il faut que les malades renoncent à cette folle espérance de voir se réaliser en quelques jours des succès si prodigieux. Ils viennent à Creuznach s'imprégner des principes salins que les eaux renferment et ils doivent attendre le résultat de cette absorption médicamenteuse. Rarement, elle fait sentir ses effets d'une façon immédiate, c'est peu à peu que le principe thérapeutique emmagasiné dans l'économie, pendant la cure, dégage ses effets salutaires. Le malade emporte avec lui, dans son sang et dans tous ses tissus, l'agent de sa guérison puisé si largement dans l'eau saline prise en bains et en boisson. Il emporte avec lui une énergique stimulation des fonctions de la peau qui survivra longtemps aux bains qui l'ont provoquée et dont les effets salutaires se dégageront peu à peu. C'est là une idée que je ne saurais trop vulgariser et dont tous les malades devraient être pénétrés, c'est qu'on ne guérit pas pendant son séjour à la station balnéaire, mais après ; on va chercher là les éléments de sa guérison. Rien de plus. C'est dans les trois ou quatre mois qui suivront son séjour à Creuznach que le malade verra se produire ou l'amélioration, ou la guérison de ses maux. Pendant tout ce temps, il reste sous l'influence de l'action des eaux minérales et il doit soigneusement se garder de troubler l'évolution des phénomènes thérapeutiques par un régime désordonné ou des traitements nouveaux. Attendre et ne rien faire, telle est la conduite à suivre après une cure.

Mais si le séjour à Creuznach n'a pas été suffisamment prolongé, si l'imprégnation médicamenteuse n'a pas été assez longue, le malade pourra continuer chez lui la cure en prenant des bains artificiels préparés avec l'eau mère et en buvant l'eau de la source Élisabeth.

Dès que le malade a quitté Creuznach, il ne doit plus observer les restrictions que les propriétés particulières de la source lui imposaient. Il peut prendre des acides et des fruits.

Dans certaines circonstances, les résultats de la cure peuvent être aidés ou précipités par le séjour à la campagne ou dans un pays dont le climat soit favorable à la constitution du convalescent.

Chez certaines personnes, on complète la cure par l'usage d'eaux ferrugineuses naturelles ou des bains de mer. Les eaux ferrugineuses sont recommandées chez les personnes anémiques ; les bains de mer chez celles qui ont conservé une certaine irritabilité des nerfs et un relâchement de la peau et des tissus.

Il est beaucoup de malades qu'un seul séjour de quelques semaines à Creuznach guérit définitivement. Mais les résultats de la cure ne sont pas toujours aussi prompts. Beaucoup de patients sont améliorés, mais non guéris ; dans bien des cas, ils doivent revenir demander à la source un nouvel effort contre l'affection tenace dont ils sont atteints depuis longtemps. « On aurait tort, dit Trousseau, si les antécédents font préjuger la persistance probable du mal, de s'en tenir à cette première médication. Il faut, après un temps de repos suffisant, y revenir encore. »

Quelques malades font deux cures pendant la même saison, mais il faut avoir soin de laisser entre elles un repos de quatre semaines ; à cette condition vous pouvez espérer une action salutaire de cette puissante médication.

S'il est exceptionnel de voir des malades faire deux cures dans la même saison, il est très fréquent de voir revenir pendant plusieurs années ceux qui, n'ayant d'abord obtenu qu'une amélioration, poursuivent courageusement l'œuvre entreprise. Vous retrouvez à chaque saison bien des figures connues. Ce sont des malades qui élèvent leur ténacité à la hauteur de celle de leurs maux ; à une maladie chronique ils opposent un traitement chronique et la guérison finit toujours par être le prix de cette héroïque persistance.

ACTION DES EAUX MINÉRALES DE CREUZNACH.

Les eaux de Creuznach renferment une vingtaine de sels minéraux ; il ne saurait sans doute entrer dans l'esprit de personne que ces eaux jouissent d'autant de propriétés, qu'elles possèdent de principes différents. Je suis fort porté à croire que la combinaison de ces divers éléments minéralisateurs forme un tout thérapeutique et que ces eaux n'agissent que par leur ensemble hydrologique. Mais si nous n'attribuons pas aux eaux de Creuznach autant de vertus spéciales qu'elles renferment de principes minéralisateurs, nous croyons pourtant qu'elles doivent leurs propriétés essentielles à leurs principes dominants : le chlorure de sodium, le chlorure de calcium, l'iode et le brome.

Nous avons à examiner l'action de ces eaux sous trois aspects différents, selon qu'on les prend en boissons, en bains, ou qu'on en inhale les vapeurs auprès des bâtiments de graduation.

LES EAUX PRISES EN BOISSON.

Le principe minéralisateur que l'eau de Creuznach renferme en plus grande quantité, c'est le chlorure de sodium. Sur 16 onces elle en contient 72 grains. C'est un des agents les plus actifs de la cure ; étudions donc ses effets sur l'économie.

Mais remarquons tout d'abord que le sel marin est un des composés minéraux les plus répandus dans la nature. La terre en renferme des masses considérables, ce sont les mines de sel gemme ; l'eau des mers en contient de 30 à 40 p. c. et l'air des continents lui-même en présente toujours des traces à l'analyse chimique. Il fait partie intégrante de l'organisme des plantes dont nous nous nourrissons et notre sang en contient 4 à 5 parties pour 1,000. Toute la nature et tout notre être est imprégné de ce principe dont on comprendra bien tout à l'heure toute l'importance vitale. Nous absorbons le chlorure de sodium de toutes manières ; pourtant il ne s'accumule pas dans l'économie ; s'il est ingéré en excès, il est éliminé par l'urine. Les belles recherches de Lehmann ont démontré que la quantité de chlorure de sodium contenue dans le sang reste à peu près la même alors que l'on fait absorber à l'individu en expérience des masses assez considérables de ce sel. C'est surtout par les glandes sudoripares et rénales qu'il s'élimine.

Les urines et la sueur sont riches en chlorure de sodium.

Le sel marin exerce sur les liquides et les grandes fonctions de l'économie une influence que nous allons étudier.

Les curieuses expériences de Plouviez et de Poggiale
ont démontré que le sel marin augmente la quantité de
globules contenue dans le sang. Pendant deux mois,
Plouviez ayant ajouté à son régime dix grammes de sel
de plus qu'à l'ordinaire, Poggiale, analysant son sang,
y trouva que le nombre des globules avait augmenté
d'une manière notable (143 au lieu de 130), tandis que
l'albumine et l'eau avaient diminué. Le sel n'a pourtant
pas de vertus hématogènes, mais il empêche la destruction des globules, c'est un agent conservateur.

Le chlorure de sodium agit sur la nutrition en augmentant les combustions. Voit avait déjà signalé ce fait
que les recherches de Rabuteau ont confirmé. Le médecin français a constaté, en comparant ses urines
recueillies pendant deux périodes de huit jours, une
grande variation dans la quantité d'urée qu'elles contenaient. Pendant l'époque où Rabuteau ajoutait à ses aliments dix grammes de sel en plus que la quantité ordinaire, l'urine renfermait vingt pour cent d'urée en plus
qu'elle ne présentait dans les jours où la salaison était
régulière. Or, l'urée étant le produit final le plus important de la transformation régressive des tissus, sa présence en plus grande quantité dans l'urine prouve que
les combustions ont été plus actives.

La théorie indique que la température du corps doit
s'élever avec l'activité des combustions.

Il en est réellement ainsi ; Rabuteau a constaté qu'à
l'époque du régime très salé un thermomètre placé dans
son aisselle marquait 37°,4 ; il ne marquait plus que
36°,9 pendant la période du régime peu salé.

L'activité des combustions sous l'influence du sel marin explique ce qui se passe chez les animaux auxquels

les éleveurs font prendre une certaine quantité de ce sel. La nutrition chez eux devient plus active, ils mangent davantage, ils prennent bientôt un aspect de vigueur et de prospérité remarquable, leur poil est plus lisse, leur chair plus succulente, leur fécondité plus grande. Et pourtant ils n'augmentent pas de poids ; ce résultat s'explique aisément si l'on songe que le chlorure de sodium, en activant les oxydations, brûle en plus grande quantité les matériaux ingérés. Si la machine animale chauffée par le sel marin devient plus active, elle tombe dans le marasme et la torpeur quand ce stimulant lui fait défaut. Tout le monde connaît l'histoire de ces seigneurs russes qui, pour réaliser quelques économies, avaient privé leurs serfs de leur ration de sel ordinaire.

Ces malheureux tombèrent bientôt dans une cachexie aqueuse et albuminurique et il fallut, pour les sauver de la mort, leur rendre bien vite du sel.

Wundt a vérifié le fait sur lui-même ; s'étant privé de sel pendant trois jours, il vit au bout de ce temps l'albumine paraître dans ses urines.

L'albuminurie doit fatalement se produire quand la quantité de chlorure de sodium, contenue normalement dans le sang, vient à baisser. On admet aujourd'hui qu'une partie de l'albumine est unie dans le sang avec les sels alcalins et surtout le chlorure de sodium. C'est cette union qui maintient l'albumine à l'état de solution dans le sang, et l'empêche de dialyser à travers le filtre rénal. Mais si la quantité de sel diminue soit absolument, soit relativement dans les cas où la proportion d'eau augmente, vous verrez l'albumine apparaître dans les urines. Injectez de l'eau pure dans le sang et l'urine se charge d'albumine, injectez de l'eau salée et l'albumine ne paraît pas, elle reste en solution. Ces expériences démontrent que la diminution du chlorure de sodium, dans le liquide sanguin, est une des conditions étiologiques de certaines formes de l'albuminurie.

La saveur piquante du sel marin en a fait le condiment le plus indispensable de notre alimentation ; en provoquant une sécrétion plus abondante de salive et de suc gastrique, il devient un des agents les plus actifs de la digestion.

On savait depuis longtemps que le suc gastrique normal est toujours acide ; on sait aujourd'hui que c'est à l'acide chlorhydrique qu'il doit son acidité. Le rôle de cet acide est d'une importance capitale, puisque le suc gastrique est inactif quand il est neutre. Bardleben avait démontré, par ses expériences, que le chlorure de sodium augmente la sécrétion du suc gastrique. Mais sa démonstration était peut-être un peu brutale. Il introduisait directement le sel en nature dans l'estomac des animaux, par une fistule gastrique. On pouvait se demander si un régime salé produirait les mêmes effets.

Rabuteau a complété les expériences de Bardleben. Il soumettait des animaux à un régime fortement salé, et recueillait, par une fistule stomacale, le suc gastrique. Puis, comparant ce liquide sous le rapport de la quantité et de la qualité, à celui qu'on recueillait dans les périodes où le régime était moins salé, Rabuteau constata : 1° que le suc gastrique recueilli par la fistule pendant un temps déterminé était plus abondant sous l'influence d'un régime très salé que sous l'influence d'un régime ordinaire ; 2° que le même suc était plus acide.

Il est donc prouvé que le sel, ajouté en excès à l'alimentation, augmente la quantité et l'acidité du suc gastrique.

14

Cette augmentation d'acidité du suc gastrique explique un fait très important signalé par Sabelin et Dorogow. On sait que le phosphate de chaux, étant insoluble dans l'eau, ne peut être absorbé qu'après avoir été dissous à l'aide d'un acide. Or ces observateurs ont démontré que le chlorure de sodium favorisait la pénétration dans le sang du phosphate de chaux introduit par l'alimentation, et son dépôt dans le tissu osseux. C'est l'acide chlorhydrique en plus grande quantité dans le suc gastrique qui favorisait cette absorption. On comprend aussitôt toute l'importance du chlorure de sodium chez les personnes dont l'ossification est défectueuse, chez les rachitiques, par exemple.

L'action du chlorure de sodium sur l'intestin varie selon la quantité et la rapidité avec laquelle on ingère cette substance.

Sous l'influence d'une alimentation très salée, vous voyez la constipation se produire. Mais quand le chlorure de sodium est introduit brusquement et à haute dose dans les voies digestives, comme le font à Creuznach les malades qui boivent avec excès l'eau de la source Élise, ce principe n'est absorbé qu'en faible quantité, il chemine en majeure partie dans le tube intestinal qu'il irrite, les sécrétions intestinales deviennent trop abondantes et la diarrhée survient.

Certaines personnes ont cru que l'usage immodéré et longtemps prolongé du sel pouvait donner la pierre et le scorbut. Nous ne nous arrêterons pas à discuter des assertions que le moindre examen réduit à néant.

Après le chlorure de sodium se place immédiatement le chlorure de calcium, tant sous le rapport de sa quantité que de sa valeur thérapeutique.

L'eau de la source Élise contient dans mille grammes 1,499 gramme de chlorure de calcium.

La plupart des malades adultes buvant chaque jour un litre d'eau saline, on peut dire qu'ils ingèrent à peu près 1,50 gramme de chlorure de calcium.

Quelle est l'action physiologique de ce sel? Les auteurs sont muets sur ce point; le chlorure de calcium a pour ainsi dire disparu de la thérapeutique depuis la découverte de l'iode.

Autrefois, il jouissait d'une grande réputation dans le traitement des maladies scrofuleuses. Aujourd'hui, on n'en parle plus, l'iode l'a complètement détrôné. Fourcroy, Wood et Hufeland en avaient pourtant obtenu de beaux résultats dans les adénites scrofuleuses et les syphilis invétérées.

M. le Dr Aug. Wimmer, de Creuznach, a entrepris de fixer la science sur ce point important, en se soumettant lui-même à des expériences sur l'action du chlorure de calcium. Dans une période préliminaire de sept jours, il détermina tous les jours, à la même heure, le poids de son corps, celui de la nourriture solide et liquide, celui de la sécrétion par les reins, les selles, la peau et les poumons. La quantité, la qualité, la pesanteur spécifique de l'urine sont notées deux fois par jour; on indique la quantité d'urée, d'acide urique, phosphorique et de chlorures contenus dans ce liquide.

La seconde période de l'expérimentation se divise en deux septenaires. Dans le premier, M. Wimmer prend chaque matin 0,50 centigrammes de chlorure de calcium, dissous dans 150 grammes d'eau. Dans le second septenaire, la dose ingérée de ce sel est portée à un gramme.

Plus tard, M. Wimmer reprit la même étude, dans les mêmes conditions expérimentales, et porta la dose du chlorure de calcium jusqu'à 1,50 gramme par jour.

Le goût du chlorure de calcium, dit M. Wimmer, est salé et désagréablement amer, mais ce sel ne cause ni douleur cuisante, ni malaise de l'estomac.

L'appétit n'est pas influencé par lui, les fonctions du cœur ne subissent aucune altération; à la dose de 1,50 gramme par jour, il augmente légèrement la soif.

Son effet est diurétique, la quantité d'urine excrétée s'accroît avec la dose de chlorure ingérée, elle augmente de 160 grammes par jour, le poids des selles s'accroît de 19 grammes par jour.

Malgré l'effet diurétique, le chlorure de calcium augmenta le poids spécifique de l'urine qui s'éleva de 1021,5 à 1023,2.

La quantité de l'urée s'accrut continuellement, elle s'éleva jusqu'à 5,42 grammes en plus que dans la période préliminaire. La quantité d'acide urique diminua de sept centigrammes par jour.

Les sulfates et les chlorures s'accrurent presque également, les premiers de 1,69 grammes, les seconds de 2,26 grammes.

L'acide phosphorique est un peu augmenté (0,79 centigrammes).

La diminution du poids du corps était progressive; pendant que le chlorure était pris à la plus haute dose, le poids diminuait chaque jour de 125 grammes.

M. Wimmer conclut de ses recherches que le chlorure de calcium active les combustions et hâte la transformation et l'élimination de toutes les matières azotées devenues inutiles à l'organisme. Sous l'influence de cet agent, l'absorption est augmentée. Il n'est préjudiciable à aucune des fonctions de l'organisme, mais la digestion est troublée si le chlorure de calcium est introduit dans l'estomac à forte dose, ou en solution trop concentrée.

Le chlorure de potassium, que l'on rencontre aussi dans les eaux de Creuznach, augmente également l'activité des combustions. Lui aussi accroît la quantité d'urée dans les urines.

Comme dans les mers, l'iode se trouve dans les eaux de Creuznach à l'état d'iodure de sodium et de magnésium.

En répandant à profusion l'iode autour de nous, la nature a montré l'importance qu'elle attachait à ce métalloïde qui fait partie intégrante de notre organisme.

Les recherches de Chatin ont démontré que l'iode existe dans les eaux de la mer, ce que tout le monde savait, mais aussi dans les eaux douces. A leur source, ces eaux ne contiennent pas d'iode, elles s'en chargent en traversant des terrains qui en contiennent et en recevant des débris organiques de plantes et d'animaux.

L'atmosphère renferme de l'iode ; il provient surtout des eaux qui tendent continuellement à s'en dépouiller en tout (les eaux douces) ou en partie (l'eau de mer).

Les eaux pluviales sont plus riches en iode que les autres eaux douces.

La neige et la rosée sont moins iodurées que la pluie.

L'air des lieux mal aérés et surhabités est en partie privé de son iode.

L'iode pénètre de toutes parts dans notre organisme : par les eaux, par l'air que nous respirons, car l'analyse chimique a démontré que les gaz expirés ne renferment plus que la cinquième partie environ d'iode contenu dans l'air inspiré.

Il nous arrive encore par les liqueurs fermentées : le vin, le cidre, le poiré ; par le lait, surtout le lait d'ânesse et principalement par les œufs. Nous trouvons encore l'iode dans les animaux qui vivent dans l'eau douce, les écrevisses, les grenouilles, les goujons, dans les plantes aquatiques telles que le cresson, le phellandrium, le beccabunga.

L'iode est nécessaire à l'organisme ; si ce métalloïde vient à lui manquer, il se trouve aussitôt placé dans des conditions anormales et la santé s'altère.

L'effet principal de l'action des iodures introduits dans l'organisme c'est d'amoindrir les combustions. L'urée excrétée par les urines diminue considérablement et sous l'influence de l'absorption journalière d'un gramme d'iodure, la quantité d'urée excrétée, qui est normalement de 20 à 22 grammes par jour, peut descendre, d'après Rabuteau, jusqu'au chiffre de 13 à 14 gr. Ces expériences nous permettent tout d'abord de regarder l'iode comme agent d'épargne, comme un antidéperditeur, comme un reconstituant. Comme tel, son emploi est justifié dans les maladies d'épuisement et les états de dénutrition : chloro-anémie, débilité, scrofule, phthisie, diabète.

En Russie, on regarde l'iode comme un agent hématogène et on le destine aux mêmes usages que le fer.

On avait longtemps cru que l'iode et ses composés augmentaient la désassimilation et faisaient maigrir. Les recherches des expérimentateurs modernes ont démontré l'erreur de cette opinion. Les iodés ralentissent le mouvement nutritif, ils provoquent l'embonpoint.

Administrés à dose médicamenteuse, les iodés produisent aussi des phénomènes fort sensibles d'excitation générale, et à ce titre ils pourraient être rangés parmi les excitants. Les glandes salivaires et les reins fonctionnent avec plus d'activité, l'appétit augmente d'une manière notable, les fonctions digestives s'accomplissent avec une grande perfection, la circulation devient plus active, la peau plus chaude.

Mais si l'iode n'est pas un désassimilateur comment interpréter ses propriétés fondantes si manifestes dans certains cas.

Von Boek croit que l'iode active les échanges de l'albumine, non pas de l'albumine du sang, mais de celle des organes. C'est par cette action sur l'albumine qu'on peut expliquer l'influence fondante des iodés.

Parmi les principes contenus dans les eaux de Creuznach, nous trouvons encore les bromures de calcium et de sodium.

Ces sels exercent une action importante sur l'axe cérébro-spinal, la respiration, la circulation et la température.

Les bromures agissent sur le cerveau à la façon des hypnotiques. Non pas, dit Krosz, qu'ils produisent de la somnolence ou un sommeil irrésistible, comme le font les narcotiques, mais bien plutôt un sentiment de repos qui invite au sommeil, une diminution de l'impressionnabilité réflexe du cerveau, de sorte que des impressions qui, à l'état normal, provoqueraient une réaction vive, passent alors presque entièrement inaperçues.

Les bromures agissent sur la moelle épinière, puisqu'ils calment l'intensité des actions réflexes.

Ils ralentissent la respiration, ils diminuent l'activité

cardiaque, ralentissent les contractions du cœur et abaissent la pression sanguine ainsi que la température.

Si les bromures sont des modérateurs du système nerveux et du cœur, ils sont aussi des modérateurs de la nutrition, car sous leur influence l'urée s'élimine en moindre quantité.

Un principe qui doit, après les bromures, fixer notre attention, c'est le lithium qu'on trouve surtout dans les eaux de Creuznach à l'état de chlorure.

La lithine est un diurétique puissant qui rend promptement les urines alcalines, mais sa propriété essentielle celle qui lui a donné une place importante dans la thérapeutique, c'est de dissoudre avec une grande facilité l'acide urique. Elle forme avec l'acide urique et les urates un urate de lithine très soluble. Cette propriété remarquable a été utilisée avec le plus grand succès dans le traitement de la goutte. Cette maladie est caractérisée par une prédominance évidente de l'acide urique et d'urates fort peu solubles. Ce sont ces sels qui constituent la principale matière des concrétions articulaires. Or la lithine est leur meilleur dissolvant, non seulement dans un verre à expérience, mais encore dans l'organisme. Sous son influence on voit les concrétions goutteuses diminuer et disparaître complètement.

On emploie la lithine chez les sujets atteints de goutte chronique ou chez ceux qui sont en proie à la diathèse urique liée à la gravelle.

Sous l'action de ce remède, on voit les accès de goutte diminuer de fréquence et d'intensité, l'état général s'améliore et l'acide urique cesse d'être charrié par les urines.

Nous trouvons encore dans les eaux de Creuznach le carbonate de chaux. Ce sel se décompose dans l'estomac sous l'influence des acides qu'il y rencontre et son acide carbonique est mis en liberté. Une partie pénètre dans la circulation à l'état de phosphate, la plus grande quantité échappe à l'absorption et arrive probablement à l'état de carbonate dans le segment inférieur du canal intestinal.

Le phosphate de chaux exerce une action manifeste sur la nutrition, c'est une substance réparatrice au point de vue thérapeutique, car elle joue certainement le rôle d'aliment minéral, surtout dans la nutrition des os. Aussi le phosphate de chaux est-il employé avec succès dans les affections du système osseux, telles que : les fractures, le rachitisme, l'ostéomalacie, le mal de Pott. Mais indépendamment de son influence sur l'ossification, le phosphate de chaux exerce encore une action spéciale sur l'irritabilité, sans laquelle il ne saurait y avoir ni assimilation, ni nutrition. L'insuffisance de ce sel portée à un trop haut degré provoque la mort au milieu des symptômes de l'inanition ; si elle est moins prononcée, la vie reste possible, mais on voit survenir cette série de phénomènes qui caractérisent le lymphatisme et la scrofule.

Nous rencontrons encore un autre sel qui est digne de fixer notre attention, c'est le carbonate de baryte. La baryte fut signalée dès l'année 1780 par Crawford, qui avait reconnu les bons effets de cet agent dans le lymphatisme et la scrofule. Les recherches des médecins français et italiens ont confirmé les résultats obtenus par Crawford.

Enfin les eaux de Creuznach renferment encore deux principes dont la thérapeutique fait un grand usage : c'est le fer et le manganèse sous les formes de carbonate et d'oxyde.

Le rôle essentiel du fer dans l'organisme est de contribuer d'une manière efficace à la régénération des globules rouges. Il active donc la nutrition, puisque les globules du sang sont les agents directs des oxydations. Le fer est donc un hématogène et par suite un excitateur de la nutrition. Les expériences ont du reste démontré que sous l'influence du fer, l'urée apparaît en plus grande quantité dans les urines, la température animale augmente et la circulation est activée.

L'étude de l'action physiologique et thérapeutique du manganèse n'est pas aussi avancée que celle du fer, mais puisque ce métal entre dans la composition des globules du sang, son rôle doit être le même que celui du fer et on peut le regarder comme un excitateur de l'hématose. Toutefois son importance est moindre que celle du fer, car il existe en très faible quantité dans le sang.

Si nous résumons l'étude à laquelle nous venons de nous livrer, nous voyons que les eaux de Creuznach renferment des chlorures de sodium, de calcium et de potassium, des iodures de sodium et de magnésium, des bromures de calcium et de sodium, du chlorure de lithium, du carbonate de chaux, qui se transforme en phosphate dans l'économie, du carbonate de baryte, du fer et du manganèse à l'état de carbonate et d'oxyde.

Tels sont les éléments essentiels que l'on rencontre dans les eaux de la source Élise et de la source Oranien, les seules que l'on emploie en boisson.

Je ne crois pas qu'une eau minérale possède autant de propriétés que de principes différents, je pense plutôt que la combinaison des éléments minéralisateurs forme un tout thérapeutique, un ensemble hydrologique; mais je reconnais aussi le rôle des principes prédominants.

L'analyse chimique nous montre les eaux de Creuznach constituées par un grand nombre de principes divers. Mais qu'on veuille bien le remarquer, ces principes, malgré leur diversité, exercent sur l'organisme une action à peu près semblable.

Les chlorures de sodium, de calcium, de potassium, le fer et le manganèse peuvent être regardés comme des excitateurs de la nutrition, tous augmentent la quantité d'urée sécrétée et par conséquent l'activité des combustions.

Le carbonate de chaux donne lieu, dans l'économie, à la formation du phosphate de chaux, qui joue un si grand rôle dans la nutrition des os. Par son action spéciale sur l'irritabilité, ce sel fovorise l'absorption et l'assimilation et partant, exerce sur la nutrition une action des plus favorables.

Les iodures agissent également comme des excitants de l'organisme et activent les échanges de l'albumine des organes.

Les sels de lithine transforment les urates et l'acide urique, fort peu solubles comme on le sait, en urates de lithine, d'une grande solubilité. Ce sont de précieux agents dans le traitement de la goutte, de la gravelle et de la diathèse urique.

Les sels de baryte n'ont pas encore été suffisamment étudiés au point de vue scientifique, mais nous pouvons dire que la pratique leur doit de remarquables succès dans le traitement de la scrofule et du lymphatisme.

Les bromures doivent être regardés comme des modérateurs de la nutrition et de l'activité du système nerveux central.

L'analyse chimique et l'étude des principes minéralisateurs des eaux de Creuznach nous en font pressentir les propriétés thérapeutiques. Elles sont admirablement appropriées à tous les cas où l'organisme manque de vitalité, où la nutrition est languissante, où toutes les fonctions s'accomplissent difficilement; dans tous les cas où il faut stimuler la puissance de l'absorption. En activant la sécrétion des principes les plus importants de la digestion, le chlorure de sodium, si abondamment répandu dans les eaux que nous étudions, réveille l'activité fonctionnelle de l'estomac, provoque l'appétit, favorise l'assimilation et dispose l'organisme à profiter des ressources fournies par l'alimentation.

Qui ne voit immédiatement l'importance thérapeutique de pareilles eaux et quelles immenses ressources elles fournissent aux médecins qui sauront les manier.

LES EAUX PRISES EN BAINS.

Quelle est l'action des eaux minérales prises en bains?

Cette action se compose de celle du bain lui-même et de celle des principes médicamenteux qu'il renferme.

Les bains que l'on prend à Creuznach sont tièdes, leur température varie selon la prescription du médecin de 25 à 30° R. (31°25 à 37°5 C.). Étudions l'action de ces bains au point de vue physiologique, hygiénique et thérapeutique, indépendamment des principes médicamenteux qu'ils renferment.

Les effets physiologiques sont locaux et généraux. Les effets locaux se produisent sur la peau. Dans le bain le tégument externe se débarrasse de ce vernis gras dont la transpiration le tapisse, de la poussière et des lamelles épidermiques qui s'accolent à sa surface. Ces lames d'épiderme restent dans l'eau du bain, ou si elles adhèrent encore au derme, le moindre frottement les enlève.

Nous pouvons donc dire déjà que le bain tiède maintient la propreté de la peau et la rend plus apte à remplir les importantes fonctions qui lui sont dévolues : absorption, exhalation, sécrétion, excrétion.

Les effets généraux s'adressent aux fonctions de circulation, respiration, calorification, innervation. Le bain tiède suffisamment prolongé exerce sur le pouls, une action sédative, il calme l'excitation nerveuse, délasse des fatigues physiques et produit une sensation agréable de chaleur et de bien-être.

Certaines personnes croient que l'action des bains tièdes est débilitante. Pris à la température que nous avons indiquée, et même prolongés pendant une heure chaque jour, ces bains n'exercent sur l'organisme aucune action débilitante.

Notre expérience personnelle, jointe à celle de plusieurs de nos confrères, nous permet de l'affirmer. Croit-on que si les bains avaient cette influence nuisible sur l'organisme, les Grecs et les Romains, nos maîtres dans les connaissances balnéaires, eussent institué comme une règle d'hygiène la prescription de se baigner chaque jour ? Prescription si religieusement suivie, qu'un grand nombre de personnes la mettaient en pratique plusieurs fois par jour.

Au point de vue thérapeutique, l'action du bain tiède est sans cesse invoquée pour calmer l'éréthisme nerveux et pour adoucir une foule de phlegmasies externes ou internes.

Indépendamment de l'eau tiède, le bain de Creuznach renferme encore tous les principes médicamenteux que nous avons précédemment indiqués.

Quelle est l'action de ces principes? Nous nous trouvons ici en présence d'une question fort importante et qui a vivement préocupé les physiologistes.

Ces principes médicamenteux agissent-ils simplement comme topiques par leur contact avec la peau, ou bien sont-ils absorbés et introduits dans le torrent circulatoire?

On admet généralement aujourd'hui que la peau absorbe l'eau du bain et les principes solubles mis en contact avec elle et que cette absorption atteint son maximum dans le bain dont la température est comprise entre $+24°$ et $+34$ C. Mais cette absorption, même à son maximum, ne fait pénétrer dans l'organisme qu'une très petite quantité d'eau, impuissante à modifier la constitution des liquides et des solides de l'économie. Et quant à la proportion des principes médicamenteux absorbés, elle est si faible qu'elle ne peut rien ajouter aux effets topiques du bain.

En un mot, de longues études et de nombreuses recherches ont prouvé que les bains médicamenteux n'exercent sur l'organisme qu'une action de contact et que si les substances qu'ils renferment ne sont pas volatiles et ne peuvent par conséquent être absorbées par les voies pulmonaires, elles ne seront pas absorbées par la peau et ne pénètreront dans la circulation qu'en quantité infinitésimale.

Mais à cette quantité minime de principes médicamenteux absorbés par la peau, il nous faut ajouter l'absorption qui se produit par les voies pulmonaires si ces principes sont volatils et celle qui se produit inévitablement par les muqueuses anale, vulvaire et glando-préputiale.

Mais que l'on ne s'y trompe point, l'absorption produite par ces diverses surfaces ne sera pas considérable et les bains minéraux doivent être considérés surtout comme des modificateurs puissants de la surface externe du corps, par leurs propriétés physiques et chimiques. Les bains minéraux, les douches minérales agissent surtout en stimulant les fonctions de la peau. La peau est le plus grand émonctoire de l'économie, stimulez ses fonctions, activez ses sécrétions par l'usage externe des bains minéraux et vous obtiendrez dans la thérapeutique des affections chroniques, des résultats que vous auriez inutilement cherchés dans l'emploi des plus puissants agents de la matière médicale.

Je me fais un plaisir de rapporter à l'appui des idées que je viens d'émettre l'opinion de deux cliniciens éminents qui ont fait une longue étude de l'action thérapeutique des bains minéraux.

« Ce n'est pas autant par l'absorption, dit **M. Kuhn**, » que par une certaine force dynamique que les bains » salins agissent dans la grande majorité des cas. Ils » exercent leur impression stimulante sur toute l'étendue de la peau avec laquelle ils se trouvent en contact, » ils en réveillent la vitalité, ils l'excitent, la conges- » tionnent et y produisent souvent un exanthème, une » éruption de petits boutons (poussée). En éparpillant » ainsi d'une manière uniforme sur toute la périphérie

» un certain mouvement fluxionnaire et d'excitation,
» ils parviennent à dissiper, par une sorte de pouvoir
» révulsif, des congestions ou des irritations circon-
» scrites dans un ou plusieurs points de l'organisme.
» Ce mouvement excitateur révulsif constitue un des
» grands leviers de la médication thermale. »

Dans son essai sur l'action thérapeutique des eaux de Vichy, M. Durand-Fardel dit : « Si vous considérez
» la peau non pas seulement comme un agent d'absorp-
» tion, comme un moyen de perméabilité, mais surtout
» comme un organe dont les fonctions sont les plus im-
» portantes à relever et à cause de sa vaste surface et à
» cause de la solidarité qui unit son intégrité à celle des
» autres fonctions et en particulier des fonctions diges-
» tives. Si vous la considérez encore comme une sur-
» face de révulsion sur laquelle vous essayez de dévelop-
» per une suractivité passagère, alors vous comprendrez
» tout le parti que l'on peut tirer des moyens nombreux
» que possèdent les établissements thermaux. »

Un médecin fort distingué de Creuznach, M. le Dr Aug. Wimmer, a fait une application directe des principes que nous venons d'exposer à l'emploi thérapeutique des bains de cette localité. Nous lui donnerons la parole, lui laissant exposer lui-même les résultats de ses recherches et de sa longue expérience.

« Il y a plus de vingt ans que Benecke, Lehmann et
» moi, avons constaté que si l'on reste plus d'une demi-
» heure plongé dans un bain tiède renfermant quatre à
» cinq pour cent de chlorure de sodium, aucune trace
» de ce sel ne pénètre dans le sang à travers la peau.
» Nous en avons conclu que l'action thérapeutique des
» bains minéraux ne résulte pas de la pénétration de

» leurs principes salins dans l'organisme, mais de l'ac-
» tion stimulante qu'ils exercent sur les nerfs de la
» peau. Cette excitation se propage vers la moelle et
» par une action réflexe porte ses effets sur tous les
» organes de l'économie. C'est ainsi que l'oxydation,
» l'absorption et l'assimilation sont augmentées.

» Quand les sujets présentent une grande impres-
» sionnabilité et une peau facilement irritable, l'action
» de nos bains simples suffit à produire une vive irrita-
» tion du tégument cutané et une surexcitation du
» système nerveux qui se traduit par de l'insomnie et
» bientôt de l'abattement. Chez les natures torpides,
» chez les lymphatiques et les scrofuleux, ces phé-
» nomènes ne se produisent qu'en ajoutant au bain
» des quantités plus ou moins considérables d'eaux
» mères.

» C'est là un des grands avantages des bains de
» Creuznach de pouvoir, par l'addition de l'eau mère,
» produire des effets conformes à l'état de la maladie et
» à l'irritabilité de la constitution.

» D'après le Dr Aschoff, de Creuznach, l'eau mère
» renferme en principes solides :

75 p. c. de chlorure de calcium.
9 p. c.   —   potasse.
8 p. c.   —   sodium.
7 p. c.   —   magnésium.
1 p. c. de bromures et d'iodures.

» Ce sont surtout les chlorures qui exercent leur ac-
» tion sur l'organisme.

» Les baignoires renferment ici environ trois cents
» litres d'eau. Ce bain d'eau saline contient avant l'ad-
» dition de l'eau mère de trois à trois kilog. et demi

» de sels. Chaque litre d'eau mère renfermant à peu
» près 500 grammes de sels, l'addition de dix litres
» d'eau mère nous donnera un bain contenant de huit
» à huit et demi kilog. de sels.

» Par l'addition de l'eau mère, la quantité de chlorure
» de sodium contenue dans le bain n'est guère augmen-
» tée, c'est surtout le chlorure de calcium qui s'accroît,
» puisque l'eau mère en renferme 75 p. c., et seule-
» ment 8 p. c. de chlorure de sodium.

» Tandis que dans le bain d'eau saline simple le chlo-
» rure de sodium prévalait, dans le bain chargé d'eau
» mère, c'est le chlorure de calcium qui domine.

» Or le chlorure de calcium exerce une action plus
» stimulante que celle du chlorure de sodium.

» Si l'on prépare une solution de cinq pour cent de
» chlorure de sodium dans de l'eau de fontaine, et dans
» les mêmes proportions une autre solution de chlorure
» de calcium, si on les chauffe toutes les deux à 35° C.,
» et que, dans la première, on immerge le bras droit,
» et dans la seconde, le bras gauche, voici ce que l'on
» constate : après cinq minutes, on sent dans le bras
» gauche un picotement et la peau commence à rougir.
» Ce n'est qu'au bout de vingt minutes que ces mêmes
» phénomènes se produisent dans le bras droit.

» La peau du bras gauche, après le bain, présente
» une rougeur beaucoup plus intense que celle du bras
» droit. Après que les bras sont séchés, la rougeur per-
» siste beaucoup plus longtemps à gauche qu'à droite.
» Cette expérience que j'ai plusieurs fois répétée et
» toujours avec les mêmes résultats, démontre que le
» chlorure de calcium produit sur la peau une action plus
» stimulante que le chlorure de sodium.

» L'action stimulante du chlorure de calcium est cor-
» roborée par celle des autres chlorures renfermés dans
» l'eau saline et l'eau mère. »

Pour M. le D' Wimmer, les iodures et les bromures
dissous dans l'eau de Creuznach n'exerceraient sur l'organisme qu'une faible action, en raison de leur minime
quantité. — Pour lui :

« Les bains de Creuznach ne doivent leurs effets bien
» connus dans les cas torpides de maladies de la peau,
» de scrofules, de lymphatisme, de produits exsudés
» parenchymateux et plastiques, d'origine scrofuleuse ou
» arthritique, dans les cas de résidus inflammatoires,
» non pas à l'iode et au brome, mais surtout au chlorure
» de calcium, qui exerce sur la peau une vive stimula-
« tion et augmente, par là, l'oxydation et l'absorption. »

Pour Wimmer les bains de Creuznach n'agiraient
donc sur l'organisme que par la stimulation qu'ils exercent sur la peau.

Éclairée par les recherches de la physiologie moderne,
cette hypothèse est acceptable.

Nous savons que tous les agents qui stimulent l'irritabilité des nerfs sensitifs périphériques, propagent leur
action, par l'intermédiaire de ces conducteurs, jusqu'à la
moelle épinière et au bulbe. De là l'excitation se réfléchit
par toutes les voies centrifuges et relève l'innervation de
tous les appareils et de toutes les fonctions organiques.

Les expériences de O. Naumann établissent que les
excitants cutanés agissent comme agents hyperesthé-
siques, qu'ils augmentent l'activité vitale du système
circulatoire, qu'ils renforcent les contractions du cœur,
qu'ils rétrécissent les tubes vasculaires et précipitent le
cours du sang.

Sous l'influence des excitants cutanés, les contractions du cœur deviennent plus puissantes et plus efficaces quoique plus lentes (Roehrig), la pression intra vasculaire augmente (Winternitz), les mouvements respiratoires deviennent plus actifs et les inspirations plus profondes (Delmas), la respiration cutanée est exaltée (Roehrig). Le sang est donc mieux décarburé, tant par la peau que par la ventilation pulmonaire devenue plus complète. Une plus grande quantité d'oxygène pénètre dans les capillaires qui rampent sur les parois si ténues des alvéoles pulmonaires. L'exhalation de l'acide carbonique augmente. L'urine renferme plus d'urée, moins d'acide urique et de phosphates calcaires.

La physiologie démontre donc qu'à l'excitation cutanée, succède une excitation de tout l'organisme ; de là, l'allure plus vive imprimée aux oxydations interstitielles, l'usure du protoplasme est plus complète, plus rapide et aussi l'élimination des résidus. A cette destruction plus active de la matière vivante, correspond un relèvement des forces digestives et partant l'entrée dans le sang d'une plus grande quantité de matières assimilables, l'hématopoièse se perfectionne, la nutrition s'améliore.

Nous croyons volontiers, avec M. le Dr Wimmer, à l'action stimulante produite sur la peau par le chlorure de calcium et les autres chlorures renfermés dans les eaux de Creuznach. Mais je ne puis admettre, avec lui, que les autres principes dissous dans ces eaux, n'aient aucune influence sur l'organisme. Chaptal a dit avec raison : « Quand on analyse une eau minérale, on dissèque un cadavre ». Il ne suffit pas, pour apprécier les effets thérapeutiques d'une source saline, de passer successivement en revue les substances qu'elle renferme, d'étudier leur action et de la doser d'après les résultats plus ou moins certains d'une analyse quantitative. La chimie nous présente un tableau fidèle des principes constitutifs d'une eau minérale, mais elle nous les montre disjoints. Mais ce n'est pas dans cet état que la médecine en fait usage ; elle emploie l'eau minérale telle que la nature l'a créée, en suivant les règles d'une chimie occulte, dont elle s'est réservé le secret. Ces sels, sortis isolés du creuset des chimistes, formaient dans l'eau naturelle, des combinaisons sur lesquelles l'analyse reste muette, et dont il nous est fort difficile d'apprécier les effets thérapeutiques. Ce sont les combinaisons, encore si peu connues, de ces divers principes qui nous empêchent d'établir une liaison constante entre la composition chimique d'une eau et son action médicale. « A chaque instant, dit M. le Dr Constantin James, on » rencontre entre la composition et l'action d'une eau » minérale de telles oppositions, de tels contrastes, qu'il » serait peut-être plus exact de dire que certaines ana- » lyses sont moins aptes à guider le médecin qu'à » l'égarer. »

Prenons pour exemple de ce que nous avançons quelques-unes des eaux les plus célèbres de l'Europe : Plombières, Gastein et Wildbad. Eh bien ! la minéralisation de ces sources est identique à celle des eaux potables de Paris et de ses environs. L'eau que l'on boit à Paris et qui sert à tous les usages, est minéralisée de la même manière, mais à plus haute dose que certaines sources qui possèdent de remarquables propriétés médicales.

Acceptons pour ce qu'ils valent les résultats de l'analyse chimique, mais n'en tirons pas des conclusions absolues. Cessons d'envisager l'action des eaux minérales d'après celle de chacun des principes qu'elles renferment considéré isolément et en dehors des combinaisons que la nature lui avait imposées.

Je reconnais avec M. Wimmer que la proportion d'iode et de brome contenue dans les eaux de Creuznach est bien faible si on la met en parallèle avec celle des chlorures, mais l'expérience n'a-t-elle pas démontré qu'il n'existe point de relation absolue entre les effets physiologiques d'une source et la richesse de sa minéralisation ? Il est des sources d'une activité, d'une puissance thérapeutique incontestable et dont la minéralisation est pourtant insignifiante. L'iode et le brome se trouvent dans les eaux de Creuznach à dose sinon massive, au moins parfaitement tangible, et je ne puis admettre que ces principes n'exercent aucune influence sur l'action thérapeutique de ces eaux.

La discussion à laquelle nous venons de nous livrer, montre que s'il est facile de constater l'action thérapeutique des eaux minérales, il est beaucoup moins aisé de pénétrer le mécanisme des merveilleux effets qu'elles produisent sur le corps humain. Une nouvelle hypothèse vient de surgir, elle est présentée par M. le Dr Durand-Fardel, elle mérite de fixer l'attention.

Grâce aux longs et constants efforts du Dr Burq, une science nouvelle est née, je veux parler de la métallothérapie ou Burquisme.

On sait que des effets physiologiques incontestables résultent de l'application d'une surface métallique, sur la peau revêtue de son épiderme. Ces effets se manifestent sur la sensibilité, la myotilité et la température.

Il est probable que l'action des métaux est due à la

production de courants électriques, ou à des modifications apportées au degré de tension de l'électricité périphérique.

Ces phénomènes sont en rapport de spécialité avec les métaux employés.

S'il n'est pas encore possible de tirer de ces recherches des conclusions scientifiques rigoureuses au point de vue du sujet qui nous occupe, au moins nous croyons-nous obligés, comme M. Durand-Fardel, de mettre cette hypothèse en lumière.

Il n'est pas impossible que les principes métalliques contenus dans une eau minérale ne déterminent, par le seul fait de leur contact avec la peau, des effets à la fois physiologiques et curatifs.

Nous ne nous avancerons pas davantage sur ce terrain trop peu exploré encore, et sur lequel nous ne trouverions, suivant l'expression de M. Durand-Fardel que des faits dont la critique est à peine ébauchée.

LES VAPEURS SALINES INHALÉES PRÈS DES BATIMENTS DE GRADUATION.

La muqueuse pulmonaire, dont le rôle essentiel est d'absorber l'air atmosphérique, offre une telle ténuité vers les extrémités des bronches que les substances liquides, les vapeurs ou les divers gaz la pénètrent avec une merveilleuse facilité.

L'absorption à la surface des voies aériennes, se fait avec une telle rapidité qu'en quelques minutes les principes inhalés se retrouvent dans le sang artériel et le sang veineux.

On conçoit que la thérapeutique ait songé à utiliser cette propriété éminemment absorbante de la muqueuse pulmonaire.

Nous l'avons dit ailleurs, l'air qui entoure les bâtiments de graduation étant plus froid, plus dense, renferme à volume égal plus d'oxygène. Il contient moins d'acide carbonique et plus de vapeur d'eau qu'à l'état normal. L'analyse chimique y décèle la présence de l'iode, du brôme, du chlorure de sodium en grande quantité, du chlorhydrate d'ammoniaque et de l'ozone.

La respiration entraîne ces principes dans le torrent circulatoire.

« Dans les journées brûlantes de l'été, dit M. le
» Dr Henri Prieger, les personnes bien portantes et à
» plus forte raison celles qui souffrent de la poitrine,
» éprouvent une véritable jouissance à séjourner auprès
» des bâtiments de graduation. L'air doux, calmant
» et rafraîchissant qu'on y respire provoque des inspira-
» tions pleines et profondes ; l'irritation de la toux
» se calme, les matières sèches et concrètes de l'expecto-
» ration se ramollissent et sont rejetées plus facilement.
» La dyspnée qui existait, se dissipe et avec elle ces sen-
» sations pénibles et inquiétantes qui sont ordinairement
» la suite de la gêne respiratoire. »

L'étude et l'analyse de l'air des salines expliquent les phénomènes si bien décrits par M. le Dr Prieger.

L'évaporation de l'eau qui se produit sur de vastes surfaces rafraîchit l'atmosphère et fait éprouver un sentiment de bien-être à celui qui vient se reposer, pendant les chaudes journées de l'été, auprès des bâtiments de graduation.

On connaît les heureux résultats obtenus par l'inspi-

ration de l'oxygène pur. Priestley avait déjà dit : « Quand
» je respire une certaine quantité d'oxygène, la sensa-
» tion qu'éprouve mes poumons n'est guère différente
» de celle que cause l'air commun, mais il me semble
» ensuite que mes poumons se trouvent singulièrement
» dégagés et à l'aise pendant quelque temps. »

Dans l'asthme, dans l'emphysème pulmonaire, la
dilatation bronchique, certaines formes de phthisie, les
inspirations d'oxygène ont produit de remarquables
résultats. Est-il surprenant que l'air qui entoure les
bâtiments de graduation, suroxygéné comme il l'est,
produise, chez les poitrinaires qui le respirent, un bien-
être très marqué et un amendement des principaux
symptômes ?

L'oxygène que l'on nomme aussi, avec raison, l'air
vital, est d'ailleurs l'élément essentiel des combustions
qui s'accomplissent dans tout organisme vivant et l'air
qui entoure les bâtiments de graduation le renfermant
en proportion plus considérable que celui respiré partout ailleurs, doit être regardé comme plus stimulant.
Il vient ajouter son action à celle des autres principes
excitateurs de la nutrition que l'on rencontre dans les
eaux de Creuznach, — je veux parler des chlorures de
sodium de calcium et de potassium, du fer et du manganèse. Il augmente comme eux l'activité des combustions.

L'air que l'on respire près des bâtiments de graduation est chargé de vapeurs par l'évaporation continuelle
de l'eau saline. Cette vapeur est un modérateur de
l'action de l'oxygène ; ce gaz vivifiant devient offensif s'il
n'est dilué et en quelque sorte émoussé. L'air sec produit sur la muqueuse pulmonaire une excitation exagé-

rée qui ne se produit pas dans l'air humide. C'est cette vapeur, dont l'air et imprégné près des bâtiments de graduation, qui émousse l'action irritante que l'oxygène produirait sur la muqueuse respiratoire, c'est elle qui fait l'air respiré dans le Val des Salines plus doux et plus calmant qu'ailleurs.

Près des bâtiments de graduation, l'air renferme moins d'acide carbonique. Or ce gaz est toxique et délétère. « C'est, dit Paul Bert, un poison universel. » Sa présence nuit aux fonctions d'hématose ; en diminuer la quantité, c'est stimuler cette fonction, c'est relever la vitalité.

Cet air renferme également, je l'ai dit déjà, une grande quantité de chlorure de sodium, de l'iode et du brome. J'ai dit ailleurs les propriétés de ces principes thérapeutiques, je n'y reviendrai donc pas ; qu'il me suffise de rappeler que la muqueuse pulmonaire absorbe ces éléments avec autant d'énergie que de promptitude et qu'introduits dans le torrent circulatoire, ils joignent leur action à celle des agents similaires que l'absorption gastro-intestinale et cutanée y a déjà amené. Près des bâtiments de graduation l'air renferme encore du chlorhydrate d'ammoniaque. Ce sel qui a joui autrefois d'une très grande réputation thérapeutique et que l'on employait dans un grand nombre d'affections morbides, n'est plus guère prescrit que dans le catarrhe gastrique et le catarrhe bronchique. Mais puisqu'il s'agit ici d'inhalations, nous ne nous occuperons que du catarrhe bronchique. Le chlorhydrate d'ammoniaque agit favorablement dans le catarrhe bronchique chronique et dans la forme fébrile, aiguë, parvenue à cette période où les accidents inflammatoires ont disparu et qu'il ne reste plus qu'une expectoration difficile. Il y a quelques temps, M. Melsens, membre de l'Académie royale de médecine de Belgique, rappelait l'attention de la savante compagnie sur l'action si favorable que les inhalations des sels ammoniacaux exercent sur les maladies des voies respiratoires.

« Je connaissais, dit l'honorable académicien, le re-
» mède vulgaire et ancien qui consiste à envoyer les
» phthisiques respirer l'air des étables, et j'attribuais,
» comme d'autres l'on fait avant moi, le bien qui peut
» en résulter dans quelques cas, aux émanations de
» carbonate d'ammoniaque qui s'y produisent. J'en avais
» conclu que la respiration continue mais modérée de
» ce sel pourrait être utile dans d'autres affections des
» voies respiratoires. »

M. Melsens fait porter aux malades un petit sachet rempli de blocs de carbonate d'ammoniaque ou de chlorhydrate. Ce sac est placé sur la chemise au niveau de la poitrine. De brillants résultats ont couronné la pratique de notre savant collègue.

Le chlorhydrate d'ammoniaque se trouve en solution dans la vapeur d'eau qui imprègne l'air inhalé près des bâtiments de graduation. Or, c'est sous cette forme que les sels ammoniacaux ont le plus d'action sur les voies pulmonaires. Waldenburg, Nothnagel et Rossbach en Allemagne, se louent beaucoup de ces inhalations qui diminuent la toux et favorisent l'expectoration.

Tous les médecins de Creuznach sont unanimes à affirmer l'action favorable de l'atmosphère des salines, sur les affections des voies respiratoires. Et l'étude à laquelle nous venons de nous livrer explique clairement les succès obtenus par nos confrères dans le traitement de ces maladies rebelles.

Je terminerai cette étude en mettant sous les yeux du lecteur l'appréciation de M. le Dr Stabel sur l'atmosphère des salines :

« Dans cet air concentré et partant plus riche en » oxygène, la respiration se fait avec plus d'intensité, à » peu près comme dans l'air comprimé. Les aspirations » sont plus profondes, la cage thoracique s'agrandit et » les poumons se dilatent plus que de coutume. L'air » pénètre jusque dans les plus petites ramifications » bronchiques ; la quantité d'oxygène qui pénètre dans » les poumons jusqu'au réseau capillaire, pour l'oxydation » du sang, est augmentée. Il ne faut donc qu'un petit » nombre de respirations pour la décarbonisation du » sang. Celles-ci diminuent de 24 à 20 et même 16 par » minute. Il y a donc moins d'efforts de la part des » organes de la respiration. Avec la diminution des » mouvements respiratoires, le nombre des pulsations, » qui était de 80, descend à 70 et même 60 par minute. » L'activité pathologique du cœur disparaît, l'irritabilité » des poumons diminue et tout le système nerveux se » tranquillise.

» Outre son action sédative, l'atmosphère des salines » exerce encore une heureuse influence sur toutes les » fonctions à cause de la grande quantité d'oxygène » qu'elle contient. L'inspiration de cet excès de gaz » favorise l'activité pulmonaire et par suite la nutrition » et la formation du sang. Plus on aspire d'oxygène, » plus on exhale d'acide carbonique, ce qui prouve que » cet air doit favoriser les phénomènes de transformation » et de combustion organique. »

L'expérience des médecins de Creuznach a depuis longtemps tracé les règles à suivre pour obtenir de bons résultats de l'inhalation de l'air des salines. Chaque bâtiment de graduation est longé par une longue allée où les malades peuvent se promener et s'asseoir au besoin. Ils peuvent là passer une grande partie de la journée, à lire, dessiner ou se distraire par la vue du riant paysage qui les entoure de tous côtés.

Les malades ne doivent se rendre aux bâtiments de graduation que dans les heures chaudes de la journée le matin et le soir sont des moments peu favorables. Les jours de pluie ou de brouillard doivent être évités ; le malade ne tirerait aucun profit de son séjour aux Salines, car l'évaporation de l'eau est alors très faible.

Pendant les jours où il fait beaucoup de vent, les malades s'éloigneront quelque peu des bâtiments, car l'évaporation est alors si forte et l'air si imprégné d'eau saline que les vêtements des personnes qui se promènent contre les hautes murailles de fagots d'épines, sont rapidement mouillés.

Quand les journées sont fraîches, le malade recherchera le côté du soleil, quand elles sont chaudes, le côté de l'ombre des bâtiments. Il choisira aussi le côté où l'eau ne goutte pas, parce que le vent chasse de ce côté les émanations salines et qu'il sera en ce point à l'abri des courants d'air. Les personnes qui devront séjourner près des bâtiments de graduation, n'oublieront pas que l'atmosphère y est plus froide et partant s'habilleront chaudement. La durée du séjour des malades auprès des bâtiments varie avec la nature de l'affection et la température de l'atmosphère. Aux médecins, à déterminer la durée des inhalations.

Dans les cas où les malades ne peuvent se transporter dans les bâtiments de graduation situés à quelque distance de la ville, on peut leur procurer une atmosphère artificielle qui suppléera celle des bâtiments. On sait que les bains du Curhaus sont chauffés par des vapeurs bouillantes lancées dans le double fond de la baignoire. Or, on laisse le tuyau qui amène ces vapeurs ouvert jusqu'à ce que la température du bain, composé d'eau saline et de Mutterlauge, se soit élevée à 48° ou 52° R. Ce qui ne demande que quelques minutes. Une telle vaporisation se produit alors qu'en moins de dix minutes tout le cabinet de bain est rempli de vapeurs salines que le malade inspire, soit en se promenant, soit en restant paisiblement assis. L'eau mère ajoutée dans la baignoire à l'eau saline, augmente l'activité et l'efficacité de ces inhalations dont la durée ne doit pas dépasser 45 minutes.

On peut créer d'ailleurs une atmosphère saline avec plus de simplicité encore. Sur une lampe à alcool, on place un vase renfermant de l'eau minérale à laquelle on mélangera des quantités variables d'eau mère. Ce liquide se vaporise très rapidement et ces vapeurs peuvent être inhalées facilement et sans danger.

Une salle spéciale a été réservée dans le Curhaus à la pulvérisation de l'eau saline. La pulvérisation des liquides thérapeutiques a été imaginée et introduite dans la pratique par le D\` Sales-Girons. Au moyen des appareils si perfectionnés que nous possédons aujourd'hui, les liquides qu'on pulvérise, sont réduits en une espèce de brume, de buée, une sorte de nuage rappelant ceux que vous voyez avant le lever du soleil flotter au-dessus des plaines marécageuses.

Cette division excessive de l'eau donne à ce brouillard des propriétés spéciales. Comme un gaz, comme une fumée, il peut s'introduire dans les voies respiratoires, pénétrer jusque dans les dernières ramifications des bronches et jusque dans le parenchyme pulmonaire. De nombreuses expériences faites sur les animaux et l'homme par Sales-Girons, Ossian Henry, Demarquay, Poggiale, Fieber, Tobold, Gerhardt et Waldenburg, ont élevé cette assertion à la hauteur d'un axiome.

On conçoit, sans que nous devions insister sur ce point, toute l'importance que présente la pulvérisation dans le traitement des maladies de la bouche, du pharynx, du larynx, des bronches et des poumons.

Cette pulvérisation de l'eau saline doit être soumise à certaines règles que nous indiquerons sommairement.

En sortant de l'appareil, l'eau doit être nébulisée ; si la pulvérisation est moins parfaite, si ce sont des gouttes plutôt qu'une fumée qui pénètrent dans la bouche, le malade se sent saisi à la gorge d'une sensation désagréable, les muscles se contractent spasmodiquement et la dyspnée se produit quelquefois.

Il ne faut pas que le jet en pénétrant dans la bouche y provoque une sensation de chaleur ou de froid. S'il produit de la chaleur, il provoquera l'hyperémie des surfaces touchées. S'il produit du froid, vous verrez survenir tout d'abord le retrait vasculaire, et bientôt après des phénomènes réactionnels : la rougeur, l'élévation de température. L'eau pulvérisée doit donc avoir une température déterminée, elle ne doit pas être supérieure à 32° ni inférieure à 22°. Dans certains cas où l'eau pulvérisée avait une température trop basse, elle a provoqué des bronchites chez des malades qui n'étaient atteints que de granulations pharyngiennes ; elle a fait passer des bronchites chroniques à l'état aigu ou sub-aigu.

Pendant toute la durée de la pulvérisation, le malade sera couvert d'une sorte de camail ou même d'une robe de chambre en toile imperméable. On évitera ainsi le refroidissement toujours dangereux en pareil cas.

LA SALINE DU CURHAUS.

Le val des salines renferme un grand nombre de bâtiments de graduation, autour desquels les malades peuvent respirer l'air vivifiant dont nous avons parlé.

Mais de Creuznach à ce charmant vallon, on compte plus de vingt minutes de marche, et beaucoup de personnes ne peuvent, deux fois par jour, faire cette excursion rendue plus difficile parfois encore, par de hautes températures ou l'inclémence du ciel.

L'administration du Curhaus, avide de satisfaire à tous les besoins de ceux qui viennent demander la santé aux sources de Creuznach, a construit tout récemment, dans le parc, une saline, un inhalatoire modèle. — Sur 60 mètres de longueur, sur 10 mètres de hauteur, s'étalent deux longues murailles de fagots d'épines sans cesse inondées d'eau saline.

Placées l'une derrière l'autre, séparées par un espace de 5 mètres environ, elles supportent un toit élevé et se relient latéralement par deux élégants pavillons.

L'air salin est ici confiné dans un espace clos de toutes parts ; dans le val des salines, de même qu'à Münster am Stein, les bâtiments de graduation versent dans l'atmosphère leurs vapeurs. — Tandis que dans l'inhalatoire du Curhaus, le principe thérapeutique s'accumule dans un espace resserré; autour des bâtiments de graduation il se mélange à la masse de l'air. — Les malades trouveront donc, au Curhaus, une atmosphère saline concentrée et dont la puissance d'action ne saurait être mise en parallèle avec celle de l'air qu'on respire autour des bâtiments de graduation ordinaires.

Un pareil inhalatoire n'existe nulle part, et par cette création, l'administration du Curhaus a rendu un service signalé à la thérapeutique des maladies des voies respiratoires.

L'inhalatoire est bien aménagé; des bancs, des chaises attendent les malades que la promenade fatigue; des journaux, des livres de lecture, des jeux de toute espèce s'étalent sur les tables et font paraître moins longues les heures qu'il faut passer dans l'atmosphère saline.

J'ai dit, en parlant des bâtiments de graduation, qu'il régnait autour d'eux une température inférieure à celle que l'on rencontre à une certaine distance.

J'ai pu mesurer comparativement la température de l'inhalatoire du Curhaus avec celle qui règne à l'extérieur, leur différence varie de 1 à 4 degrés Réaumur; en moyenne elle est de $2°,5$ R.

M. le Dr Stabel s'est livré à des recherches très intéressantes sur la quantité d'ozone, renfermé dans l'atmosphère de l'inhalatoire. Je désire les faire connaître.

On sait que l'ozone est une modification de l'oxygène. — L'ozone (O^3) n'est qu'un degré plus élevé de l'oxygène (O^2). — Ce gaz se développe dans l'inhalatoire comme autour des bâtiments de graduation par le fait de l'évaporation de l'eau saline, sur de larges surfaces.

16

Plus l'évaporation est rapide, plus l'eau est chargée de sels, plus grande est la production de l'ozone. M. Stabel a constaté que l'ozone s'accumulant dans l'inhalatoire, s'y trouve en quantité plus considérable qu'autour des bâtiments de graduation et à plus forte raison que dans l'atmosphère ordinaire.

De fréquentes observations faites avec l'ozonomètre de Schœnbein, ont établi la richesse de l'ozone dans l'atmosphère de l'inhalatoire. — Elle dépasse de quatre dégrés celle qui existe à 400 mètres de distance à l'air libre et d'un degré celle qui existe à l'extérieur tout près de l'inhalatoire.

Par sa puissance oxydante, l'ozone détruit rapidement les organismes inférieurs qui provoquent la putréfaction ; il purifie donc l'air et permet de dire qu'une atmosphère aussi riche en ozone que l'est celle de l'inhalatoire, est très favorable à la santé. C'est parce qu'il arrête la putréfaction que l'ozone a produit de si excellents résultats dans les cas de bronchite putride et de gangrène pulmonaire. Sous l'influence des inhalations de ce gaz mêlé à l'air, on voit l'odeur et la quantité de l'expectoration diminuer rapidement et l'état général s'améliorer.

D'après les expériences du professeur Binz de Bonn, l'ozone jouirait encore d'une autre propriété, celle d'être un gaz calmant.

Les observations cliniques recueillies dans l'inhalatoire, semblent confirmer l'opinion de Binz. Les malades, atteints de catarrhe du larynx, du pharynx ou des bronches, les emphysémateux et les asthmatiques éprouvent à la suite de leur séjour dans ce milieu ozoné, une sédation, dont ils se louent et dont ils recherchent avidement les bienfaits.

LA CURE ARTIFICIELLE.

La cure par les eaux de Creuznach ne doit pas nécessairement être faite à Creuznach même ; c'est là une des propriétés les plus remarquables de ces eaux, c'est de pouvoir être transportées au loin, sans perdre aucune de leurs qualités thérapeutiques. C'est un fait que Prieger père avait déjà signalé dès le début de ses études sur les eaux salines et les eaux mères de Creuznach. Une expérience de cinquante années n'a cessé de confirmer cette opinion. Bien des circonstances peuvent empêcher un malade de se rendre à Creuznach : le temps peut lui manquer, son état physique peut s'opposer à un si long voyage, enfin sa position de fortune peut être trop modeste. Dans ces cas, la cure artificielle sera tentée.

Matin et soir, le malade boira une quantité variable d'eau de la source Élise, qui lui sera expédiée en bouteilles par l'Administration des eaux. Cette quantité sera toujours proportionnée aux forces digestives du patient, et à l'exercice physique que l'on peut attendre de lui. Il sera soumis aux bains comme s'il était à la source elle-même. Comme je l'ai dit ailleurs, il suffit de s'adresser à l'Administration pour recevoir à bref délai l'eau mère en bidons. C'est avec cette Mutterlauge que l'on préparera les bains. On n'a pas, à la vérité, l'eau saline naturelle pour remplir la baignoire, mais on peut y suppléer en jetant dans l'eau ordinaire deux kilogrammes de sel marin pour un bain contenant 300 litres de liquide. L'eau mère renferme tous les principes actifs de l'eau minérale de Creuznach, elle les renferme à un haut degré de concentration. Le chlorure de sodium seul y fait défaut, puisqu'il en a été extrait. Mais on le remplace facilement en dissolvant dans l'eau du bain une quantité de sel marin égale à celle contenue dans l'eau minérale naturelle; cette quantité sera de 2 kilog. 160 grammes pour 300 litres d'eau.

Ainsi préparé, le bain pourra servir trois fois; pour le réchauffer, on retirera de la baignoire une certaine quantité d'eau qui sera soumise à l'ébullition puis rejetée dans le bain. La Mutterlauge n'est pas altérée par cette coction. Après ce triple emploi, l'eau du bain sera renouvelée et une nouvelle quantité de sel et d'eau mère sera versée dans la baignoire.

Le bain aura la température que nous avons indiquée; de 25° à 30° R. ou de 31° à 37° C. Le malade y séjournera le temps prescrit par le médecin.

La cure faite à domicile ne doit pas avoir le caractère de précipitation que présente toujours celle faite à la source elle-même. Le temps ne presse plus le malade, il est chez lui, au milieu de ses occupations et de sa famille. Aussi sera-t-elle plus longue, le malade y consacrera plusieurs mois. A Creuznach, on prend les bains tous les jours, on y reste parfois une heure tout entière et la quantité de Mutterlauge employée s'élève de 6 à 12 litres par bain.

Si la cure se fait à domicile, elle ne doit pas être aussi sévère. Le malade prendra trois bains par semaine, il y demeurera de 35 à 45 minutes et la quantité de Mutterlauge variera de 3 à 5 litres au plus par bain.

Les malades qui viennent à Creuznach ne disposant ou ne voulant disposer que de 4 à 6 semaines, il faut faire une cure à la vapeur et agir vigoureusement par des bains répétés, prolongés et puissants. Si le patient est chez lui, la cure se fera avec moins de violence, mais on la prolongera plusieurs mois et ses effets seront souvent très satisfaisants.

Cette cure à domicile pourra se faire toutes les fois que le malade ne peut aller à Creuznach. Elle peut se faire encore avant qu'il ne s'y rende, ou bien quand il en est revenu. Dans ces deux derniers cas, la cure artificielle prépare celle qu'il ira faire à la source, ou elle complète celle qui vient d'être faite à Creuznach. Dans cette dernière hypothèse, on laissera écouler deux ou trois mois avant de commencer la cure artificielle.

Bien conduite et suffisamment prolongée, la cure artificielle donnera de bons résultats ; mais nous insistons sur ce point, elle ne saurait être mise en parallèle avec la cure faite à Creuznach. Nous l'avons dit ailleurs, les éléments de la cure sont multiples ; à côté des effets thérapeutiques des eaux minérales prises en boisson et en bains se rangent d'autres facteurs dont l'importance est indiscutable. Tels sont : le changement d'air et de milieu, l'exercice, les modifications du régime et de toute la manière de vivre, le repos complet de l'esprit, les distractions. Or, tous ces éléments si favorables à la guérison vous feront défaut toutes les fois que vous aurez recours à la cure artificielle. Le patient reste alors soumis au milieu et à l'ensemble des causes qui ont provoqué sa maladie ou qui l'entretiennent. — Et enfin, comme le fait remarquer si justement M. le Dr Heusner, vous n'obtiendrez jamais du malade, resté au milieu de ses occupations et de ses tracasseries, qu'il se soumette aux obligations de la cure, comme il le ferait s'il était à Creuznach. Quand les patients sont à la source, la cure est pour eux l'unique objectif, la seule préoccupation ; quand ils sont chez eux la cure ne sera jamais qu'un accessoire.

Les cures artificielles doivent pourtant être bien nombreuses si j'en juge par les quantités d'eaux mères et de sel d'eaux mères que la Compagnie des eaux expédie dans ce but dans tous les pays.

M. l'inspecteur Stockfeld a bien voulu me remettre les chiffres suivants qui parlent assez haut :

Années.	Sel d'eaux mères.	Eaux mères liquides.	Total.
1879.	164,000 kilogr.	127,000 litres	291,000
1880.	170,000 —	146,000 —	316,000
1881.	169,000 —	147,000 —	316,000

TROISIÈME PARTIE

—

DES MALADIES SUR LESQUELLES LES EAUX DE CREUZNACH EXERCENT UNE INFLUENCE FAVORABLE

VICTORIA STIFT

Il y a quelques années, des hommes de cœur voyant les enfants riches retrouver à Creuznach leur santé perdue, ou venant de toutes parts y relever leurs forces chancelantes, s'émurent en pensant que l'enfant des familles pauvres ne pouvait jouir d'un pareil bienfait. — Cependant, le lymphatisme et la scrofule frappent plus souvent encore les classes pauvres que les classes élevées de la société, et ces états morbides ruinent la santé de milliers d'enfants, qui devront un jour vivre du travail de leurs mains.

Et pourtant les eaux salines de Creuznach guérissent la scrofule, ou tout au moins l'atténuent au point que ses manifestations perdent tout caractère de malignité. Mais, pour obtenir ce résultat, il faut séjourner à Creuznach plusieurs semaines, et parfois répéter cette cure pendant plusieurs années.

Malheureusement, ce mode de traitement fort dispendieux, n'est pas à la portée de tout le monde, et quand il s'agit d'un jeune enfant, son séjour à Creuznach nécessite la présence d'une personne de sa famille et partant des frais considérables.

Ce fut une noble pensée qui présida à la création du Victoria Stift.

Faire cesser le monopole du riche et mettre à la portée des pauvres les bienfaits de la cure par les eaux salines de Creuznach, tel fut le but poursuivi et réalisé avec bonheur par ceux qui se sont voués à la création de cet institut hospitalier.. En voyant les résultats obtenus, on se sent pris de reconnaissance pour ses fondateurs et pour l'Illustre Princesse qui, s'associant à cette œuvre de charité internationale, la couvre de sa protection et lui donne, comme un talisman, son nom vénéré.

Le Victoria Stift reçoit les enfants peu fortunés des deux sexes, quel que soit le culte qu'ils professent et les pays auxquels ils appartiennent.

Les jeunes malades sont confiés aux soins de médecins fort distingués, MM. les Drs Heûsner, Strahl et Hessel. M. le Dr Bresgen est attaché à l'établissement en qualité de médecin-oculiste.

L'hôpital est desservi par une communauté de Diaconesses évangéliques, qui ne diffère des communautés religieuses catholiques que par la liberté absolue dont jouissent ses membres de rentrer dans le monde quand elles le désirent. — Ces dames, qui portent un costume religieux, ne prononcent pas de vœux et ne sont liées par aucun engagement, — Mais il est très exceptionnel de leur voir abandonner la mission humanitaire qu'elles se sont librement imposée.

Le Victoria Stift est situé sur les bords de la Nahe, au milieu d'un site ravissant ; de ses fenêtres, on voit se dérouler les coteaux fertiles du Kuhberg, les forêts et les

vignobles du Haardt et le Val des salines, aux pittoresques aspects, s'ouvre à quelques pas de lui.

Bien approprié à la destination spéciale en vue de
laquelle il a été tout récemment bâti, le Victoria Stift répond à toutes les exigences de l'art médical et nulle part
les petits malades ne trouveront des soins plus dévoués,
plus attentifs, un air plus pur, un paysage plus riant.

M. le Dr Heusner se loue des résultats remarquables
que l'on obtient, en général, sur les enfants qui font un
séjour dans ce bel établissement. Après avoir vu les
soins intelligents et affectueux dont ils sont entourés par
les médecins et les Diaconesses, je ne m'étonne plus des
cures merveilleuses dont le Victoria Stift est chaque
année le témoin.

L'établissement est ouvert du 1er mars au 1er octobre
et reçoit chaque saison trois cents malades, qui y font
chacun un séjour de quatre semaines. Le Victoria Stift
ne réalise aucun bénéfice sur ses pensionnaires, le prix
coûtant sert de base au coût de la cure. La munificence
de S. A. I. la Princesse Victoria, des collectes, des
dons volontaires, des subsides accordés par des sociétés
de bienfaisance, constituent le patrimoine du Victoria
Stift.

On y reçoit les enfants des deux sexes âgés de 4 à 14
ans. A titre exceptionnel, on accepte les jeunes filles
jusqu'à l'âge de vingt ans.

Le prix de la cure varie selon la position de fortune
des parents du petit malade; sont-ils d'une condition
très modeste, la cure coûtera 45 marks (1) (56 fr. 25);
sont-ils plus fortunés, le prix s'élèvera à 60 marks
(75 fr.). Dans le premier cas, la journée revient à 2 fr.;

(1) Le mark vaut 1 fr. 25.

dans le second, elle s'élève à 2 fr. 68. Pour obtenir la faveur de la taxe réduite, il faut s'adresser au Comité directeur, en joignant à sa demande un certificat constatant que la famille du malade est peu fortunée. Pour ce prix de 45 ou de 60 marks, l'établissement fournit au malade tout ce dont il peut avoir besoin : bains, médicaments, pansements, soins médicaux, bière, vin, etc.

Les parents qui désirent envoyer leurs enfants au Victoria Stift en feront la demande au Comité directeur avant le 1ᵉʳ mai. Ils joindront à leur pétition : 1° un certificat de médecin attestant que l'enfant a besoin de faire une cure à Creuznach, que sa maladie n'est pas contagieuse et retraçant l'histoire succincte de cette affection. Le prix d'une cure se paye d'avance entre les mains du trésorier de l'établissement; la quittancs sera montrée à Mᵐᵉ la supérieure des Diaconesses, au moment de l'entrée du malade.

L'enfant sera muni de vêtements pour le dimanche et les jours de la semaine ; il aura du linge pour 28 jours, un chapeau de paille, des pantoufles, des chemises de nuit ; il lui est interdit d'apporter de l'argent.

Les chemins de fer de l'État ont accordé une réduction considérable aux enfants qui se dirigent vers le Victoria Stift, la personne qui les accompagne jouit de la même faveur. Au point de vue des frais de parcours, ils sont assimilés aux militaires, depuis la frontière jusqu'à Creuznach et obtiennent une réduction de 50 p. c.

Le Comité directeur se fait toujours un plaisir de donner sur le Victoria Stift tous les renseignements qui peuvent être utiles aux parents qui désirent y placer leurs enfants.

PENSIONNATS.

L'instruction primaire et moyenne pour filles et garçons se donnent à Creuznach dans un grand nombre d'établissements des plus recommandables. En dehors de ces institutions des maîtres distingués donnent des leçons particulières de langues, de sciences, de musique de gymnastique. Si je signale ici la situation de l'enseignement à Creuznach c'est pour l'examiner dans ses rapports avec la cure.

Bien des jeunes gens de l'un et l'autre sexe devraient, à titre préventif ou curatif, faire à Creuznach un séjour prolongé. Mais le plus souvent les soins à donner à leur éducation l'emportent sur ceux que réclame leur santé et pour éviter une dépense de temps et d'argent, les malades restent chez eux.

Tout peut cependant se concilier tant les établissements d'instruction offrent de précieuses ressources. Filles ou garçons peuvent être placés comme pensionnaires dans ces institutions où tout est aménagé avec le plus grand comfort au point de vue de la cure. Les soins de la santé et ceux de l'éducation marchent de pair. Ces établissements, où des maîtres diplômés donnent l'enseignement, restent ouverts toute l'année.

Les garçons trouveront au collége (Gymnasium) toutes les ressources que nécessite une éducation moyenne complète. Cet établissement jouit en Allemagne d'une excellente réputation.

Parmi les pensionnats qui reçoivent des jeunes filles je citerai avec le plus grand éloge ceux de :

Mlle Amalie Bechtel — 5 pensionnaires — 1000 Marks.

Mme Zum Busch. — Nombre limité de pensionnaires, 1000 Marks.

Mlle Castendyk — 10 pensionnaires.

Mlle Eccardt. — 8 à 10 pensionnaires.

Mme de Erdmannsdorrf. — 6 à 8 pensionnaires.

Mlle Frauzem. — Mlle Klestermann. — Mme et Mlle Montague.

Mlle Senner (Russe) — filles et garçons. — Enseignement de la langue russe. — Surveillance des garçons fréquentant le collège.

Mlle Voigt. — 6 à 8 pensionnaires.

Dans ces institutions les jeunes filles sont comme en famille, entourées de soins maternels. Leur éducation comprend l'étude des langues modernes, les sciences, la musique, le dessin, la peinture, les travaux manuels, le ménage.

DES MALADIES SUR LESQUELLES LES EAUX DE CREUZNACH EXERCENT UNE INFLUENCE FAVORABLE.

Je ne puis mieux commencer ce chapitre qu'en rappelant aux médecins et aux malades ces sages paroles du Dr Engelmann : « Les sources minérales de » Creuznach, comme toutes les autres, ne sont point » d'une efficacité universelle ; le cercle des maladies pour » la guérison desquelles elles sont salutaires, est restreint, et l'on devrait pour le bien des patients et » pour conserver à ces sources leur réputation, en éloigner avec soin tous ceux qui se trouvent en dehors de » cette limite. »

Les eaux de Creuznach ne sont pas indifférentes ; elles

ne constituent pas un de ces moyens inoffensifs qui ne font pas de mal, s'ils ne font du bien. C'est un agent actif et puissant; et s'il ne fait pas de bien, il peut faire beaucoup de mal. Chaque année les médecins renvoient des malades inconsidérément dirigés vers cette station balnéaire, et ce renvoi produit toujours sur ces malheureux une impression de découragement qu'on aurait pu leur éviter, en apportant plus de discernement dans le choix de la source minérale qu'on leur conseillait.

Une expérience de cinquante années a établi, d'une manière indubitable, l'action en quelque sorte spécifique des eaux de Creuznach sur la diathèse scrofuleuse et ses infinies manifestations. Que la scrofule soit encore à l'état latent, n'attendant que l'occasion pour entrer en action, ou que déjà elle ait provoqué des troubles organiques, les eaux de Creuznach exerceront sur elles une influence favorable. Elles modifient aussi la constitution lymphatique que Durand-Fardel, avec bien d'autres regarde comme le premier degré de la scrofule.

LA DIATHÈSE SCROFULEUSE.

Il est bien difficile dans l'état actuel de la science, de définir d'une façon rigoureuse ce qu'il faut entendre par le mot scrofule, de tracer les limites de cette diathèse et de dire en quoi elle diffère des états constitutionnels voisins, le lymphatisme et la tuberculose.

Pour échapper aux difficultés d'une bonne définition, beaucoup d'auteurs se sont bornés à caractériser la scrofule par le tableau des lésions qu'elle provoque. Un scrofuleux est sujet aux maladies des paupières, des

conjonctives et des cornées, aux otites, aux eczémas impétigineux, aux adénites. Ces accidents qui n'atteignent
d'abord que la peau et les organes superficiels, apparaissent dès l'enfance et se déroulent pendant la puberté.
Plus tard la diathèse se manifestera par des lésions plus
graves siégeant sur des tissus plus importants : les os,
les articulations, les viscères tels que : le foie, les poumons, les reins, la matrice.

Si la définition de la scrofule est difficile à formuler,
il ne l'est pas moins d'établir les rapports de cet état
constitutionnel avec deux autres diathèses, bien communes aussi : la tuberculose et la syphilis.

Les recherches des cliniciens et des histologistes
modernes nous permettent de dire que tout ce que l'on
sait de la tuberculose et de la scrofule établit entre ces
deux diathèses des liens étroits de parenté. — Se fon-
dant sur des recherches expérimentales, toute une école
conclut à l'identité de la scrofulose et de la tuberculose.
Schüller, Kiener, Poulet ont toujours rencontré la généralisation de la tuberculose sur les animaux auxquels
on inoculait des matières scrofuleuses. Koch a démontré
que le bacille, auquel on a donné son nom, est caractéristique de la tuberculose ; or, un grand nombre de
produits scrofuleux sont reconnus, dès maintenant,
comme tuberculeux, et ces produits inoculés ont provoqué la tuberculose généralisée. Ce ne sont pas seulement les lésions franchement scrofuleuses qui révèlent
au microscope la présence du bacille de Koch, mais
aussi une série d'altérations qui sont à la limite de la
scrofule, telles que des ganglions engorgés, des syno-
vites fongueuses, le lupus, les granulations du spina
ventosa des doigts et des orteils.

C'est depuis la découverte du bacille de Koch que la parenté entre la scrofulose et la tuberculose est sortie du nuage des hypothèses. Ce bacille, rencontré dans des matières appelées scrofuleuses jusqu'à nos jours, a pu être inoculé et reproduire des lésions dont la nature tuberculeuse n'est mise en doute par personne.

Voilà ce qui résulte à toute évidence des recherches expérimentales de Cohnheim, Salomosen, Schüller, Kiener, Poulet, Martin, Ducastel, Cornil, Babes, Krause, Doutrelepont, Demme, Albrecht....

S'il n'y a pas identité entre la scrofule et la tuberculose, une chose est au moins assurée aujourd'hui, c'est que la scrofule est le terrain le plus éminemment favorable à la germination et au développement de la tuberculose.

Bien des pathologistes ont établi des rapports étroits entre la syphilis et la scrofule. Toute une école a même cru que le père syphilitique engendrait des enfants scrofuleux. Nous ne saurions admettre cette opinion. Pour nous, la syphilis et la scrofule restent, dans toutes leurs périodes, bien distinctes l'une de l'autre et l'observation clinique nous a toujours montré que le syphilitique n'engendrera des scrofuleux que dans le cas où sa constitution sera profondément délabrée par des excès, la maladie et un traitement mal suivi ou mal dirigé. En dehors de ces conditions, la scrofule ne naît point de la syphilis.

Depuis Hufeland, tous les traités de pathologie ont retracé en ces termes l'aspect extérieur du scrofuleux : une tête de grande dimension surtout dans sa partie occipitale, la mâchoire inférieure large et comme carrée, les ailes du nez et les lèvres volumineuses, les pommettes saillantes, les articulations plus volumineuses, le ventre plus proéminent qu'à l'état normal. La peau est blanche, fine, satinée, rosée, ils ont un peu d'embonpoint, des formes arrondies, un air de fraîcheur, des cheveux blonds, des yeux bleus, une large pupille. Les chairs sont flasques et dès leur enfance ces individus sont prédisposés aux coryzas, aux angines, aux ophtalmies, aux écoulements d'oreilles, à la diarrhée, à des éruptions pustuleuses et vésiculeuses à la face, sur le cuir chevelu et derrière les oreilles. Ils présentent souvent des amas de mucosités et des vers dans le tube digestif ; ils sont disposés aux blennorrhées pulmonaires et de la muqueuse nasale. Leur esprit est souvent paresseux, ils sont nonchalants et résistent mal à la fatigue.

Ce signalement du scrofuleux, donné par Hufeland et son école est devenu classique ; il n'a qu'un tort, c'est de n'être pas exact.

Certains scrofuleux présentent bien le type décrit par Hufeland, mais c'est l'exception. D'après Lebert, ce n'est que dans un peu plus du septième des cas que l'on observe ce cachet particulier, qui par cela même perd toute valeur pathognomonique.

Le type décrit par Hufeland se rapporte à la scrofule atonique, torpide. Mais il existe une forme érétique qui se développe chez des personnes d'une constitution délicate, aux formes sveltes et élancées, au teint pâle, aux cheveux foncés, dont l'esprit est très vif et le caractère très aimable.

La scrofule peut être héréditaire ou acquise. Mais qu'on ne croie pas qu'un père ou une mère scrofuleux engendre nécessairement des enfants scrofuleux. Dans plus de la moitié des cas, la diathèse ne se transmet pas. Mais des parents indemnes de scrofule peuvent donner le jour à des scrofuleux. Tous les auteurs s'accordent à reconnaître que l'âge avancé de l'un ou des deux parents, que la débilité permanente ou transitoire des ascendants, due soit à la convalescence des maladies graves, ou à l'alcoolisme, ou aux excès, ou à une alimentation insuffisante, est, pour les descendants, une cause de scrofule. Les mariages consanguins peuvent également procréer des scrofuleux, si les deux parents, issus d'une souche suspecte, ont grandi et vécu dans le même milieu et de la même vie de famille. La scrofule héréditaire n'apparaît qu'à l'âge de deux à cinq ans et le plus souvent de dix à quinze ans.

La scrofule peut être acquise ; on la voit alors se produire avec d'autant plus de fréquence que les sujets approchent de leur quinzième année, on la voit encore survenir entre 15 et 20 ans, et beaucoup plus rarement entre 20 et 30 ans ; après cet âge, elle devient exceptionnelle.

La scrofule peut se développer sur des individus primitivement très sains, mais le tempérament lymphatique peut être regardé comme prédisposant tout particulièrement à l'éclosion de cette maladie.

Un ensemble de causes défavorables, anti-hygiéniques, donnent naissance à cette diathèse. Une alimentation insuffisante et de mauvaise qualité, un air vicié, l'encombrement et le froid humide, la misère et le manque de lumière, telles sont les circonstances au milieu desquelles la scrofule trouve ses origines.

Un seul élément hygiénique vicieux ne peut être regardé comme suffisant pour provoquer la scrofule ; la réunion de plusieurs de ces éléments est nécessaire, et comme cet ensemble fâcheux se rencontre plus souvent dans la classe pauvre et dans les villes, c'est là aussi que la scrofule fait le plus de victimes.

MANIFESTATIONS DE LA SCROFULE.

Dans ses phases initiales, la scrofule s'étale sur la peau et les muqueuses ; ses manifestations restent superficielles, ne présentent aucune gravité et ne laissent après leur guérison aucune trace.

Les éruptions cutanées sont érythémateuses ou exsudatives.

Parmi les premières, nous signalerons l'engelure, que l'on rencontre si fréquemment pendant l'hiver chez les enfants. Sa persistance après la mauvaise saison, son ulcération, doit la faire regarder comme une manifestation de la scrofule.

Le siége de prédilection des scrofules exsudatives est la tête. On les trouve sur le cuir chevelu, les oreilles, la face. Ces parties sont recouvertes de croûtes au-dessous desquelles on trouve des ulcérations superficielles, laissant suinter un liquide séro-purulent.

La scrofule se manifeste sur les muqueuses aussi fréquemment que sur la peau. La blépharite ciliaire est très fréquente. Les bords des paupières deviennent rouges et se tuméfient, la base des cils est chargée de croûtes, peu à peu ceux-ci s'étiolent et tombent. Des orgeolets surviennent et se répètent d'une façon désespérante. La conjonctive bulbaire devient le siége de pustules et de phlyctènes qui envahissent la cornée.

La muqueuse pituitaire est envahie à son tour ; le

catarrhe nasal se présente à l'état aigu ou chronique. La muqueuse du nez est épaissie, rouge, exulcérée, chargée de croûtes. Elle laisse suinter en abondance un liquide infect. Le malade, ne pouvant respirer par le nez tient la bouche ouverte. Sa voix est nasonnée.

L'oreille s'enflamme aussi ; le pavillon et le conduit auditif externe sont le siége d'éruptions eczémateuses, impétigineuses, furonculaires. qui s'étendent parfois jusqu'à la membrane du tympan et l'oreille interne. La surdité est souvent la conséquence de cette otorrhée.

Les amygdales et la muqueuse pharyngienne sont fréquemment atteintes par la scrofule. L'amygdalite se présente à l'état aigu ou chronique, elle se répète, laissant, après chaque attaque, les amygdales plus engorgées. La muqueuse du pharynx, les piliers du voile du palais, la muqueuse des trompes d'Eustache s'enflamment également. Ces altérations de la gorge nasonnent la voix, gênent la respiration, altèrent l'ouïe.

La muqueuse génito-urinaire ne reste pas indemne. Les petites filles sont bien souvent atteintes de vulvite et de vaginite catarrhale. Chez les garçons, on trouve, mais plus rarement, la balanite.

Ce sont là les scrofulides bénignes, mais il en est d'autres dont le caractère est plus grave, qui surviennent à une période plus avancée de la maladie et qui se localisent également sur la peau et les muqueuses. Mais elles atteignent plus profondément ces téguments et laissent après elles des cicatrices apparentes.

On citait autrefois parmi elles le lupus tuberculeux, dont le siège de prédilection est la face et le cou et qui se présente parfois solitaire, d'autres fois par groupes. Sa marche est très lente, il arrive peu à peu à son apogée, puis se flétrit lentement, laissant après lui une cicatrice indélébile. D'autres fois, il s'ulcère, laissant des cicatrices larges et profondes, qui dévient les parties sur lesquelles elles siègent.

Le lupus se rencontre aussi sur les muqueuses, telles que la conjonctive, la pituitaire, la muqueuse buccale, palatine, pharyngïenne. Les tubercules du lupus peuvent envahir la langue et la muqueuse vulvaire chez la femme. On considère aujourd'hui le lupus comme une manifestation de la tuberculose.

Pendant l'évolution de ces deux premières périodes de la scrofule, nous voyons survenir, d'une façon à peu près constante, l'adénite. Les engorgements ganglionnaires débutent habituellement sous la mâchoire inférieure et les parties latérales du cou. Ce sont d'abord de petites tumeurs ovalaires, indolentes, mobiles, isolées les unes des autres. Mais tôt ou tard elles s'accroissent, se réunissent et forment des masses parfois énormes qui doublent et triplent même le diamètre transverse du cou. Pendant des mois, des années mêmes, elles peuvent rester stationnaires ; tôt ou tard les unes se résolvent peu à peu, d'autres suppurent sous l'influence d'un travail inflammatoire ; d'autres arrivent au même résultat et se ramollissent complètement, bien que les phénomènes de l'inflammation ne soient pas appréciables. L'abcès finit par s'ouvrir et laisse écouler un pus séreux mêlé à des grumeaux d'une matière caséeuse. Ces suppurations sont lentes à se tarir, la peau est décollée au loin et quant vient la cicatrisation, elle laisse des traces indélébiles et caractéristiques.

Les engorgements ganglionnaires ne se manifestent pas seulement au cou, on les rencontre dans les médiastins, autour des bronches, dans l'aisselle, au pli de l'aîne, dans le creux poplité, dans le mésentère.

Le tissu cellulaire sous-cutané est aussi le siège de suppurations qui n'ont rien de commun avec l'adénite. On voit se produire à la face et au cou une induration circulaire nettement circonscrite que recouvre un tégument violacé; en quelques jours la petite tumeur est molle et fluctuante et l'abcès ne tarde pas à s'ouvrir. En d'autres points du corps, ces tumeurs sont plus volumineuses, mais elles évoluent de la même manière. Rarement ces tumeurs se résorbent, le plus souvent elles suppurent, cette suppuration est longue, et la cicatrisation bien lente à se compléter, laisse des traces ineffaçables.

On a comparé ces tumeurs aux gommes syphilitiques et on leur a donné le nom de gommes scrofuleuses.

Dans une période plus avancée, à laquelle certains auteurs donnent le nom de troisième période, les manifestations de la scrofule prennent un caractère plus grave encore. Elles atteignent des organes plus importants et plus profondément situés. Les os et les articulations s'enflamment.

L'ostéite scrofuleuse se développe soit spontanément, soit à la suite du moindre traumatisme. Les phalanges, le sternum, les côtes, le tibia, sont le siège le plus fréquent de ces altérations. Parfois pourtant les os du bassin et de la colonne vertébrale sont atteints eux-mêmes. C'est entre cinq et vingt ans que l'ostéite scrofuleuse est la plus fréquente.

Les articulations subissent aussi l'influence de la scrofule tertiaire et l'arthrite fongueuse est pour les chirurgiens l'expression la plus franche de la scrofule.

Selon Lebert par ordre de fréquence les articulations atteintes sont : le pied, le genou, la hanche, le coude, le poignet, l'épaule. Chez l'enfant, la tumeur blanche la plus fréquente c'est la coxalgie; chez l'adulte, c'est le genou qui est le plus souvent frappé.

Les gaînes tendineuses du poignet et du coude-pied sont parfois aussi le siége d'altérations fongueuses. Cette synovite d'un caractère moins grave que l'arthrite, finit souvent par compromettre aussi les mouvements articulaires.

Si la scrofule continue ses progrès, elle étend ses ravages jusque sur les viscères et l'on voit survenir l'engorgement scrofuleux des mamelles et des testicules, la méningite, la pleurésie, la péritonite scrofuleuse, la dégénérescence graisseuse du foie, la néphrite albumineuse, le catarrhe scrofuleux des bronches et des intestins, la phthisie scrofuleuse, le carreau.

Un certain nombre de pathologistes ont voulu enserrer les manifestations de la scrofule dans des limites qu'ils ont divisées et subdivisées au gré de leurs idées et de leurs doctrines. Pour eux la scrofule parcourait quatre périodes. La première se place entre les deux dentitions, elle se caractérise par l'apparition de maladies cutanées ou des muqueuses, avec ou sans engorgements ganglionnaires. Les accidents de la seconde période ressemblent beaucoup à ceux de la première qui les ont du reste précédés, mais ils en diffèrent par leur gravité, leur tenacité. Dans la troisième période surviendraient les abcès froids, les périostites, les ostéites, les caries, les tumeurs blanches. Enfin dans la quatrième période, on verrait survenir les accidents viscéraux de la scrofule.

Il est des malades chez lesquels la scrofule suit dans ses manifestations le programme que nous venons de tracer ; mais l'observation clinique nous montre chaque jour que cette diathèse n'évolue pas avec la régularité de la syphilis. Parfois ce sont les accidents de la période tertiaire ou quaternaire qui ouvrent la marche, d'autres fois les accidents de la première période apparaissent à leur heure, puis quelques années plus tard sans que les lésions de la seconde et de la troisième période se soient produites, le malade est emporté par l'une ou l'autre manifestation quaternaire.

La scrofule est une affection grave ; sa durée, son hérédité, l'importance de ses manifestations, celle des tissus et des organes qu'elle frappe en font une des plus redoutables diathèses que la thérapeutique ait à combattre. Certaines formes de la scrofule sont pourtant bénignes et permettent à ceux qui en sont atteints de parcourir une longue existence. Ces formes bénignes sont les plus communes et l'on peut dire que peu d'enfants y échappent. Je veux parler des croûtes de lait, des blépharites ciliaires, des conjonctitives pustuleuses, des eczémas et des érythèmes passagers. Le plus souvent les enfants restent sujets à ces phénomènes morbides jusqu'à l'âge de la puberté ; les modifications physiques qui surviennent à ce moment et les bonnes conditions hygiéniques suffisent bien souvent à les mettre désormais à l'abri des retours offensifs de la diathèse.

A côté de ces formes bénignes, il en est de graves, qui évoluent lentement, parcourant toutes leurs périodes, persécutant le malade sans relâche jusqu'à la mort. D'autres fois, la marche de la maladie est de temps en temps interrompue par des intervalles de bonne santé.

On espère que le patient va guérir, on le croit même guéri et tout-à-coup des accidents plus graves que jamais surviennent et le malade est emporté.

La gravité de la scrofule, tant au point de vue de l'individu que de l'espèce, explique l'importance que les médecins ont toujours attachée au traitement de cette maladie. Certes la thérapeutique n'a pas toujours raison d'elle, mais nous pouvons dire pourtant sans exagération, que dans la plupart des cas, si le traitement a été sévèrement institué et suivi, si le malade et le médecin ont eu la patience de le poursuivre longtemps, c'est-à-dire pendant des années, si une excellente hygiène est associée aux mesures thérapeutiques, le mal sera victorieusement combattu. Je ne dis pas que la diathèse aura disparu, mais j'affirme que ses manifestations ne se produiront pas ou seront tellement réduites que le malade pourra se croire guéri et que cette illusion pourra être partagée par tous ceux qui l'entourent. Mais même dans les cas de scrofule bénigne si le traitement est mal ordonné, s'il est négligemment suivi, si le malade se livre à des excès, si les conditions de régime ou d'hygiène sont défavorables, on voit tout à coup la maladie prendre un élan vigoureux, revêtir des formes graves et parfois mortelles.

Je me résume en disant que la thérapeutique peut, dans la plupart des cas, sinon guérir la scrofule, au moins atténuer cette diathèse au point de ne plus lui permettre de se manifester.

Je n'envisagerai la thérapeutique des affections scrofuleuses que dans ses rapports avec le séjour du malade à Creuznach.

Les soins hygiéniques occupent une place si impor-

tante dans le traitement de la scrofule que Lebert a pu
dire avec raison : « Si nous devions choisir entre le trai-
» tement médicamenteux seul, sans bonnes conditions
» hygiéniques, ou celles-ci sans l'emploi des remèdes
» internes, nous déclarons que notre choix se fixerait
» sans hésitation sur une bonne hygiène. C'est dire
» combien nous y attachons d'importance. »

Les malades trouveront à Creuznach l'air pur et sec
que tous les médecins ont conseillé aux scrofuleux. Ils
trouveront dans le Val des Salines, autour des bâtiments
de graduation, une atmosphère spéciale, imprégnée de
principes salins, dont l'action sera si bienfaisante pour
leur constitution. Mais, nous objectera-t-on peut-être,
n'y a-t-il donc pas de scrofuleux à Creuznach ? Certes, il
y a des scrofuleux dans cette atmosphère dont nous
vantons les avantages. Mais l'expérience des siècles
a demontré que tel air, qui ne préserve pas les indi-
gènes des scrofules, est utile comme changement à ceux
qui viennent de contrées différentes.

Le malade doit vivre à l'air libre et s'y livrer à un
exercice modéré. Les belles vallées de la Nahe et de
l'Alzens, toutes pleines de richesses et de magnificences
naturelles, offrant à chaque pas des souvenirs historiques, solliciteront le malade à les parcourir. Et devant
ces panoramas qui réjouiront ses yeux, il oubliera les
fatigues que lui impose la prescription médicale, et se
livrera avec plaisir à des promenades qu'il n'avait, chez
lui, ni le temps, ni la volonté de faire.

Sous tous les rapports, Creuznach répond aux nécessités du régime tonique que les scrofuleux doivent
suivre. Les tables des hôtels sont abondamment pour-
vues des mets les plus délicats et les plus fortifiants, et

leurs caves ne laissent rien à désirer sous le rapport de la qualité des vins d'Allemagne, de France ou d'Espagne.

Le régime du scrofuleux sera tonique, car c'est là l'idée qui doit dominer tout le traitement : tonifier la constitution pour contrebalancer les effets d'une maladie essentiellement débilitante.

Les aliments seront choisis parmi les plus toniques : les viandes noires, les œufs, le lait, le poisson, les bons légumes de la saison, les fruits mûrs, la bière et le vin. Certains médecins sont animés, contre quelques aliments, de préjugés vraiment féroces, et les défendent à leurs patients. J'estime qu'il faut laisser un peu de latitude au malade dans le choix de ses aliments et ne pas repousser systématiquement toutes les fantaisies de son estomac.

Ce que le malade mange, il le doit manger avec plaisir, voilà un principe qu'il ne faut pas perdre de vue.

Après les soins hygiéniques se place le traitement médical.

Ce traitement, nous l'avons dit déjà, consiste dans l'emploi des eaux salines en bains et en boissons.

Il n'est pas de diathèse contre les manifestations de laquelle les eaux de Creuznach agissent avec plus de puissance que sur la scrofule. On peut dire qu'elles sont le véritable spécifique de cette cruelle maladie. J'ai été frappé de leurs effets curatifs dans les cas les plus invétérés et les plus rebelles à tous les autres modes de traitement. Je veux citer, à l'appui de l'opinion que j'émets ici, celle de médecins célèbres, aussi désintéressés, dans leur appréciation, que je le suis moi-même.

« Les eaux chlorurées sodiques, dit Durand-Fardel, » constituent la médication spéciale de la scrofule. »

« S'il est hors de doute, dit le Dr Wetter, que les
» sources salines contenant des principes d'iode, exer-
» cent en général des effets radicaux sur toutes les
» maladies du système lymphatique et une grande partie
» de celles du système veineux, on doit surtout attendre,
» des sources de Creuznach, des résultats très efficaces,
» qui s'étendent même sur les formes de maladies les
» plus opiniâtres et les plus invétérées, produites par
» cette diathèse. »

Le célèbre Kopp appelait les bains de Creuznach
mêlés à l'eau mère « un des premiers remèdes et des plus
» efficaces pour toutes sortes d'affections scrofuleuses »
» et, il ajoute : « J'en ai vu des effets incroyables. » Le
» professeur Fuchs, parlant de ces eaux, dit : « Dans
» toutes les formes de la scrofule, il n'y a pas de remède
» qui soit d'une aussi grande efficacité que les eaux
» de Creuznach. »

Le professeur Trousseau émet sur ces eaux ce jugement : « Creuznach jouit, en Allemagne, d'une réputation
» méritée pour le traitement des affections scrofuleuses,
» les malades y affluent et l'expérience s'appuie sur un
» si grand nombre de cas, qu'elle est inattaquable. »

Il y a bien longtemps déjà que ces appréciations
si éminemment favorables à l'action des eaux de Creuznach sur la scrofule, ont été émises. Mais les années en
s'écoulant n'ont fait qu'ajouter à la réputation de ces
sources, devenue universelle. C'est de tous les points du
monde que les patients viennent chercher à Creuznach
leur guérison ou leur amélioration. J'ai pendant plusieurs
années, eu l'occasion d'étudier, dans cette localité, les
résultats des cures que tant de malheureux viennent
y faire et, joignant mon témoignage à ceux que j'ai rap-

portés déjà, je déclare ne rien connaître de plus actif
dans le traitement des manifestations de la scrofule que
les eaux de Creuznach. Toutes les formes de scrofule
peuvent être soumises à ce mode de traitement. Le scrofuleux torpide, au visage boursouflé, aux lèvres bouffies,
au nez épâté, à la corpulence massive, qui ne s'acquitte
qu'avec lenteur de ses fonctions physiques et intellec-
tuelles, trouvera sa guérison à Creuznach comme le scrofuleux éréthique, à la peau fine et transparente, aux formes
sveltes, à la stature élégante, aux traits réguliers et fins
du visage, au développement intellectuel précoce, aux
facultés brillantes, au tempérament ardent.

Ce n'est pas seulement la scrofule en puissance
d'action qu'il faut combattre par les eaux de Creuznach ;
cette thérapeutique n'est pas seulement curative, elle
peut être prophylactique, préventive en s'adressant à ces
cas où la scrofule n'est encore qu'imminente, où elle
n'existe qu'à l'état virtuel.

Le tempérament lymphatique qui touche de si près
à la scrofule a bien des degrés et s'il ne constitue pas un
état morbide, au moins peut-il être considéré comme
une tendance vicieuse de l'organisme ; c'est, dit Durand
Fardel, le premier degré de la scrofule. Dans les cas
d'antécédents héréditaires, dans les familles où les aînés
sont devenus scrofuleux, la cure à Creuznach est indiquée à titre de médication préventive.

L'action si puissante, si spécifique des eaux de Creuznach sur le lymphatisme et la scrofule, n'est pas difficile
à expliquer. A la vérité, la nature de la scrofule ne nous
est pas bien connue encore, mais ce que nous savons
d'une façon certaine, c'est que toutes les causes capables
d'engendrer cette diathèse, soit pendant la vie intra

utérine, soit pendant l'enfance, soit à l'âge adulte, sont toutes d'un caractère déprimant. Ce que nous savons encore, c'est que toutes les manifestations de la scrofule, c'est que toutes les lésions de tissus qu'elle provoque sont caractérisées par un amoindrissement de l'activité vitale, des désordres profonds de la nutrition et une tendance régressive des éléments anatomiques. Il résulte évidemment de ces connaissances que toutes les actions hygiéniques et thérapeutiques qui stimuleront les fonctions organiques, qui stimuleront la nutrition des tissus exerceront sur la diathèse scrofuleuse une influence favorable.

Or, si nous nous rappelons l'étude que nous avons faite des principes minéralisateurs renfermés dans les eaux de la source Élise et de la source Oranien, que les malades boivent en grande quantité ; si l'on se souvient de leur richesse en chlorures de sodium, de calcium, de potassium, si l'on songe qu'elles renferment en outre des iodures, des bromures, du carbonate de chaux, du fer, principes pour la plupart excitateurs et stimulants de la nutrition, on comprendra l'action de ces eaux. Nous disions précédemment qu'elles sont admirablement appropriées à tous ces cas où l'organisme manque de vitalité, où la nutrition est languissante, où toutes les fonctions s'accomplissent difficilement, dans tous les cas où il faut stimuler la puissance de l'absorption. Le lymphatisme et la scrofule ne sont-t-ils pas des types de cette déchéance de la vitalité et de la nutrition ?

Les bains d'eau saline à laquelle on ajoute l'eau mère, exercent de leur côté une influence stimulante sur la peau, ils en réveillent la vitalité, y provoquent un mouvement fluxionnaire qui décongestionne les organes internes. L'excitation des nerfs cutanés se propage jusqu'à la moelle et revient par action réflexe arracher à leur torpeur les organes internes et toutes les fonctions de l'économie.

C'est ce relèvement organique, c'est ce réveil de toutes les fonctions, c'est cette vitalité qui renaît au sein de tous les tissus, qui enraye le dépôt de la matière scrofuleuse dans les glandes lymphatiques, dans la peau, dans les muqueuses, les viscères... puis la fait doucement disparaître par une absorption dont l'énergie se rallume peu à peu.

Je résumerai ce chapitre en disant: le lymphatisme, la scrofule, la tuberculose sont les périodes successives à travers lesquelles évoluent les organismes qu'une déchéance héréditaire ou acquise a frappés.

Notre conduite médicale est donc toute tracée; il faut modifier le lymphatisme pour prévenir la scrofule et il faut modifier le terrain scrofuleux pour prévenir la tuberculose et la phthisie.

Une expérience de soixante années a démontré la haute valeur thérapeutique des eaux de Creuznach sur le lymphatisme et la scrofule.

Il ne faudrait pas croire que les eaux de Creuznach n'aient d'efficacité que sur les manifestations du lymphatisme et de la scrofule ; partout où le médecin devra relever la vitalité, toutes les fois qu'il cherchera à faire résorber les dépôts morbides, quel que soit l'organe ou le tissu qui en soit infiltré, il aura recours aux eaux de Creuznach.

Je passerai en revue les principales maladies dans lesquelles une longue expérience a démontré la valeur de ce traitement.

L'ARTHRITIS.

Nous comprenons sous ce titre : la goutte, la gravelle, le rhumatisme. Ces affections constitutionnelles reconnaissent le plus souvent pour cause l'excès de l'apport sur l'usure, un manque d'équilibre entre l'assimilation et la dépense organique, une combustion incomplète des matières azotées introduites dans l'économie par l'alimentation.

Ces matières azotées après avoir servi à la nutrition des tissus, doivent être éliminées sous une forme déterminée. Cette forme, c'est l'urée, qui représente un certain degré d'oxydation des matières azotées. Quand par suite d'un état constitutionnel, ce degré d'oxydation normal n'est pas atteint, il se produit de l'acide urique qui s'accumule dans le sang, en proportion sensible et y constitue une matière étrangère qui doit être éliminée. Parfois elle s'élimine tout naturellement par les reins et la gravelle se produit, mais bien souvent l'acide urique se porte vers les articulations et la goutte survient.

GOUTTE.

Les formes anciennes et fixes de la diathèse goutteuse, se compliquant de scrofule ou d'une grande atonie de l'organisme, sont favorablement influencées par les eaux de Creuznach, à l'époque où toute irritation inflammatoire a disparu. Il est aisé de comprendre l'influence qu'exercent ces eaux sur les goutteux. Les causes de la goutte acquise sont toutes celles qui tendent à augmenter la production de l'acide urique dans l'économie, ou à diminuer son élimination. La goutte n'est autre chose qu'une intoxication du sang par l'acide urique et les produits de la combustion organique incomplètement comburés.

Les principes azotés introduits dans l'organisme par l'alimentation, subissent une série de transformations qui aboutissent en définitive à un degré plus ou moins élevé d'oxydation. L'urée est le terme idéal de cette oxydation et c'est sous cette forme que s'éliminent les principes azotés après avoir été assimilés ou non. Mais par suite de l'état constitutionnel de l'individu ce degré d'oxydation peut n'être pas atteint et au lieu d'arriver à l'urée dont l'élimination est un fait physiologique, on arrive seulement à l'acide urique, produit moins oxydé et dont la présence dans l'économie et l'élimination constituent un fait pathologique.

Sous la forme d'urates de soude, les principes azotés mal élaborés, encombrent le sang et infiltrent les tissus osseux, cartilagineux et fibreux articulaires et péri-articulaires. Les lésions articulaires plus ou moins fixes ou mobiles caractérisent la goutte.

L'indication curative de la goutte c'est d'activer la nutrition, c'est de faciliter l'oxydation insuffisante des principes azotés, or nous savons que les chlorures de sodium, de calcium et de potassium contenus en si grande abondance dans les eaux de Creuznach, activent les combustions et hâtent les transformations et l'élimination de toutes les matières azotées devenues inutiles à l'organisme. Nous savons encore que ces eaux renferment un métal précieux, employé avec le plus grand succès contre la goutte. Je veux parler de la lithine. Cette substance a été introduite dans la thérapeutique par Garrod, médecin anglais, qui lui accorde la supériorité sur les alcalins. La lithine présente une grande affinité pour l'acide urique, avec lequel elle forme des urates de lithine très solubles. L'acide urique, contenu en grande abondance dans l'organisme des goutteux, se trouve facilement éliminé, car l'urate de lithine est le plus soluble des urates. Ce médicament a pu, dans certains cas, faire disparaître des tophus très anciens et qu'on ne comptait guère guérir.

Dyce Duckworth interprète d'une autre façon les manifestations articulaires de la goutte et du rhumatisme. Il n'accorde aucune importance à l'acide urique et aux urates; pour lui, le mouvement trophique des articulations se trouve sous la dépendance de la moelle allongée. Chez les goutteux et les rhumatisants, ces centres nerveux sommeillent, et, sous l'influence de leur torpeur, le système articulaire, privé de son énergie, de sa vitalité physiologique, élabore mal les liquides nutritifs que lui amène la circulation du sang. De là, les réactions inflammatoires et les dépôts que l'on rencontre dans les articulations des goutteux.

Nous n'avons pas à discuter ici la valeur de la théorie émise par Dyce Duckworth; nous nous bornerons à dire à ses partisans, qu'elle nous met fort à l'aise pour expliquer les effets salutaires produits sur les goutteux par les eaux de Creuznach. L'irritation que leurs chlorures provoquent à la surface du tégument cutané se propage par action réflexe jusqu'à la moelle allongée et

réveille l'activité des centres nerveux, qui tiennent sous
leur dépendance le mouvement nutritif du système articulaire. Les eaux chlorurées sodiques n'agissent pas seulement sur la diathèse goutteuse, elles agissent aussi, dit
Durand Fardel, « sur les lésions articulaires qu'ont lais-
» sées des accès de gouttes imparfaitement résolus et
» qu'entretient la goutte chronique. Les eaux chlorurées
» sodiques sont les eaux spéciales des arthrites. Quelle
» que soit l'origine ou la nature de celles-ci et les carac-
» tères particuliers qui leur appartiennent, les lésions
» des cartilages, des extrémités diarthrodiales, des enve-
» loppes fibreuses et celluleuses, offrent un fond commun
» à peu près identique, sur lequel s'exerce très efficace-
» ment, dans la mesure du possible, l'action résolutive
» de ces eaux ».

« Je crois, dit l'illustre médecin français, que c'est
» surtout comme agent direct de résolution des lésions
» articulaires et péri-articulaires qu'il faut les consi-
» dérer. »

GRAVELLE.

La gravelle et la goutte sont deux maladies procédant
du même principe. Rayer les assimile et les considère
comme deux manifestations du même état morbide. Sur
cent goutteux, Rayer en a vu quatre-vingt-dix-neuf
affectés de gravelle, dont l'urine déposait des sédiments
d'acide urique.

Si la goutte caractérisée, avec fluxion articulaire, ne
marche pas sans la gravelle, la gravelle représente souvent, à elle seule, la diathèse goutteuse.

Cette gravelle goutteuse, à base d'acide urique, est

commune chez l'homme adulte, de quarante à soixante ans; elle est l'apanage des gens aisés ou riches. Leurs fonctions digestives toujours en action, ne trouvent pas de contre-poids dans l'exercice qui stimule les fonctions respiratoires et cutanées. Les matières azotées introduites dans l'organisme en grande quantité, n'arrivent pas, dans leurs transformations successives, à un degré suffisant d'oxydation, elles ne deviennent pas de l'urée, elles deviennent de l'acide urique, qui représente un degré moins élevé d'oxydation. C'est cet acide urique, dont la solubilité est très faible, qui cristallise au sein des tissus, qu'il embarrasse et donne lieu à la goutte, à la gravelle, aux calculs.

RHUMATISME.

Il n'existe pas de barrière infranchissable entre la goutte et le rhumatisme, beaucoup d'observateurs éminents assignent, à la dernière de ces maladies, une diathèse urique, ne différant que par le degré de celle qui appartient à la goutte.

Le rhumatisme reconnaît pour cause un excès d'acide urique; sans doute, il y en a moins que dans la goutte, mais il y en a plus qu'à l'état normal.

Dans la plupart des cas où cet excès a été soigneusement recherché, il a été trouvé, et, d'après Edwards, on le rencontre aussi bien dans les formes aiguës que dans les formes chroniques de la maladie.

On emploie les eaux de Creuznach contre les manifestations variables de la goutte et du rhumatisme. On les conseille aux goutteux ou rhumatisants qui désirent se mettre à l'abri de nouvelles attaques. On les conseille aussi aux malades dont les articulations sont altérées par les inflammations dont elles ont été le siège. Les capsules articulaires, les ligaments fibreux, les synoviales sont atteints à divers degrés, des épanchements existent parfois dans les cavités articulaires; les muscles, les gaînes tendineuses présentent aussi des altérations. Les membres sont contracturés, les articulations ankylosées, les mouvements sont gênés, douloureux; comprimés par des exsudats imflammatoires, les nerfs sont le siège de souffrances plus ou moins aiguës.

Dans la plupart des cas que je viens de citer les malades se louent d'une cure à Creuznach, cure que beaucoup d'entre eux répètent avec plaisir plusieurs années. Les eaux, prises en boisson et en bains, les douches et les frictions, produisent, en un ou deux mois, des effets souvent favorables et parfois merveilleux.

SYPHILIS.

Dès 1834, alors que l'action de l'iode sur les maladies syphilitiques n'était pas encore connue, le Dr Kopp recommanda l'usage des bains de Creuznach comme un remède très efficace dans le traitement de la syphilis secondaire, surtout quand ses manifestations se localisent sur les muqueuses et la peau. Quand des études ultérieures eurent mis en pleine lumière l'action thérapeutique de l'iode sur les maladies syphilitiques, les succès obtenus par les eaux de Creuznach n'eurent plus de mystère. A l'empirisme, succédèrent, dès ce moment, des essais rationnels. Parmi les formes secondaires de la syphilis, les exanthèmes, par leur fréquence, occupent le premier rang. On voit à Creuznach s'épanouir toutes les variétés de syphilides : papules, pustules, macules, squammes, condylomes, on y rencontre encore les ulcères de la peau et des muqueuses. Je n'ai pas besoin de dire que ces manifestations morbides n'en sont plus à leur début; quand on les soumet à l'épreuve des bains de Creuznach, il y a longtemps déjà, qu'elles lassent la patience du médecin et du malade.

On envoie encore à Creuznach des personnes souffrant depuis plusieurs années d'inflammations syphilitiques des muqueuses telles : qu'angine tonsillaire, éruption vésiculeuse sur la muqueuse buccale et les angles de la bouche, éruption papuleuse s'étendant sur l'arrière gorge, le larynx et simulant les symptômes de la phthisie laryngée.

La syphilis tertiaire trouve aussi ses représentants à Creuznach : la périostite, l'ostéite, l'ostéo-myélite, la carie et les formes mixtes de ces diverses altérations forment le contingent des affections osseuses. Les gommes, les sarcocèles syphilitiques viennent aussi chercher leur guérison dans cette localité.

Je l'ai dit déjà, les médecins n'envoient à Creuznach que les cas invétérés qui ont défié leurs soins et leur thérapeutique. Dans un grand nombre de ces cas, on voit la scrofule se mêler à la syphilis. C'est en effet chez les scrofuleux que l'on voit s'éterniser la syphilis et que les manifestations de cette dernière diathèse sont les plus rebelles à tout traitemnt. Sur ce terrain profondément altéré par ces deux dyscrasies, on voit se dérouler en même temps les symptômes qui caractérisent chacune d'elles ; mais parfois aussi la scrofule et la syphilis réagissant l'une sur l'autre, les phénomènes morbides qu'elles provoquent ne revêtent plus une forme pathognomonique et l'observateur reste indécis sur leur nature ne sachant trop si l'ennemi masqué qui se présente à lui est la syphilis ou la scrofule.

On envoie aussi à Creuznach des enfants nés de parents syphilitiques et en proie eux-mêmes à cette cachexie.

Bien des médecins n'acceptent pas que les Eaux de Creuznach constituent une médication spécifique de la syphilis, mais ils reconnaissent qu'elles exercent sur les accidents secondaires et tertiaires de cette diathèse une action favorable qui permet au traitement spécifique de hâter leur disparition. Tous les médecins ont vu des syphilitiques sur lesquels la médication ordinaire reste impuissante, la maladie tend à s'aggraver. Si l'on joint au traitement mercuriel ou ioduré un séjour à Creuznach, cette inertie de la médication disparaît et une amélioration notable se fait bientôt remarquer dans l'état du malade.

Pégot, Dassier, Despine et Durand-Fardel, soutiennent avec les médecins de Creuznach que les eaux minérales exercent sur les accidents secondaires et tertiaires de la syphilis une action éminemment favorable, qui les replace, dans les cas opiniâtres, sous l'empire de la médication spécifique. (Mercure, Iodures).

Les eaux de Creuznach sont encore utiles à titre de médication reconstituante pour combattre l'état cachectique dans lequel tombent un certain nombre de malades épuisés par leur affection et le traitement auquel ils ont été longtemps soumis.

Dans le traitement des affections syphilitiques le malade sera soumis à l'usage des eaux de la source Elise ou Oranien et aux bains journaliers. Règle générale on ne dépasse pas la dose de 10 à 15 litres d'eaux mères ajoutés au bain d'eau saline, mais si le cas est rebelle on monte peu à peu jusqu'à 25 litres et Engelmann père ne craignit pas, dans des circonstances exceptionnelles à la vérité, d'en faire ajouter 50 et même 60 litres dans un bain minéral de 300 litres.

La durée du bain variera de une demi heure à une heure et demie.

Dans les cas rebelles et ce sont surtout ceux-là qu'on envoie à Creuznach, les médecins ajoutent au traitement que je viens d'indiquer l'usage de médicaments dont une longue expérience a consacré la valeur : mercure, iodure de potassium, Rob Laffecteur, tisane de Zittman.

Comme traitement local, on applique pendant plusieurs heures par jour, en deux ou trois séances, des compresses trempées dans l'eau saline à laquelle on ajoute de l'eau mère en quantité de plus en plus grande, jusqu'à l'employer pure.

La peau des syphilitiques est relâchée, atonique et fonctionne mal, aussi peuvent-ils prendre des bains dont l'énergie irriterait vivement la peau d'autres malades.

Engelmann a remarqué que si le malade présente à la fois les symptômes de la syphilis et de la scrofule, ce sont les altérations syphilitiques qui disparaissent les premières, celles de la scrofule résistent le plus longtemps.

Quand on emploie les bains on remarque que les éruptions syphilitiques placées sur la figure, bien qu'elles n'éprouvent pas l'effet local du bain, guérissent tout aussi bien que celles qui sont placées sur le corps et en même temps.

Engelmann signale que chez des malades atteints de la syphilis invétérée, alors qu'on doute si les altérations appartiennent à la syphilis ou à la scrofule, l'usage des bains lève parfois la difficulté. Dans certains cas les exanthèmes de la peau reprennent leur teinte cuivrée pathognomonique.

Dans d'autres cas de syphilis tertiaire invétérée, Engelmann a vu reparaître à la peau depuis longtemps indemme, des ulcères caractéristiques. Il semblait que la maladie abandonnât les organes internes pour se localiser de nouveau sur le tégument cutané, siège habituel des premières manifestations du virus.

Après une cure de quarante jours, les malades partent sinon guéris, au moins très améliorés. Pour ceux qui n'ont pas obtenu une guérison parfaite, ils continueront chez eux un traitement interne, soit par l'iodure de potassium ou la tisane de Zittman, et, l'année suivante, ils retourneront faire une cure moins longue et moins sévère qui les guérira complètement et définitivement.

RACHITISME.

Le rachitisme est une maladie constitutionnelle, caractérisée par une production exagérée des éléments chondrofibroïdes au moyen desquels le cartilage épiphysaire et le périoste de la diaphyse assurent la croissance de l'os, et dans le défaut d'ossification de ces éléments, qui restent à l'état fibro-spongoïde.

Le rachitisme est une affection du jeune âge, qui

se développe surtout dans la seconde moitié de la première année, ou dans le cours de la deuxième.

La maladie débute souvent, ou s'accompagne tout au moins, d'un catarrhe intestinal chronique avec affaiblissement de la constitution et émaciation profonde. L'enfant ressemble à un petit vieillard, à la peau ridée et fanée.

Au milieu de douleurs vives surviennent les déformations osseuses, les os se courbent, tantôt sous l'influence des positions, tantôt par le seul effet des contractions musculaires. Les extrémités antérieures des côtes et les os du crâne, les os de la jambe et de l'avant-bras sont plus souvent le siége de la dystrophie que les os du bassin et les vertèbres.

L'analyse chimique révèle, dans les os rachitiques, une diminution considérable des sels calcaires qui, de 63, tombent à 20 pour cent.

On ne saurait expliquer le développement du rachitisme par l'insuffisance des sels calcaires dans l'organisme. Cette condition ne peut rendre compte que du second élément de l'altération rachitique, c'est-à-dire, le défaut d'ossification, mais elle n'explique pas le fait primordial de la maladie, l'hypergénèse cartilagineuse et sous-périostée, ou la production du tissu spongoïde. Quant à l'insuffisance des sels calcaires, elle a été attribuée aux désordres dyspeptiques, qui donnent lieu à la formation, dans le tube digestif, d'une quantité exagérée d'acide lactique. Celui-ci, après sa résorption, dissout le phosphate calcaire du sang, de sorte que ce sel est éliminé par l'urine au lieu de servir à l'ossification.

Comment la cure à Creuznach peut-elle améliorer cette situation?

Le rachitisme se développe chez des enfants mal nourris, mal soignés, élevés dans des logements humides, privés d'air et de soleil. Le séjour à Creuznach place tout d'abord le petit malade dans d'excellentes conditions hygiéniques ; le milieu dans lequel il va vivre est bien différent de celui où son affection s'est développée. Les bains auxquels on le soumet chaque jour sont pour lui un puissant stimulant de la nutrition et de l'assimilation. Les substances albuminoïdes qu'il absorbe introduisent dans son organisme des sels calcaires auxquels la thérapeutique ajoute une certaine quantité de phosphate de chaux. Malheureusement, l'état des voies digestives ne permet guère l'absorption de ces sels si éminemment utiles à l'ossification. C'est ici qu'intervient l'action favorable de l'eau de la source Élise ou Oranien prise en boisson. Les belles recherches de Bardeleben et Rabuteau, ont démontré que sous l'influence du chlorure de sodium la quantité et l'acidité du suc gastrique sont augmentées. Ces modifications du suc gastrique expliquent ce fait important signalé par Sabelin et Dorogow. Le phosphate de chaux est insoluble dans l'eau et il ne peut être absorbé qu'après avoir été dissous à l'aide d'un acide. Or ces observateurs ont démontré que le chlorure de sodium favorisait la pénétration dans le sang du phosphate de chaux introduit par l'alimentation et son dépôt dans le tissu osseux. C'est l'acide chlorhydrique en plus grande quantité dans le suc gastrique qui facilite l'absorption. On comprend par là toute l'importance du chlorure de sodium chez les individus dont l'ossification est défectueuse.

Nous ajouterons encore que l'eau prise en boisson renferme une certaine quantité de carbonate de chaux qui se décompose sous l'influence des acides de l'estomac et dont une partie transformée en phosphate de chaux, est livrée à l'absorption.

MALADIES DES OS ET DES ARTICULATIONS.

Les affections des os et des articulations peuvent être provoquées par le traumatisme, mais le plus souvent elles sont l'expression de quelque diathèse. La scrofule, la tuberculose, la syphilis, le rhumatisme, la goutte sont presque toujours le point de départ de la lésion. Et dans les cas, assez rares d'ailleurs, où quelque violence a pu occasionner l'altération osseuse ou articulaire, ce sont bien souvent les états diathésiques qui retardent et parfois même enraient complètement la guérison.

Les malades et leur famille aiment mieux attribuer une tumeur blanche à une cause traumatique qu'à un état constitutionel, mais les faits nous ont prouvé depuis longtemps que les lésions du système osseux, sont unies aux états diathésiques, par les liens les plus étroits.

Une des causes les plus fréquentes des tumeurs blanches c'est la scrofule. Dans ses leçons cliniques sur la scrofule, M. Bazin affirme que la tumeur blanche est avec la carie, l'accident le plus ordinaire de la scrofule tertiaire. M. Lebert a rencontré la tumeur blanche sur le septième des scrofuleux soumis à son examen. M. Bazin prétend que la proportion est plus considérable encore.

Parmi les tumeurs blanches scrofuleuses, celle de l'articulation du pied est la plus fréquente, puis vient celle du genou à peu près dans la même proportion, puis celle de la hanche à peu près aussi fréquente que celle du coude. Les tumeurs blanches du poignet et de l'épaule sont beaucoup plus rares.

On rencontre chez le scrofuleux parmi les lésions du squelette : la périostite, l'ostéite, la nécrose, les tubercules des os, mais on trouve surtout la carie. La carie des os du crâne n'est pas fréquente. A la face, c'est l'os zygomatique qui est le plus souvent atteint ; l'os maxillaire inférieur est plus souvent le siège d'une nécrose que d'une véritable carie. Les os du palais et de la partie postérieure du nez se carient quelques fois, ce qui donne lieu à cette odeur fétide qu'on nomme punaisie. Le rocher se carie aussi, la surdité et parfois la mort, sont les résultats de cette lésion. Le sternum et les côtes sont quelquefois le siège de la carie et de la nécrose, il en est de même de la clavicule. L'omoplate est parfois atteinte de carie et de nécrose. L'humérus chez les scrofuleux est assez souvent malade, mais plus rarement dans son extrémité supérieure que dans son milieu et surtout que dans son extrémité inférieure. Les condyles de l'humérus, ainsi que la partie supérieure du cubitus sont fréquemment malades, ils le sont ordinairement en même temps et leur altération devient souvent le point de départ d'une tumeur blanche.

La main et surtout le carpe sont moins souvent malades chez les scrofuleux que le tarse ; les os métacarpiens et les phalanges des doigts se prennent plus souvent que le carpe. La nécrose y est plus rare que la carie.

La carie des os du bassin est, d'après Lebert, bien plus fréquente que ne l'indiquent les auteurs.

Toutes les régions du fémur peuvent être atteintes de carie qui y est toujours grave et opiniâtre.

Les os de la jambe sont souvent, l'un et l'autre, cariés et nécrosés. Le tarse est fréquemment malade chez les scrofuleux, tantôt il est le siège d'une carie, tantôt d'une nécrose, celle-ci est surtout fréquente dans le calcanéum.

Les os métatarsiens sont aussi fréquemment le siège d'une carie longue et difficile à guérir.

La carie vertébrale ou mal de Pott est assez commune chez les scrofuleux. Les maladies des os constituent la localisation la plus fréquente des scrofules. On l'observe dans plus de la moitié des cas, d'après Lebert.

Les lésions osseuses ou articulaires peuvent être engendrées par les tubercules. Cette altération organique a été rencontrée dans presque tous les os du squelette; au point de vue de la fréquence, nous rangeons les os dans l'ordre suivant : vertèbres, tibia, fémur, humérus, (chez les enfants), phalanges, métatarsiens, métacarpiens, sternum, côtes, os iliaques, os courts du tarse et du carpe, apophyse pétrée du temporal.

C'est surtout dans l'enfance que la tuberculose se produit dans les os; elle devient moins commune dès l'âge de quatorze à quinze ans, après vingt-cinq ans, elle devient exceptionnelle.

Les lésions osseuses peuvent être provoquées par une autre diathèse encore, je veux parler de la syphilis. C'est dans une période très avancée de la syphilis que les lésions osseuses apparaissent le plus souvent, c'est parmi les accidents tertiaires qu'on peut les classer. Parmi les altérations que l'on rencontre sur l'os et le périoste, nous citerons : les douleurs ostéocopes, les périostites gommeuses, phlegmoneuses ou plastiques, l'ostéite, que nous voyons se terminer soit par résolution, soit par la production d'un gonflement fixe et plus ou moins circonscrit, qu'on nomme exostose, soit par carie, soit par nécrose.

La blennorrhagie fournit aussi son contingent de tumeurs blanches. Pour être relativement rare, l'arthrite blennorrhagique fait pourtant des victimes. Elle se présente très exceptionnellement chez la femme. Quant au siège de la maladie, la statistique l'établit dans l'ordre suivant, d'après le degré de fréquence. Le genou, le coude-pied, la hanche, les articulations des doigts et des orteils, le coude, le poignet, l'épaule. C'est sur la synoviale que la blennorrhagie fixe principalement son action, il en résulte une grande tendance à l'hydartrose. Le plus souvent l'arthrite blennorrhagique se termine par résolution et laisse peu de traces après elle, mais chez les sujets lymphatiques ou scrofuleux, je l'ai vue plusieurs fois amener la tumeur blanche et l'ankylose.

La goutte et le rhumatisme sont aussi fréquemment la cause des lésions articulaires dont j'ai déjà parlé.

Les eaux de Creuznach exercent sur ces diathèses une influence favorable; l'état local doit évidemment se ressentir de l'amélioration constitutionnelle. J'ai vu et je me fais un plaisir de le déclarer, des résultats fort remarquables de la cure à Creuznach chez des personnes atteintes de tumeurs blanches, scrofuleuses ou arthritiques. Je les ai vues tout d'abord incapables de marcher, se faire voiturer au Curhaus, puis peu de semaines après leur arrivée, s'essayer à la marche, et partir je ne dirai pas guéries, mais heureuses de l'amélioration considérable qu'elles avaient obtenue.

J'ai vu un jeune français traité par M. le Dr Hessel pour une arthrite blennorrhagique du genou, durant depuis dix-huit mois. A son arrivée. ce jeune homme boîtait et marchait péniblement en s'appuyant sur une canne; après huit semaines de traitement il rentra dans son pays, il pouvait à ce moment marcher sans canne, sans que l'articulation malade éprouvât la moindre douleur. Cette guérison s'est maintenue et s'est consolidée.

J'ai vu un grand nombre de ces cures et je joins mon témoignage à celui des médecins de Creuznach, affirmant l'efficacité de leurs eaux dans le traitement des affections osseuses ou articulaires provoquées par les diathèses dont nous avons parlé.

Mais qu'on ne croie pas cependant que les eaux fassent des miracles; le traitement de toutes les maladies du système osseux et articulaire est fort long et exige la plupart du temps plusieurs cures successives.

Le traitement général est toujours puissamment secondé par l'application topique de l'eau saline fortifiée par une quantité variable d'eau mère, ou parfois d'eau mère pure. On ajoute au traitement général : des bains locaux, des injections, des fomentations, des douches. Le Dr Prieger se loue beaucoup de l'application, en guise de cataplasmes, de la boue minérale qui se dépose dans les bassins des bâtiments de graduation.

MALADIES DES YEUX.

Si l'œil est le miroir de l'âme, il n'est que trop souvent le miroir de l'état constitutionnel. S'il reflète les sentiments du cœur, il reflète aussi tous les vices, tous les états diathésiques de l'économie. La scrofule, l'arthritis, la syphilis, le cancer, la tuberculose n'épargnent aucune des parties de l'œil, mais de toutes les diathèses c'est assurément le lymphatisme et la scrofule qui atteignent le plus fréquemment cet organe.

La blépharite ciliaire, la conjonctivite palpébrale chronique, la conjonctivite pustuleuse, la kératite phlycténulaire, la kératite vasculaire, la kératite parenchymateuse, sont le plus souvent l'expression de la scrofule. Elles se manifestent dans l'enfance et parfois se continuent dans l'adolescence et même au-delà de la vingtième année. Des lésions graves et indélébiles sont assez souvent la conséquence de ces maladies qui laissent après elles : la perte des cils, la déformation du bord libre des paupières, leur aspect rougeâtre, des obnubilations des cornées, etc.

Les inflammations de la conjonctive et de la pituitaire, si fréquemment produites par la scrofule, se propagent parfois par continuité de tissu jusque dans les voies lacrymales, et provoquent les rétrécissements des conduits, le larmoiement, la dacryocistite aiguë ou chronique, la fistule lacrymale.

Parfois la scrofule porte ses effets, non sur la muqueuse des voies lacrymales, mais sur les os qui circonscrivent le sac lacrymal et le canal nasal. L'inflammation de la muqueuse est alors secondaire.

Les maladies de la cornée, si fréquentes chez les jeunes sujets, se lient généralement au lymphatisme et à la scrofule. Ce qui imprime aux kératites un cachet de gravité tout spécial, c'est qu'elles laissent souvent après elles des altérations de courbure ou de transparence de cette membrane et une diminution de l'acuité visuelle.

La scrofule n'engendre pas la conjonctivite granuleuse, mais elle la complique et l'aggrave. Chez bien des sujets où cette diathèse existait à l'état latent, on la voit apparaître sous l'influence de l'ophtalmie granuleuse. Le chagrin, la réclusion et l'inaction à laquelle sont condamnés les malheureux granuleux, dépriment leur vitalité et les livrent bientôt à tous les dangers de cette déchéance organique qu'on appelle le lymphatisme et la scrofule.

Ces affections de la conjonctive et de la cornée, engendrées par la diathèse scrofuleuse, entretenues ou compliquées par elle, sont très favorablement influencées par la cure à Creuznach. Ce fut en Belgique, le D' Jamain, oculiste fort distingué de Liége, qui appela le premier l'attention sur l'action éminemment favorable exercée par les eaux de Creuznach sur certaines conjonctivites et kératites.

M. Jamain a envoyé, depuis plusieurs années, à Creuznach, un grand nombre de malades, que la thérapeutique ordinaire ne parvenait pas à guérir. Il a notamment envoyé des personnes dont les cornées présentaient encore divers degrés d'infiltration, résultant de kératites récentes ou anciennes. Les résultats les plus favorables ont été obtenus par ces malades, dont les cornées ont souvent repris une transparence inespérée.

J'ai moi-même envoyé à Creuznach un grand nombre de malades atteints pour la plupart d'infiltration cornéenne, provoquée le plus souvent par le pannus granuleux.

Le trouble de leur cornée avait porté une grave atteinte à leur acuité visuelle ; je revois aujourd'hui ces patients, ils ont fait à Creuznach plusieurs cures successives, chacune d'elles a amélioré leur vision ; ils sont maintenant guéris ; leur cornée a repris une transparence inespérée.

Il est une maladie grave de la cornée sur laquelle les

eaux de Creuznach exercent une influence des plus favorables. Je veux parler de la kératite parenchymateuse ou interstitielle ; qu'elle soit diffuse ou ponctuée, qu'elle s'accompagne ou non de vascularisation, cette affection est l'expression d'un état général profondément altéré par la syphilis ou la scrofule, très exceptionnellement par le rhumatisme. La kératite interstitielle est surtout l'apanage de la syphilis héréditaire ; elle peut se manifester au moment de la naissance, elle peut aussi être tardive et survenir dans la seconde enfance, voire même à l'âge adulte. La kératite interstitielle peut être provoquée également par la syphilis acquise et se manifester lors de l'apparition des symptômes secondo-tertiaires. « J'ai été plus d'une fois, m'écrit M. le Dr Jamain, » émerveillé des résultats que m'ont donné les eaux de » Creuznach, dans le traitement de la kératite intersti- » tielle. »

Ces brillants résultats s'expliquent, puisque l'on sait aujourd'hui que dans la grande majorité des cas, c'est la syphilis qui provoque cette kératite, et qu'une longue expérience a démontré toute la puissance d'action des eaux de Creuznach sur cette diathèse.

Au témoignage que M. le Dr Jamain et moi-même rendons à l'efficacité des eaux de Creuznach dans la thérapeutique oculaire, je joindrai celui de Mooren, l'éminent oculiste de Dusseldorf et celui de MM. Prieger et Engelmann qui ont obtenu tous trois les plus beaux résultats dans des cas analogues à ceux dont j'ai parlé.

Ce n'est pas seulement en Allemagne et en Belgique que l'on a préconisé la cure de certaines affections oculaires par les eaux de Creuznach. Les oculistes français et pour ne citer que les plus fameux, Panas et Galezowski, ont reconnu toute l'importance de ce traitement dans les maladies de la conjonctive, de la cornée et des paupières.

Sous et Gourand ont récemment rappelé l'attention sur les succès obtenus par Prieger et Trautewein dans le traitement de l'iritis et de la choroïdite. Je crois avec MM. Sous et Gourand qu'on n'a pas assez utilisé jusqu'à ce jour l'action résolutive des eaux de Creuznach, dans le traitement des inflammations chroniques des membranes profondes de l'œil.

Il y a là un vaste champ d'études, peu exploré encore ; et je suis convaincu que dans les inflammations chroniques du tractus uvéal, dans l'hyalitis, les eaux de Creuznach rendront d'importants services et qu'elles ne seront pas moins utiles pour hâter la résolution des inflammations de la rétine et du nerf optique.

Dans le traitement des maladies des yeux, l'eau saline sera prise en bains et en boissons. Dans certains cas, le traitement local viendra joindre ses effets au traitement général. L'eau saline pure ou additionnée d'eau mère, en quantité variable, peut être appliquée sur les yeux en compresses, en lotions, en bains de vapeur, en pulvérisation. Ce traitement local sera fait avec prudence, tout en stimulant l'œil, il faut éviter de réveiller les inflammations dont il a été le siège et dont on cherche à faire résorber les vestiges.

CATARRHE NASAL CHRONIQUE (OZÈNE).

Le catarrhe nasal chronique ou coryza chronique peut succéder à la forme aiguë ou débuter par l'état chronique. La scrofule ou la syphilis sont les causes les plus fré-

quentes de la transformation de l'état aigu en état
chronique, ce sont aussi ces deux diathèses et surtout la
première qui provoquent d'emblée la forme chronique.
Altération de la sécrétion nasale, hypertrophie et ulcération de la muqueuse, tels sont les phénomènes essentiels de cette maladie. Ces sécrétions, beaucoup plus
abondantes qu'à l'état normal, forcent le malade à
se moucher continuellement; décomposées par l'air, elles
exhalent une odeur infecte. La respiration est gênée,
bruyante, la bouche doit rester ouverte, le timbre de la
voix est nasonné. Le catarrhe ne reste pas limité
toujours aux fosses nasales, il s'étend bien souvent
au pharynx, à la conjonctive, aux sinus maxillaires, aux
amygdales, aux trompes d'Eustache.

Cette maladie, qui trouble profondément l'existence
du malade, qui le force souvent à s'isoler, tant est infecte
l'odeur qu'il répand, est toujours longue et fort rebelle à
toute thérapeutique. Remplir l'indication causale en
s'attaquant à la diathèse qui a provoqué et entretient la
maladie, telle doit être la première préoccupation du
médecin. La scrofule, je l'ai dit, est la cause la plus fréquente du catarrhe chronique ; la syphilis est une cause
plus exceptionnelle, dans l'un et l'autre de ces cas, une
cure à Creuznach remplit l'indication causale.

Au traitement général par les bains et l'eau saline
prise en boisson, on joindra un traitement local. De
grandes irrigations seront poussées par l'une des narines, de sorte que le liquide ressorte de l'autre. Ces irrigations seront faites avec de l'eau saline pure ou additionnée d'eau mère, une ou plusieurs fois par jour.

« De toutes les lésions, dit Trousseau, qu'entraîne la
» scrofule, celles qui affectent les membranes mu-

» queuses sont surtout modifiées par les eaux mères.
» Ainsi l'ophtalmie, le coryza et l'ozène cèdent le plus
» ordinairement à une cure suffisamment prolongée,
» pourvu qu'elle n'aient pas atteint leur période ex-
» trême. »

Une longue expérience a confirmé l'opinion émise, il
y a bien des années déjà, par l'illustre médecin français.

ANGINES CHRONIQUES.

L'angine chronique est fréquemment l'expression d'un
état diathésique. L'herpétisme, la goutte, la scrofule, la
tuberculose, la syphilis peuvent la provoquer. D'autres
causes que les diathèses peuvent aussi donner lieu à
l'angine chronique. On la rencontre souvent chez les
chanteurs, les avocats, les professeurs, les orateurs, les
prédicateurs, chez les personnes qui dorment la bouche
ouverte, chez les buveurs et les fumeurs. En se répétant
les angines catarrhales aiguës peuvent aussi lui donner
naissance.

Elle est caractérisée anatomiquement par l'hypertrophie des glandules qui deviennent saillantes, l'orifice de
chaque glandule est dilaté et laisse suinter par la pression
un liquide puriforme, parfois une substance caséeuse.
La propagation à la trompe d'Eustache, au larynx, aux
fosses nasales, est fréquente. La luette est allongée,
les amygdales sont intactes ou légèrement tuméfiées, les
veines du pharynx sont variqueuses. L'angine scrofuleuse
et l'angine tuberculeuse, après avoir présenté les formes
de l'angine glanduleuse que nous venons de décrire, sont
toujours ulcéreuses.

L'angine syphilitique se présente dans la période secondaire sous la forme érythémateuse ou de plaques muqueuses ; dans la période tertiaire, elle se caractérise par les gommes suppurées.

Toutes les fois que l'angine sera diathésique et qu'elle aura résisté aux traitements généralement employés contre elle, nous recommandons la cure à Creuznach. Au traitement général par les bains et l'eau prise en boisson, on joindra l'action locale de l'eau saline, en gargarisme, en collutoire, en pulvérisation. Si l'on veut rendre cette action topique plus puissante, on pourra ajouter à l'eau de la source Élise, une ou deux cuillerées d'eaux mères.

AMYGDALITE CHRONIQUE.

Cette affection est caractérisée par l'hypertrophie et l'induration des amygdales. Chez les malades atteints de cette affection, la déglutition est gênée, la voix nasonnée, l'ouïe parfois est dure, l'haleine est fétide. Le gonflement des amygdales refoule en haut le voile du palais, la respiration nasale se trouve gênée, l'enfant respire par la bouche qu'il tient toujours entr'ouverte, ce qui lui donne la physionomie hébétée. Fréquemment l'amygdalite chronique passe à l'état aigu.

L'amygdalite chronique est surtout fréquente dans la seconde enfance, au delà de vingt-cinq ans, elle devient rare. Tout en acceptant l'influence des changements atmosphériques dans la production de cette maladie, je crois que la diathèse scrofuleuse y prédispose surtout. La cure à Creuznach sera un excellent moyen d'arrêter la marche de l'hypertrophie, mais quand les lésions seront devenues trop considérables, l'excision des amygdales devra être pratiquée. L'opération accomplie, la cure à Creuznach présentera une grande utilité. Son effet résolutif s'exercera sur les débris encore hypertrophiés de l'amygdale, qui auront échappé à l'instrument tranchant, il s'exercera avec plus de chances de succès sur la pharyngite qui complique si souvent l'amygdalite et entraîne pour les trompes d'Eustache de si fâcheuses conséquences.

MALADIES DE L'OREILLE.

La diathèse scrofuleuse étale fréquemment ses manifestations sur les diverses parties de l'oreille, parfois elles semblent spontanées, aucune cause étrangère à l'état diathésique ne saurait être soupçonnée. Dans d'autres cas, les altérations sont la conséquence d'un refroidissement, d'une fièvre éruptive ; mais qu'on ne s'y trompe pas, le refroidissement ou la fièvre n'a été que la cause déterminante, elle n'a fait que réveiller une diathèse languissante, elle lui imprime le coup de fouet qui la fait entrer en action. Le pavillon de l'oreille peut être le siège de scrofules. Il est alors tuméfié, d'un rouge vineux sombre, déformé, couvert de croûtes et d'une humeur jaunâtre caractéristique. Le méat auditif et le conduit peuvent être envahis, le gonflement des parties et la suppuration gênent alors l'ouïe. De proche en proche l'inflammation strumeuse peut envahir la membrane du tympan et la détruire. La caisse s'enflamme à son tour, un ou plusieurs osselets se détachent ; le tissu osseux du conduit auditif, de l'apophyse mastoïde et du rocher peuvent se carier.

L'eczéma et les furoncles du pavillon et du conduit se voient souvent chez les scrofuleux. Un des états pathologiques le plus fréquent de l'appareil auditif, c'est l'inflammation chronique de la trompe et de la caisse. Bien que cette affection puisse succéder à l'état aigu, elle se développe le plus souvent d'une façon insidieuse, à l'insu du malade. Des bourdonnements et de la surdité, tels sont les traits caractéristiques de cette affection. Les bourdonnements d'abord légers et passagers, s'accentuent de plus en plus et finissent par devenir permanents; peu à peu la surdité devient plus pénible, plus prononcée et le malade ne suit plus qu'avec difficulté une conversation tenue même à voix très haute. Les variations atmosphériques influencent beaucoup cette inflammation de la trompe et de la caisse. Par les temps froids et humides, les bourdonnements et la surdité sont plus accentués, parce que la muqueuse est plus tuméfiée.

Les bourdonnements et la surdité diminuent et disparaissent même momentanément quand le malade se mouche avec force. Alors le pavillon de la trompe laisse pénétrer une certaine quantité d'air dans la caisse et la pression se rétablit égale sur les deux faces du tympan. Un claquement dans l'oreille avertit le malade de cette modification si favorable à l'ouïe.

La marche de cette inflammation est lente et sa durée illimitée.

Cette affection qui a fait perdre à une foule de personnes une partie plus ou moins notable de leur acuité auditive, reconnaît le plus souvent pour cause les angines et les amygdalites chroniques dont j'ai parlé tout à l'heure. Par continuité de tissu, l'inflammation se propage à la trompe d'Eustache, épaissit sa muqueuse, rétrécit ce conduit et s'oppose ainsi au passage de l'air dans la caisse. Peu à peu l'inflammation gagne la caisse elle-même et trouble ses fonctions.

Or ces amygdalites et ces angines chroniques sont le plus souvent une manifestation de la diathèse scrofuleuse. Combattre cette diathèse, telle est l'indication causale qu'il faut tout d'abord songer à remplir. La cure à Creuznach répondra à cette nécessité du traitement. Mais une thérapeutique locale viendra compléter l'action des bains et de l'eau de la source Élise prise en boisson.

L'eau saline pure ou additionnée d'eau mère servira à des gargarismes et à des pulvérisations pharyngiennes.

On aura beaucoup fait quand on aura guéri ou tout au moins amélioré l'état de la gorge. On insufflera de l'air dans les trompes et dans la caisse, on insufflera des vapeurs d'eau chaude; on ne donnera pas à la douche une force d'impulsion trop grande, afin de ne pas augmenter l'irritation des tissus. Si la trompe d'Eustache est rétrécie, ce que l'on rencontre quelquefois chez l'adulte, on la dilatera, soit au moyen de cordes à boyau graduées ou de bougies en baleine terminées par un bout olivaire. Ces dilatateurs auront de 2 à 3 millimètres de diamètre. Ce cathétérisme sera fait avec une grande prudence et la bougie restera à demeure quelques secondes d'abord; peu à peu, selon la sensibilité du malade, ce temps sera augmenté. On répétera cette introduction tous les jours ou tous les deux jours, selon qu'elle produira de l'irritation.

GOÎTRE.

L'hypertrophie du corps thyroïde, mieux connue sous le nom de goître, se présente sous la forme endémique et sporadique. Si l'étiologie de cette affection est obscure, la plupart des pathologistes n'en ont pourtant pas moins constaté que les constitutions sur lesquelles le goître se développe présente souvent l'empreinte de la diathèse scrofuleuse. Les médecins de Creuznach parmi lesquels je citerai surtout Prieger et Röehrig, m'ont assuré avoir obtenu des succès remarquables de l'emploi des eaux salines dans le traitement des goîtres datant déjà de plusieurs années. Le professeur Röehrig m'a dit avoir obtenu de grandes améliorations dans des cas de goîtres exophtalmiques.

La composition iodo-bromurée des eaux de Creuznach explique ces succès que la thérapeutique ordinaire a souvent obtenus par l'emploi des iodures et des bromures à l'intérieur et en applications locales.

ADÉNITE.

Presque toujours, chez les scrofuleux, on constate un développement insolite des glandes lymphatiques du cou, des aines, des aisselles, des bronches et du mésentère. Ces glandes peuvent être atteintes toutes ensemble ou isolément. Les ganglions sous-maxillaires et ceux du cou sont les plus fréquemment atteints. Les glandes malades atteignent un volume qui varie de celui d'une noisette à celui d'un gros œuf de poule. L'altération qui

constitue l'adénite chronique n'est pas toujours la même,
c'est souvent une hyperplasie simple, c'est-à-dire une mul-
tiplication des éléments cellulaires normaux. Les lésions
peuvent envahir le réseau conjonctif ambiant, c'est alors
que l'on voit les ganglions former des tumeurs isolées,
ou des cordons monoliformes ou bien encore des masses
fusionnées. Cette altération est réparable, et l'on voit,
dans certains cas, les ganglions reprendre leur volume
normal. Mais souvent aussi un processus inflammatoire
survient et aboutit tantôt à la suppuration avec décolle-
ment de la peau et formation de trajets fistuleux, tantôt
à la caséification totale ou partielle de la glande.

Les eaux de Creuznach prises en bains, en boisson
et appliquées en compresses sur les parties malades,
exercent une action curative sur cette manifestation de
la scrofule. Même, quand les glandes sont enflammées
et que la suppuration a commencé, on peut en obtenir
la résolution.

« C'est là, dit Trousseau, un fait que l'expérience a
» démontré : à savoir, que les tumeurs glanduleuses en
» voie de suppuration, s'améliorent plus sensiblement
» et plus vite sous l'influence des eaux de Creuznach,
» que les tumeurs de même nature non encore suppu-
» rantes, mais ayant atteint un volume considérable. »

Dans certains cas, la guérison se fait par secousses,
pendant des semaines entières le volume des glandes
semble le même, puis tout à coup il diminue brusquement, puis reste de nouveau stationnaire et ainsi de suite
jusqu'à la guérison. Il arrive dans des cas invétérés que
l'on n'obtient aucune amélioration pendant la cure, mais
le malade n'en obtient pas moins plus tard les résultats
qu'il espérait.

Dans les cas invétérés et rebelles, on frotte la partie affectée avec un onguent préparé à l'eau mère, on applique des compresses trempées dans un mélange d'eau saline et d'eau mère. S'il y a formation de pus et que l'on ne puisse empêcher l'abcés de s'ouvrir, il est préférable de le ponctionner, d'évacuer le pus ; on évitera ainsi des cicatrices difformes.

Quelquefois les malades arrivent en pleine suppuration à Creuznach, présentant des ulcères fongueux, des décollements de la peau, des trajets fistuleux. On calme l'excès d'inflammation par des émollients, on détruit les fongosités qui empêchent la cicatrisation des ulcères, on favorise le recollement des bords amincis, la cicatrisation des trajets fistuleux par des injections ; parfois, par des incisions convenables, on convertit les fistules en plaies régulières.

« Sous l'influence des eaux de Creuznach, dit Trous-
» seau, le pus change de caractère, les lèvres de la plaie
» deviennent plus fraîches, l'aréole qui les entoure perd
» cet aspect livide si souvent caractéristique ; on dirait
» un abcès ordinaire et non plus une dégénérescence
» scrofuleuse. »

On voit souvent dans la première enfance les ganglions mésentériques gonfler et durcir, le ventre est enflé et tendu, les digestions se font mal, la diarrhée survient, l'enfant maigrit et ressemble à un petit vieillard. Si la fièvre hectique n'existe pas encore, la guérison qui n'aura pas été obtenue par les remèdes les plus vantés, s'obtiendra facilement par l'usage des eaux de Creuznach. Dans les formes éréthiques on emploiera l'eau saline pure sans addition d'eau mère. Mais dans les formes torpides l'eau mère hâtera la guérison. « On est

» surpris de voir, dit Engelmann, quelle quantité d'eaux
» mères supportent ces petits êtres pour que la peau
» reprenne son énergie et que les glandes affectées
» reviennent à l'état normal. »

L'eau de la source Élise sera donnée en boisson ;
quelquefois on la remplace par l'huile de foie de morue.

J'ai eu l'occasion de voir à Creuznach un très grand
nombre d'adénites scrofuleuses ; quand ces glandes sont
simplement engorgées, la guérison est rapide, mais
quand leur tuméfaction est due à une infiltration tuberculeuse, les choses ne se passent plus aussi simplement.
Il faut alors des cures prolongées et répétées pour ramener les ganglions à leur état normal. Mes honorables
confrères de Creuznach m'ont fait voir plusieurs de ces
cas rebelles, qui avaient résisté à tous les médicaments
internes, à tous les onguents, aux bains de mer, aux
eaux sulfureuses, aux eaux ferrugineuses et qui ont guéri
sous l'influence des eaux salines et de la Mutterlauge.
Sans doute il avait fallu du temps et de la patience, mais
enfin le résultat était atteint.

MALADIES DES ORGANES RESPIRATOIRES.

La muqueuse des voies respiratoires est, chez les
scrofuleux, très impressionnable à tous les changements
de température. Elle s'enflamme avec facilité et dans ces
cas l'altération débute par une inflammation catarrhale
tenace qui présente dans le pharynx et les bronches une
tendance très marquée à la destruction ulcérative des
tissus. On conçoit le caractère dangereux de ce catarrhe
bronchique. Superficiel d'abord, le processus s'étend

peu à peu en profondeur, atteint les lobules du poumon, et y provoque une inflammation ulcéreuse qui produit tous les phénomènes et expose à tous les dangers de la phthisie pulmonaire.

C'est la phthisie scrofuleuse de Jaccoud, qu'il ne faut pas confondre avec la phthisie tuberculeuse.

Un travail de Massini, établi sur de nombreuses autopsies, montre que la mort par phthisie ne révèle la présence de tubercules que 33 fois sur 100 décès. Les 67 cas restants, sont des broncho-alvéolites suivies de dégénérescence caséeuse.

Ces broncho-alvéolites fréquemment confondues avec la phthisie sont entretenues le plus souvent par le lymphatisme ou la scrofule.

Quand les lésions ne sont ni trop étendues ni trop enracinées, l'usage des eaux de Creuznach procure toujours une amélioration considérable et assez souvent une guérison radicale.

En modifiant la constitution du scrofuleux, on diminue cette tendance à l'inflammation que présente, chez ces malades, la muqueuse bronchique. En améliorant son état général on met la nature dans des conditions plus favorables à la guérison des lésions qui se sont déjà produites. L'effet résolutif des eaux se fera également sentir sur les infiltrations des tissus pulmonaires et bronchiques.

Mais là ne se borne pas l'action des eaux de Creuznach. On sait que la scrofule tend fatalement vers la tuberculose. Cette dystrophie déclarée, et ai-je besoin de dire avec quelle facilité elle éclate chez les scrofuleux dont les poumons sont malades, la cure à Creuznach est devenue impossible. « Nous ne conseillerons jamais à un

» tuberculeux, dit Trousseau, de se soumettre au trai-
» tement que nous recommandons aux scrofuleux. Les
» eaux salines muriatiques, dont les scrofuleux retirent
» de si bons résultats, employées contre les tuber-
» cules pulmonaires, sont dangereuses et il n'est pas un
» médecin qui ne les interdise. »

Mais si les eaux de Creuznach ne sauraient être employées sans danger dans les cas de phthisie confirmée,
il n'en est plus de même quand il s'agit de malades dont
la constitution scrofuleuse les prédispose à la tuberculose, il n'en est plus de même quand il s'agit de personnes appartenant à des familles dont une phthisie
héréditaire moissonne sans cesse les membres.

En guérissant ou tout au moins en atténuant la diathèse scrofuleuse, on s'oppose au développement des
tubercules qui ne sont en définitive, que l'expression
d'une déchéance profonde des forces de l'organisme,
que la manifestation locale d'une vitalité épuisée.

« Une longue expérience a démontré que des per-
» sonnes issues de familles tuberculeuses, ou dont les
» parents sont morts de phthisie, surtout de tubercules
» pulmonaires, ont été préservées de cette terrible ma-
» ladie qui décimait leur race, par un traitement fait à
» Creuznach. Mais pour obtenir de tels succès, il faut
» s'y prendre à temps et consacrer à la cure le temps et
» les soins nécessaires. »   Dr PRIEGER.

M. le Dr Leudet, de Rouen, a récemment présenté à
l'Académie de Paris, un travail sur la tuberculose pulmonaire dans les familles. — Les longues recherches
du médecin français permettent d'apprécier toute l'importance de l'hérédité dans le développement de la
phthisie.

D'après lui, la tuberculose acquise frappe de préfé-rence les individus débilités, soit congénitalement, soit par des maladies antérieures.

La transmission héréditaire de la phthisie existe dans plus de la moitié des cas. L'hérédité tuberculeuse directe des père et mère aux enfants a été constatée dans 82 familles sur 132.

La transmission héréditaire est plus fréquente dans la ligne maternelle que dans la ligne paternelle.

Dans les familles tuberculeuses, une génération peut être indemne de la maladie, les autres en étant frappées.

C'est entre 13 et 35 ans que la tuberculose pulmo-naire apparaît en général chez le descendant.

Les maladies des os et des articulations se rencon-trent dans 20 °/₀ des familles tuberculeuses.

L'affection tuberculeuse des os et des articulations précède le plus souvent la tuberculose des poumons.

La marche de la tuberculose pulmonaire est beaucoup plus lente dans la classe aisée que dans la classe ou-vrière.

La guérison de la tuberculose pulmonaire se rencon-tre aussi bien dans la phthisie héréditaire que dans la phthisie acquise.

Prenant des conclusions pratiques sur les recherches de M. Leudet, je dirai aux médecins et aux parents : la phthisie est héréditaire dans plus de la moitié des cas, ce n'est guère avant l'âge de 13 ans qu'elle apparaît chez les enfants issus de tuberculeux. Dans l'immense majorité des cas, on aura le temps d'intervenir et de modifier par un traitement et une hygiène appropriée, les tendances vicieuses de l'organisme vers l'éclosion des tubercules.

Quand Koch découvrit le bacille de la tuberculose, il y eut un moment une tendance à regarder cette maladie non plus comme l'expression d'un état diathésique, de la scrofule ou de la misère physiologique, mais comme une affection infectieuse produite par le bacille.

Partout mêlé à la poussière de l'atmosphère, aussi bien sur la voie publique que dans nos maisons, ce parasite pénétrerait dans nos poumons par la respiration.

Les recherches de Leudet démontrent que cette tuberculose par contagion n'est pas la règle. La plupart des personnes sont réfractaires à cette action nocive du bacille ; pour subir son influence il faut y être prédisposé par quelque diathèse, par quelque abaissement de la vitalité. Jaccoud a dit avec raison : la diathèse tuberleuse est essentiellement constituée par l'insuffisance de la nutrition.

L'hérédité ne transmet pas le germe infectieux, mais elle transmet des vices de nutrition qui favorisent l'infection.

Après comme avant la découverte du bacille de Koch, les eaux de Creuznach conservent toute leur utilité comme agent prophylactique de la tuberculose. Les recherches de Leudet démontrent l'impérieuse nécessité de soumettre à leur action les enfants issus de familles où règne la phthisie et les études cliniques des médecins de Creuznach nous disent assez ce que nous pouvons attendre d'une thérapeutique si rationnelle et qui compte tant de succès.

Ce ne sont pas seulement les médecins de Creuznach qui ont préconisé l'emploi des eaux minérales dans le traitement prophylactique de la phthisie. Dans son remarquable « *Traité des eaux minérales de la France et de l'étranger* » le Dr Durand-Fardel partage complètement leur avis.

« Il faut, dit-il, considérer dans la phthisie, un état » général de l'organisme simplement constitutionnel ou » diathésique, héréditaire ou acquis, sous l'influence » duquel les tubercules sont nés, ou se sont multipliés » dans les poumons. »

Or si l'art est impuissant contre le tubercule lui-même, il peut agir efficacement sur la diathèse. La plupart des tuberculeux offrant tous les caractères d'une constitution éminemment lymphatique, la médication chlorurée sodique et surtout chlorurée, sodique, bromurée si spéciale contre la scrofule et la constitution lymphatique trouvera d'importantes applications.

Thilénius (1) émet la même opinion que Durand-Fardel. « En examinant la thérapeutique de la diathèse tu- » berculeuse, on voit que les succès se trouvent surtout » là où l'on peut enrayer la disposition qui est » toujours à regarder comme le premier degré de » cette terrible maladie ; là où un traitement prophy- » lactique conduit avec prudence, ou une hygiène con- » venablement ordonnée et un régime approprié forment » la base de la méthode curative. Car la maladie une » fois déclarée, bien que les guérisons ne soient pas très » rares, elle n'est accessible à aucune médication » directe. »

Dans ce traitement prophylactique, Thilénius recommande les eaux de Soden, bien qu'à son avis la plupart des eaux chlorurées sodiques et bromurées soient également propres à remplir cet objet. L'inhalation artificielle développée auprès de la plupart d'entre elles et la

(1) *Traité sur les Eaux minérales du duché de Nassau.*

possibilité de vivre près des grandes salines de Nauheim et de Creuznach dans une véritable atmosphère saline pareille à celle de la mer, indique l'emploi de ces eaux dans les cas de maladie de l'appareil respiratoire. Cette athmosphère saline artificielle est souvent préférable à celle de la mer, parce qu'elle ne présente ni sa vivacité, ni ses refroidissements.

Certains enfants, à la suite du croup, de la rougeole, de la coqueluche ou d'autres affections catarrhales, conservent une grande sensibilité des voies respiratoires ; à chaque instant on les voit atteints de bronchite. Cet état que le public appelle « une poitrine faible », est favorablement influencé par l'emploi des eaux de Creuznach.

Dans le traitement des maladies des voies respiratoires, on ne se borne pas seulement à l'emploi des eaux salines en bains et en boissons, mais on soumet encore les patients à l'inhalation de l'atmosphère qui enveloppe les grands bâtiments de graduation.

Quand le temps le permettra, ils iront s'asseoir ou se promener plusieurs heures chaque jour dans les longues allées qui entourent ces bâtiments, et ils respireront à pleins poumons cet air suroxygéné et tout imprégné de chlorure de sodium, de chlorure de calcium, d'iode, de de brôme et d'ozone.

MALADIES DES VOIES DIGESTIVES.

Nous avons vu la scrofule, le rhumatisme, la goutte exercer une influence fâcheuse sur les muqueuses oculaire, nasale, buccale, pharyngienne, respiratoire ; nous avons vu ces diathèses provoquant ou tout au moins entretenant les altérations pathologiques développées dans ces tissus. La muqueuse des voies digestives ne jouit d'aucune immunité, rien ne l'abrite contre les manifestations constitutionnelles. La gastrite catarrhale chronique est bien souvent l'expression d'un état diathésique. Dans bien des cas, la genèse de la maladie se dérobe derrière d'autres causes plus apparentes, telles que les abus alcooliques, les repas trop copieux, l'irrégularité de l'alimentation. Mais ces causes ne peuvent bien souvent déterminer leurs effets qu'à la faveur d'une prédisposition diathésique. Bien souvent encore, la gastrite chronique étant développée, on la voit résister au temps, à toutes les précautions prises par le malade et aux soins les plus intelligents du médecin. C'est encore l'état constitutionnel qu'il faut accuser de cette persistance, de cette ténacité du mal. La gastrite catarrhale chronique se caractérise par des symptômes bien apparents. Difficulté de la digestion, pesanteur à l'épigastre, éructations, régurgitations aigres, brûlantes ou amères. L'estomac se ballonne pendant la digestion, l'appétit est diminué, la soif est souvent vive. La pesanteur à l'épigastre se change parfois en douleurs, en crampes qui retentissent jusqu'à la région dorsale. Certains malades ont des vomissements alimentaires quelque temps après le repas; d'autres ont des vomissements muqueux chaque matin au réveil. Parfois les voies biliaires participent au catarrhe; la muqueuse buccale est saburrale, l'haleine fétide, la peau légèrement ictérique. Il y a des alternatives de diarrhée et de constipation. Les forces générales diminuent, le malade s'amaigrit.

Au catarrhe de l'estomac se joint assez communément

le catarrhe de l'intestin, qui reconnaît également pour cause un état constitutionnel. Son symptôme le plus constant, parfois unique pendant un temps très long, c'est la diarrhée. Chez les hémorrhoïdaires et les goutteux, c'est au contraire la constipation qui est de règle. Chez la femme, cet état s'accompagne souvent de troubles névropathiques, de névralgies lombo-abdominale et intercostale.

Quand les traitements ordinaires auront échoué ou agiront avec trop de lenteur au gré du malade, que le médecin l'envoie aux eaux de Creuznach. L'indication causale sera remplie, la diathèse sera combattue et l'effet résolutif des eaux s'exercera favorablement sur les lésions locales de l'estomac et de l'intestin. Ces lésions consistent surtout dans un épaississement de la muqueuse et parfois aussi du tissu conjonctif sous-muqueux et même du tissu musculaire. Les villosités sont tuméfiées, proéminentes, même polypeuses. L'ulcération caractérise fréquemment l'entérite chronique.

Toutes ces lésions sont favorablement influencées par la cure à Creuznach.

Chez les scrofuleux, les goutteux, les rhumatisants, les syphilitiques à la période secondaire, les individus qui ont longtemps souffert de la fièvre intermittente, les organes glanduleux de l'appareil digestif : le foie, la rate, les ganglions mésentériques présentent des altérations que l'usage des eaux de Creuznach peut guérir.

Le foie est le siège d'une congestion se caractérisant par une tension, une douleur sourde que la pression exagère et qui s'irradie vers l'épaule droite. La glande hépatique présente un volume plus grand qu'à l'état normal, son bord tranchant dépasse les fausses côtes et peut être senti par la palpation.

La scrofule et la syphilis viscérale peuvent également atteindre le foie et le frapper de cirrhose. Dans les fièvres intermittentes anciennes, la rate se gonfle et s'altère. La tumeur splénique est due d'abord à l'hyperémie, puis à une exsudation diffuse dans le parenchyme avec ou sans foyers hémorrhagiques. L'exsudat n'est pourtant pas constant, une tumeur déjà ancienne de la rate peut être simplement constituée par la congestion, l'hypertrophie du tissu et la surabondance du pigment.

Nos prédécesseurs ont beaucoup discouru sur ce qu'ils appelaient : la dyscrasie veineuse ou la veinosité abdominale. Tout en reconnaissant qu'ils ont beaucoup exagéré et l'importance et la fréquence de cet état, nous devons pourtant en admettre la réalité. Il trouve sa source dans les troubles de la circulation de la veine-porte. Toutes les maladies qui entravent le cours du sang dans ce vaisseau peuvent provoquer la dyscrasie veineuse abdominale. Les maladies du foie, surtout sa sclérose, les tumeurs qui se développent près du hile de cette glande, gênent directement la circulation de la veine-porte. La sclérose et l'emphysème du poumon, les lésions du cœur droit et celles de l'orifice mitral produisent le même effet d'une façon indirecte, elles gênent la circulation de la veine-cave inférieure et ralentissent ainsi le cours du sang dans la veine-porte. Cette stase veineuse provoque la pléthore abdominale se traduisant par la congestion sanguine des organes glanduleux et des vaisseaux du bas-ventre, l'état variqueux de ceux-ci (hémorrhoïdes).

Les fonctions des organes abdominaux sont troublées,

le catarrhe chronique gastro-intestinal apparaît avec tous
ses ennuis. Les lésions abdominales, déjà si pénibles
par elles-mêmes, retentissent tôt ou tard sur les autres
systèmes organiques et deviennent le point de départ
de manifestations réflexes, qui font le désespoir du
malade et du médecin. Des bouffées de chaleur, des
crampes, des douleurs de toutes espèces, puis plus tard
l'hypochondrie, la mélancolie, l'hystérie... tels sont les
symptômes provoqués par cette pléthore abdominale
que les anciens voyaient peut-être trop et que les modernes ne voient peut-être pas assez.

Dans toutes les affections des voies digestives dont
nous venons de parler « un traitement thermal, dit
» M. le Dr Prieger, rend de très grands services, et c'est
» surtout l'eau de la source Élise, prise à l'intérieur, qui
» donne les résultats les plus remarquables. Mais dans
» leur emploi il ne faut pas se fier à la maxime banale :
» — beaucoup d'eau fait beaucoup de bien, — car au
» contraire ce n'est qu'à dose modérée qu'on augmente
» peu à peu et avec prudence, qu'on obtient des résultats
» certains et radicaux, beaucoup plus sûrement que si on
» employait nos eaux minérales ou d'autres sources plus
» fortement laxatives, de manière à obtenir des pur-
» gations violentes. »

On ne se bornera pas à l'usage interne des eaux de la
source Élise, le malade prendra des bains, il sera soumis
au massage, à des frictions, à des douches, à des
lavements d'eau saline additionnée d'eau mère. Ces
derniers sont parfois d'une très grande utilité dans les
affections du bas-ventre, tant par l'action directe qu'ils
exercent sur le tube intestinal et les organes voisins dont
les tissus sont altérés, que par celle qu'ils exercent sur

les vaisseaux. En stimulant les parois variqueuses ou relâchées des veines et des lymphatiques de l'abdomen, les lavements d'eau saline accélèrent la circulation des liquides et font disparaître la pléthore abdominale.

MALADIES DES VOIES URINAIRES.

URÉTRITE AIGUË.

Quand on voit certains individus se livrant à tous les excès et rester pourtant indemnes de toute inflammation urétrale ; quand on en voit d'autres dont l'urètre ne présente aucune lésion et qui sont à chaque instant atteints d'urétrite aiguë, malgré les soins et les précautions dont ils s'entourent ; quand on en voit d'autres qui, pendant le traitement d'une urétrite, marchent de récidive en récidive, alors que rien ne peut expliquer de pareilles rechutes, on ne peut s'empêcher d'admettre l'influence de l'état constitutionnel sur la muqueuse urétrale. » L'expérience de tous les jours, dit le Dr Smith, de » Bruxelles, démontre que les plus exposés à contracter » un accès d'urétrite aiguë, sont des dyscrasiques ; que » la maladie constitutionnelle soit déjà apparente, ou » qu'elle existe à l'état latent, jusqu'au temps marqué » pour sa complète évolution. » La plupart des observateurs ne doutent plus que certaines dyscrasies au rang desquelles je place tout d'abord la scrofule, l'arthritis et l'herpétis, ne disposent puissamment à l'urétrite aiguë, je dirai même, plus puissamment que toute autre cause.

Non-seulement j'admets l'influence prédisposante de ces états diathésiques, mais mon expérience me porte

même à admettre que la scrofule, la goutte, le rhumatisme engendrent l'urétrite aiguë comme elles donnent
naissance à l'angine, au coryza, à la bronchite. « Les
» dartres, dit Lallemand, qui se manifestent à l'anus,
» sur le périnée, sur le scrotum, sur la verge, les cuis-
» ses, les aînes... ont presque autant de tendance à
» se déplacer sur les membranes muqueuses voisines.
» Lorsque ces dartres se portent sur l'urètre, elles pro-
» voquent des écoulements aussi abondants, aussi dou-
» loureux que ceux qui résultent de la contagion la plus
» violente et sans des circonstances antécédentes bien
» caractéristiques, il serait impossible de les distinguer
» des blennorrhagies ordinaires. » Culerier, Martineau,
Peter, Paget, Smith et bien d'autres encore ont cité des
cas incontestables établissant que chez les dyscrasiques
on voit survenir des urétrites aussi aiguës que les blennorrhagies dites virulentes, et dues à la seule influence
constitutionnelle.

URÉTRITE CHRONIQUE.

Comme les autres muqueuses de l'économie, celle de
l'urètre peut être atteinte de catarrhe chronique d'emblée. Tous ces catarrhes chroniques sont des manifestations d'un état constitutionnel et celui de l'urètre peut le
plus souvent être rapporté à l'arthritis, à l'herpétis, à la
scrofule. — Comme certaines blépharites, pharyngites,
amygdalites, rhinites, le catarrhe chronique de l'urètre
peut se développer spontanément par le seul fait de
l'activité du vice constitutionnel. — D'autres fois, la
diathèse se manifeste sur la muqueuse urétrale, à la suite

d'irritation ou d'excitation des organes génitaux, telles que celles produites par l'abus ou l'excès du coït, ou le passage d'urines rendues irritantes par la présence de l'alcool ou d'acide urique ou d'urates en trop grande abondance.

Ces états constitutionnels, capables d'engendrer l'urétrite aiguë et l'urétrite chronique d'emblée, et qui en favorisent si souvent l'explosion, agissent défavorablement sur la marche de la maladie; ils l'empêchent de s'acheminer spontanément vers la guérison et ils opposent, au traitement le plus rationnel et le mieux suivi, un obstacle parfois invincible. — La goutte militaire, me disait un de mes malades, s'appellerait avec plus de raison : la goutte éternelle — Il n'avait pas tort, car cette terrible goutte, qui caractérise l'urétrite chronique, fait parfois, pendant des années, le tourment du malade.

« En modifiant, dit le Dr Smith, l'état morbide géné-
» ral, et en écartant toutes les circonstances qui attirent
» vers l'urètre l'influence constitutionnelle, on conçoit
» qu'on place le malade dans les conditions les plus
» favorables à sa guérison. Dans certains cas d'urétrite
» chronique, principalement à type muqueux, ce traite-
» ment général peut suffire pour amener, sans trop
» de retard, la résolution complète du processus. »

C'est cet état morbide général qu'on modifiera par la cure à Creuznach. « Nos eaux, dit le Dr Prieger, réus-
» sissent très bien dans le traitement des gonorrhées
» invétérées (goutte militaire), si rebelles et si tenaces
» chez les scrofuleux. »

L'effet résolutif des eaux de Creuznach explique leur action sur les rétrécissements du canal de l'urètre. On sait aujourd'hui que le rétrécissement inflammatoire

de l'urètre, arrivé au terme de son développement, est constitué par la transformation fibreuse des tissus sous jacents à la muqueuse. Cette transformation a été précédée par l'engorgement inflammatoire de ces mêmes tissus. C'est la persistance de cet engorgement qui est le point de départ des modifications organiques qui aboutissent au rétrécissement. La ténacité de la phlegmasie qui s'oppose à la résorption des produits épanchés et amène fatalement leur organisation, est souvent due à des états constitutionnels, tels que la scrofule, l'arthritis, l'herpétis. « Cette influence d'un état dyscra-
» sique, dit Christian Smith, joue un rôle important
» dans la genèse de certains rétrécissements inflamma-
» toires ; elle peut s'exercer spontanément, d'autre fois,
» elle n'est mise en jeu que par des causes irritantes acci-
» dentelles. »

En modifiant la diathèse, en facilitant la résolution de l'engorgement urétral, les eaux de Creuznach justifient cette assertion du D' Prieger : « Nos eaux guéris-
» sent les rétrécissements inflammatoires de l'urètre. »

INFLAMMATION CHRONIQUE DE LA PROSTATE.

L'inflammation chronique de la prostate est une affection très fréquente, qui reconnait pour causes : l'urétrite qui s'est propagée jusqu'aux régions profondes du canal ; l'abus des plaisirs vénériens de toutes sortes ; la cystite chronique, le froid ou l'humidité agissant d'une manière locale ; plus rarement une violence mécanique portant sur le périnée. La prostatite aiguë peut se terminer par l'état chronique. Nous faisons une distinction absolue entre la prostatite chronique et l'hypertrophie de cette glande. L'inflammation chronique de la prostate ne s'accompagne que très exceptionnellement d'une augmentation de volume de cet organe.

Quand l'inflammation s'accompagne d'une tuméfaction de la prostate, c'est chez des sujets jeunes ou qui n'ont pas dépassé l'âge moyen de la vie, tandis que l'hypertrophie ne se développe jamais avant cinquante ans, rarement avant cinquante-cinq et n'étale ses caractères symptomatiques que vers cinquante-sept ou cinquante-huit ans. La tuméfaction dans la prostatite chronique est due à l'infiltration des tissus par des produits plastiques, tandis que l'augment hypertrophique résulte de l'hyperplasie des éléments normaux de la glande elle-même.

Si j'insiste sur la distinction à établir entre l'inflammation chronique et l'hypertrophie de la prostate, c'est que cette distinction présente une importance capitale au point de vue de la cure par les eaux de Creuznach. Je laisse sur ce point la parole à un des hommes les plus éminents de notre époque, sir Henry Thompson. » Après l'essai de tant de remèdes renommés, y compris » les eaux minérales et en particulier celles de Creuz- » nach, je crains bien qu'on arrive à reconnaître qu'il » n'existe aucun agent thérapeutique ayant le pouvoir de » réduire une hypertrophie vraie de la prostate. On peut » diminuer le volume de l'organe augmenté, quand cet » accroissement reconnaît pour cause la congestion ou » l'inflammation et comme ces conditions se rencontrent » quelquefois avec l'hypertrophie, la guérison de ces » complications peut nous amener à conclure que l'hy- » pertrophie a subi elle-même une régression. Sans

» jamais m'exprimer d'une façon positive au sujet du
» résultat, j'ai essayé autrefois les « eaux mères » très
» concentrées des sources de Creuznach, mélangées à
» l'eau chaude, pour un bain par jour. Mais je ne puis
» rapporter un seul succès qui me permette de les
» recommander et depuis quelques temps j'ai cessé de
» recourir à cette méthode. »

Les succès obtenus par les médecins de Creuznach et
rapportés par les Drs Stabel, Prieger et Engelmann ne
sauraient se rapporter qu'aux inflammations chroniques
de la prostate et non à l'hypertrophie de cette glande.

Le traitement de la prostatite chronique se compose
de l'usage externe et interne de l'eau saline. Le traitement général constitué par les bains et l'eau de la source
Élise prise en boisson, est puissament aidé par un traitement local qui consiste en bains de siège, en fomentations, en applications de compresses et en lavements
avec l'eau minérale.

M. le Dr Stabel prescrit des bains de siège chauds
auxquels il fait ajouter un litre d'eau mère. Chaque soir
il fait passer un lavement froid dont voici la composition : 100 grammes de décoction de graines de lin,
4 grammes d'eaux mères, 5 grammes d'iodure de potassium et quelquefois un peu d'opium. Plus tard il substi-
tue l'eau saline à la décoction de graines de lin et
augmente peu à peu la proportion d'eau mère.

Les résultats de ce traitement sont des plus favorables.

CYSTITE CHRONIQUE.

Bien des causes peuvent engendrer l'inflammation
chronique de la muqueuse vésicale : le refroidissement,

le cathétérisme mal fait, le séjour de corps étrangers dans la vessie tels que les sondes ou les calculs, la propagation des inflammations : urétrale, prostatique, rectale ; le séjour prolongé dans la vessie d'une urine qui subit la fermentation alcaline. Cette stagnation peut être causée par les rétrécissements de l'urètre, les altérations de la prostate, les tumeurs du bassin. Les diathèses dont nous avons si souvent parlé : la scrofule, la goutte, le rhumatisme, peuvent spontanément provoquer l'apparition de la cystite, soit par une action directe sur la muqueuse vésicale, soit par une action indirecte en modifiant la composition chimique des urines et en les rendant irritantes.

L'existence du catarrhe chronique de la vessie se révèle par la présence du pus ou du mucus dans les urines qui deviennent alcalines; par la fréquence inusitée des mictions et par une légère douleur dans la région vésicale.

Le traitement doit avant tout satisfaire à l'indication causale (calculs, sondes à demeure, rétrécissement de l'urètre, maladies de la prostate); si cela est nécessaire, il faut évacuer régulièrement l'urine par le cathétérisme. Ces causes organiques étant éliminées, la cure à Creuznach devient rationnelle et peut être utile au malade. Les eaux, en effet, modifieront l'état général, la diathèse, et localement elles exerceront sur l'organe enflammé chroniquement un effet résolutif.

Outre le traitement général que nous avons si souvent indiqué, on employera un traitement local dont voici les règles principales : le malade prendra chaque jour un bain de siége chaud, composé d'eau saline et d'eau mère en proportion variable. La température du bain oscillera entre 38° et 40° C., elle s'élèvera même plus haut si le malade peut la supporter. Ce bain ne durera pas plus de huit minutes, car il n'a d'autre but que de faire sur la peau une vive impression en congestionnant ses vaisseaux. Si le malade restait au bain plus longtemps, le résultat serait tout autre, on congestionnerait alors les viscères du bassin. Au sortir du bain, le patient sera essuyé rapidement, enveloppé de flanelles chaudes et mis au lit.

Une fois par jour, au moins, on fera le lavage de l'intérieur de la vessie au moyen d'une injection intra-vésicale d'eau saline à laquelle on pourra ajouter, peu à peu, une certaine quantité d'eau mère. Voici comment Henry Thompson recommande de pratiquer ces lavages : une sonde flexible sera introduite dans la vessie, on adapte à l'extrémité de cette sonde, une bouteille en caoutchouc, d'une contenance de 120 gr., munie d'un robinet.

L'eau saline aura une température de 37 à 38° C. Lentement on en injecte le quart, une valeur de 50 gr. environ, il ressort après quelques instants épais et sale ; mais le second quart injecté avec les mêmes précautions ressortira moins chargé ; le troisième reviendra plus clair encore et le quatrième sera rejeté clair et limpide. La plupart des malades éprouvent un soulagement considérable quand les injections vésicales sont pratiquées avec les précautions que nous venons d'indiquer.

Ces injections peuvent au besoin se répéter plusieurs fois par jour. Elles ont pour but : 1° d'enlever les dépôts que l'urine laisse dans la vessie ; 2° de modifier la sensibilité de la face interne de cet organe pervertie par l'état phlegmasique ; 3° de ranimer la contractilité de la vessie devenue insuffisante dans certains cas.

Quand le pouvoir expulsif de la vessie laisse à désirer, quand le muscle vésical a perdu une partie de sa contractilité, on aura recours aux injections froides, dont Civiale a dit tant de bien. Mais on commencera toujours par les injections tièdes, peu à peu on diminuera la température de l'eau, en se réglant d'après les effets obtenus.

NÉPHRITE PARENCHYMATEUSE.

Cette forme commune du mal de Bright peut être causée par le refroidissement, les excès alcooliques, les exanthèmes fébriles, la cachexie palustre, la goutte et le rhumatisme. Quel est le mode d'action de ces causes diverses? Nous croyons que leur influence nocive a d'abord pour effet l'altération moléculaire de l'albumine du sang, que cette albumine ainsi modifiée, acquiert la propriété endosmotique, qu'elle ne possède point dans l'état physiologique, elle s'élimine alors avec l'urine et peu à peu, sous l'influence de cette sécrétion pathologique, le tissu rénal s'altère. Le professeur Semmola résume dans la proposition suivante, la théorie générale de l'albuminurie. « L'albuminurie dépend d'un vice de » nutrition, qui consiste en une modification de l'albu- » mine du sang, par défaut de respiration cutanée. »

Voici les deux expériences fondamentales de la théorie de Semmola :

On recueille une petite quantité de sang empruntée à un homme robuste, atteint d'albuminurie à frigore, et on l'injecte dans la jugulaire d'un chien; et pendant deux heures, l'urine de celui-ci est albumineuse. Quand l'homme est complètement guéri, la même expérience est reprise, dans les mêmes conditions, et l'urine du chien ne devient pas albumineuse. Semmola en conclut, avec raison, que l'albumine contenue dans le sang de la première expérience était dans un état moléculaire qui la rendait impropre à l'assimilation, et que l'albumine contenue dans le sang de l'homme guéri était complètement assimilable.

Dans un autre genre d'expériences, Semmola badigeonne entièrement des chiens, au moyen d'un enduit imperméable, et ces animaux deviennent albuminuriques. Le sérum de ces chiens est injecté dans la jugulaire d'autres chiens, ils ne peuvent assimiler l'albumine qu'il contient et deviennent temporairement albuminuriques. Or, le sérum de chiens bien portants, injecté à d'autres chiens, ne produit jamais l'albuminurie.

Au point de vue anatomique, la néphrite albumineuse a été divisée par Frerichs, en trois périodes. La période congestive, constituée par une fluxion active du rein et par une accumulation abondante de corpuscules lymphoïdes dans les interstices intertubulaires et autour des capsules de Malpighi. — La seconde période formative ou néoplasique est caractérisée par la formation d'éléments nouveaux. — Les cellules épithéliales augmentent en volume et prolifèrent. — Les éléments conjonctifs intertubulaires s'hypertrophient et s'hyperplasient. — La troisième période ou régressive est caractérisée par la dégénérescence graisseuse des cellules épithéliales et l'atrophie du rein.

Dans le traitement de la néphrite parenchymateuse, la cure par les eaux de Creuznach ne saurait trouver une indication utile dans toutes les périodes de la maladie. Dans la phase congestive du début, le malade peut trou-

ver chez lui et par les moyens ordinaires de la thérapeutique, une guérison assurée. Dans la période de
dégénérescence graisseuse ou atrophique, la troisième
dans l'ordre d'évolution de la maladie, aucune médication n'est utile ; prolonger la vie du malade et adoucir
ses souffrances, tel est alors le rôle du médecin. C'est
la phase intermédiaire qui présente le plus haut intérêt
thérapeutique, alors la guérison est encore possible.
Elle ne l'est plus dès que les cylindres granulo-graisseux
du stade atrophique apparaissent dans l'urine.

Le traitement doit s'inspirer des idées de Semmola
sur la genèse de l'albuminurie ; il doit avoir pour but
de rétablir l'état moléculaire normal de l'albumine afin
de lui enlever cette filtrabilité pathologique qu'elle a
acquise. Or les recherches expérimentales faites dans
ces dernières années ont démontré 1° que l'intégrité de
l'état moléculaire et de l'assimilation de l'albumine est
subordonnée à l'intégrité des fonctions de la peau ;
2° l'absence de chlorure de sodium dans l'alimentation
fait passer l'albumine dans l'urine.

Ainsi donc rétablir, activer les fonctions de la peau
et augmenter la quantité de chlorure de sodium contenue dans le sang, tel doit être l'objectif du traitement.

Pour rétablir et activer les fonctions de la peau on se
sert dans la pratique ordinaire de la sudation artificielle
provoquée, soit par les bains de vapeur au lit ou à
l'étuve, soit par l'étuve sèche avec ablutions froides
consécutives, soit enfin par les bains très chauds suivis
de l'enveloppement dans des couvertures de laine.

L'eau saline de Creuznach additionnée d'eau mère en
quantité aussi considérable que de besoin, aura évidem-

ment sur la peau une action bien autrement stimulante
que l'eau ordinaire. La baignoire, nous l'avons dit
ailleurs, renferme par l'addition de dix litres d'eau mère
huit à huit et demi kilog. de sels. Le chlorure de calcium prédomine dans le bain puisque l'eau mère en
renferme 75 %, tandis qu'elle ne contient que 7 à 9 %
des autres chlorures. Or, d'après les recherches du
Dr Wimmer nous savons que de tous les sels contenus
dans les eaux de Creuznach, c'est le chlorure de calcium
qui exerce sur la peau l'action la plus vive et la plus
stimulante.

Tout en obtenant, par les bains chauds d'eau saline, la
sudation abondante recherchée par tous les médecins
dans le traitement de la néphrite parenchymateuse,
nous obtiendrons également une vive excitation des
nerfs cutanés. Cette excitation propagée jusqu'à la
moelle, porte par action réflexe ses effets sur tous les
organes de l'économie et l'on voit l'oxydation, l'absorption et l'assimilation augmentées.

En augmentant l'absorption nous permettons aux
reins de se débarrasser des produits de formation nouvelle qui infiltrent leur tissu.

En faisant boire au malade l'eau de la source Élise ou
de la source Oranien très riches en chlorure de sodium,
on répondra à la seconde indication qui a pour but
d'augmenter la quantité de chlorure de sodium contenue
dans le sang.

Les études physiologiques et pathologiques ont amplement démontré la nécessité de la présence d'une
quantité déterminée de chlorure de sodium pour maintenir l'albumine en solution dans le sang. On se souvient de ces seigneurs russes qui, par économie, pri-

vèrent leurs serfs de la ration de sel accoutumée. Ces malheureux esclaves devinrent promptement albuminuriques. Une partie de l'albumine est unie dans le sang aux sels alcalins, et surtout au chlorure de sodium ; c'est cette union qui maintient l'albumine en solution et l'empêche de dialyser à travers le filtre rénal. Si la quantité de sel diminue soit absolument, soit relativement, c'est-à-dire si la quantité d'eau contenue dans le sang vient à augmenter, l'albumine apparaît dans les urines. Injectez dans le sang de l'eau pure et l'urine devient albumineuse, injectez de l'eau salée et l'albumine n'apparaît pas.

L'influence du chlorure de sodium sur l'albumine est bien évidente.

En activant la nutrition, en augmentant les combustions, le chlorure de sodium facilitera la résorption des éléments néoplasiques que la maladie a développés dans les reins. On diminuera, tout au moins, l'alimentation albumineuse jusqu'à la restauration de l'assimilation des matières albuminoïdes. Le malade fera entrer le lait pour une large part dans son alimentation.

MALADIES DU TESTICULE.

La blennorrhagie urétrale, arrivée du deuxième au quatrième septénaire de son évolution, envahit quelquefois les éléments du testicule, et l'on voit se développer, en règle générale, l'épididymite, exceptionnellement l'orchite ou didymite. Dans l'immense majorité des cas, les inflammations des divers éléments de l'appareil sécréteur du sperme passent à la résolution. Ce n'est que chez des individus atteints tout particulièrement de la diathèse scrofuleuse, que la maladie passe à l'état chronique. Si elle résiste aux moyens ordinaires de traitement, une cure à Creuznach sera prescrite.

J'ai plusieurs fois obtenu la résolution complète d'épididymites chroniques, durant depuis des mois, par l'emploi de bains de siège chauds, auxquels on ajoutait successivement jusqu'à deux litres d'eau-mère. Le traitement n'a pas duré deux mois. Les malades prenaient à la vérité l'iodure de potassium à l'intérieur, mais avant qu'ils ne fussent soumis à l'emploi du bain deux fois par jour, l'iodure de potassium, pris aux mêmes doses, était resté sans résultats.

Le sarcocèle syphilitique coïncide quelquefois avec des éruptions secondaires tardives, souvent avec des accidents de transition et, dans un certain nombre de cas, avec des accidents tertiaires. La maladie caractérisée par une infiltration plastique de la tunique albuginée et des éléments de la glande, semble se concentrer dans la plupart des cas sur le testicule lui-même, qui prend un volume considérable ; c'est une tumeur homogène, dure, résistante, piriforme et peu sensible à la pression. Souvent la tunique vaginale est le siège d'un épanchement de sérosité, mais peu volumineux. La marche du sarcocèle syphilitique est le plus souvent indolente et chronique ; si on ne fait aucun traitement, sa durée est illimitée. Il importe d'arrêter la marche de cette maladie ; car les éléments néoplasiques qui infiltrent la glande atrophieraient par compression les canalicules spermatiques et provoqueraient ainsi la stérilité et même l'impuissance du malade.

La cure à Creuznach répond dans ce cas à une double indication. Modifier l'état diathésique et provoquer la résorption de la néoplasie testiculaire.

La tuberculose se manifeste dans les testicules comme dans les autres organes de l'économie ; c'est plutôt dans l'épididyme que dans le parenchyme testiculaire lui-même que cette maladie se développe et si on cherche à préciser davantage le siège de prédilection des tubercules, c'est surtout dans la tête de l'épididyme que la maladie se montre de préférence. L'évolution de la matière tuberculeuse suit ici la même marche que partout ailleurs, elle se présente d'abord à l'état cru, plus tard, elle se ramollit.

La symptomatologie répond clairement à cette double période de la tuberculose. D'abord on sent dans le testicule ou l'épididyme une ou plusieurs petites tumeurs dures et bosselées, peu à peu, ces nodosités augmentent en volume et se ramollissent. L'inflammation gagne le scrotum et la peau qui se perfore laisse couler à l'extérieur une matière caséeuse, mélangée à du pus. Ces ouvertures ne présentent aucune tendance à se fermer ; la peau qui les entoure est violacée, amincie, décollée, des trajets fistuleux s'établissent de divers côtés. Cette affection peut marcher assez rapidement vers la guérison, lorsqu'il ne se produit qu'un seul tubercule, mais bien souvent il s'en développe plusieurs et alors la maladie dure indéfiniment.

C'est surtout chez les jeunes gens qu'on rencontre la tuberculose testiculaire. On la rencontre aussi chez les hommes de cinquante ans.

Si les tubercules du testicule coïncident avec la tuberculose d'autres organes, la situation du malade est grave et sa vie bien compromise. Mais si l'altération se limite au testicule, tout peut encore être sauvé. J'ai guéri dans ma clientèle plusieurs cas de tuberculose testiculaire, développée chez des jeunes gens. J'ai revu ces malades bien des années après leur guérison, elle ne s'était point démentie et leur état général était des plus satisfaisant. Mais depuis que j'ai fait une étude particulière des eaux de Creuznach, je me suis servi de ce précieux moyen et j'en ai retiré, dans un cas déjà fort ancien de tuberculose des deux testicules, des résultats très remarquables. En trois mois, sous l'influence de l'huile de foie de morue à l'intérieur et de l'emploi journalier de bains de siège chauds, additionnés d'eau mère, j'ai vu les testicules tuberculeux diminuer de volume, se ramollir, la suppuration se tarir, et les ulcères ainsi que les trajets fistuleux se cicatriser. J'ai vu à Creuznach, dans la clientèle de M. le D' Hessel, un cas identique; en moins de deux mois la guérison fut obtenue.

La cure à Creuznach sera donc conseillée dans le cas de tuberculose limitée aux testicules, quand cette affection restera rebelle à l'emploi des moyens habituellement employés contre elle.

MALADIES DE L'UTÉRUS, DE SON COL ET DE SES ANNEXES.

J'ai rencontré à Creuznach un nombre très considérable de dames venues de toutes les parties de l'Europe, quelques-unes même de l'Amérique et de l'Inde pour chercher la guérison dans ses sources bienfaisantes. Il m'a paru qu'à chaque saison ce sont les femmes qui constituent la principale clientèle de Creuznach. Les gynécologistes allemands ont du reste adopté cette station comme une des plus merveilleusement appropriées au traitement des affections chroniques de l'utérus et de ses annexes.

La plupart de ces maladies, qui se développent en dehors de l'état puerpéral et même quelques-unes de celles qui se produisent pendant cette période, sont chroniques d'emblée ou tendent à le devenir. Or cette chronicité naît souvent ou est entretenue dans les organes génitaux de la femme, comme dans tous les autres appareils de l'économie, par une diathèse ou une altération des éléments constitutifs du sang.

Au nombre de ces diathèses je citerai : la scrofule, la syphilis, l'herpétis, le cancer, la goutte, le rhumatisme, la tuberculose.

Après les diathèses, la cause la plus efficace de la chronicité des maladies de la matrice et de ses annexes, c'est la déglobulisation du sang. C'est la chlorose, l'anémie.

Les femmes à constitution faible, à tempérament lymphatique sont plus exposées que les autres au développement et à la prolongation des maladies de la matrice par le manque de réaction qui les caractérise.

« En résumé, dit le Dr Tillot, dans les affections » chroniques de l'utérus, la lésion est à l'utérus, et la » maladie est dans l'organisme. »

Nous ne saurions cependant admettre, avec M. Tillot, que les lésions utérines ne soient que l'expression d'un état général, il y a là une exagération manifeste. La position, la structure et les fonctions de cet organe le prédisposent au développement et à la chronicité des maladies qui l'atteignent. Mais cette réserve faite, nous reconnaissons bien volontiers le rôle considérable que les diathèses jouent dans la pathologie utérine. Si considérable que Courty a pu dire « il n'est pour ainsi dire pas de maladie utérine, surtout chronique, qui ne subisse plus ou moins l'influence d'une diathèse, si même elle n'en relève directement. On peut n'en pas excepter même, d'une manière absolue, les déviations et les déplacements de cet organe. Ainsi en supposant que la fluxion, la congestion, l'inflammation chronique, l'hypertrophie puissent exister indépendamment d'un état diathésique, il n'en est pas moins certain que ces états morbides peuvent en recevoir l'influence. Quant aux engorgements, à la leucorrhée, aux granulations, aux ulcères..... ils relèvent toujours presque tous d'une diathèse ou d'un état général mauvais. »

Dans bien des cas les diathèses ne sont pas la cause déterminante de la maladie utérine, c'est l'inflammation qui apparaît tout d'abord. Elle est provoquée par des accouchements simples ou laborieux, des avortements, des excès de coït, de grandes fatigues, des opérations pratiquées sur les organes génitaux. L'état aigu peut passer à la résolution ou à la suppuration et tout rentre dans l'ordre, mais s'il existe une diathèse, l'état chronique survient et l'inflammation n'est bientôt plus qu'un élément secondaire entretenu par l'état diathésique dont il porte l'empreinte dans toutes ses manifestations. Sans lui la maladie n'existerait plus et on ne peut la guérir qu'en s'attaquant à lui et en le modifiant profondément.

C'est sur cet état général de l'organisme que les eaux de Creuznach exerceront leurs effets modificateurs et leur action résolutive ramènera vers l'état normal les tissus altérés par l'inflammation chronique.

CATARRHE CHRONIQUE DE LA MUQUEUSE UTÉRINE.

On désigne sous le nom de métrite interne ou catarrhe chronique de la muqueuse utérine, ou leucorrhée utérine, l'inflammation de la membrane muqueuse qui tapisse la cavité utérine. Nous distinguons soigneusement le catarrhe utérin, du catarrhe cervico-utérin. Le premier se limite à la cavité du corps de l'utérus, le second n'est que l'inflammation de la muqueuse et des follicules du col utérin. Le premier est rare, le second est très fréquent. Dans quelques cas, l'inflammation envahit à la fois la muqueuse du col et celle du corps.

La métrite interne peut se perpétuer indéfiniment si elle n'est pas modifiée par un traitement approprié. L'état diathésique ou les altérations du sang (chlorose, anémie) enrayent assurément le retour vers l'état normal, mais n'oublions pas que toutes les maladies de l'utérus sont souvent entretenues par les exacerbations périodiques du molimen menstruel.

En indiquant les causes de la métrite interne, nous aurons pour ainsi dire tracé les règles de l'hygiène préventive et curative de cette affection.

Chez toutes les femmes, la menstruation peut être augmentée, diminuée, retardée, avancée, supprimée, soit par des états pathologiques, soit par des émotions affectives ou le refroidissement; dans tous les cas la congestion utérine physiologique, troublée dans son évolution, devient morbide et peut entraîner l'inflammation de la muqueuse. Aussi la rencontre-t-on chez les vierges comme chez les femmes mariées.

Chez les femmes mariées, le coït, par la congestion éréthique qu'il provoque, peut entraîner la phlogose de la muqueuse du col, si les rapprochements sexuels sont trop fréquents.

Une cause prédisposante de cette inflammation, c'est la sensibilité exagérée que l'on rencontre chez certaines femmes.

Pendant la gestation l'utérus est appelé à une vie nouvelle, il devient turgescent, se gonfle, se ramollit et sa structure se modifie. Le développement vasculaire dont il est le siège et l'exagération de son activité organique, prédisposent sa muqueuse à l'inflammation.

Pendant l'accouchement la rapidité de la dilatation du col expose la muqueuse qui le tapisse à des tiraillements, à des érosions, à des déchirures qui peuvent être le point de départ de la phlogose.

La pression exercée par l'enfant, le traumatisme des manœuvres obstétricales peuvent aussi provoquer l'inflammation de la muqueuse utérine.

Le séjour d'une partie du placenta ou des membranes fœtales dans la matrice peut irriter la muqueuse par leur décomposition.

Chez les femmes qui ont eu plusieurs enfants l'utérus ne revient pas à son état physiologique, il reste volumineux, plus vasculaire, la vitalité y est plus grande et partant la phlogose est plus prompte à s'y produire.

A l'époque de la ménopause, la congestion excessive dont la matrice est le siège à chaque menstruation, prédispose encore la muqueuse de cet organe à s'enflammer.

Enfin, nous plaçons encore parmi les causes du catarrhe utérin, les passions tristes et déprimantes.

Le catarrhe utérin se manifeste donc à toutes les époques de l'existence; avant la menstruation alors que la matrice n'est pas encore éveillée à la vie fonctionnelle; pendant cette longue période où les organes génitaux pleins d'activité et de vie sont le siège de la menstruation et de la conception, enfin à l'époque de la ménopause et même bien des années après la cessation des règles.

Souvent la métrite interne se complique d'ulcérations et d'inflammation chronique du tissu de l'utérus.

Le catarrhe de la muqueuse cervico-utérine s'accompagne dans la majorité des cas d'un travail d'ulcération qui débute souvent par l'orifice du col et s'étend peu à peu dans la cavité; à la longue cette ulcération inflammatoire entraîne l'inflammation du tissu utérin lui-même et l'on voit le col s'indurer et s'hypertrophier au point qu'il double, triple de volume et peut même acquérir celui du poing. Cette phlogose du tissu utérin reste souvent limitée au col, mais elle peut s'étendre au corps de l'organe lui-même. Chose fâcheuse, car il est plus aisé de guérir le col que le corps de la matrice. L'hypertrophie et l'induration du col entraînent son déplacement. Cette altération organique augmentant la longueur et la pesanteur de la partie inférieure de l'utérus, il s'en suit que cet organe s'abaisse et que son col se rapproche de la vulve. Chez les femmes mariées, en raison des rapports sexuels, le col est refoulé en arrière vers le rectum dont il trouble les fonctions, il y a rétroversion du col. Le col hypertrophié peut être antéversé, mais c'est qu'il existe alors une hypertrophie du corps de l'utérus qui s'est renversé dans la cavité du sacrum. Il peut arriver aussi que le col soit couché en travers dans la cavité pelvienne. Tous ces déplacements sont la conséquence de l'état inflammatoire du tissu utérin.

Le catarrhe utérin et cervico-utérin ne limitent pas leurs effets à la matrice seule, par voisinage et par action réflexe, ils réagissent sur l'économie toute entière. L'inflammation du col s'étend au vagin et à la vulve. Le rectum est troublé dans ses fonctions, les matières fécales traversent péniblement cet intestin et la défécation est difficile et parfois douloureuse. L'hypertrophie et le déplacement de l'utérus provoquent la congestion et l'inflammation de la muqueuse vésicale.

L'excrétion urinaire est douloureuse et parfois très difficile. La malade accuse des douleurs derrière les pubis, mais plus souvent dans les régions ovariques, la partie inférieure des lombes et la région supérieure du sacrum. C'est surtout dans la région de l'ovaire gauche que la douleur se fait sentir. La névralgie utérine s'accompagne souvent de névralgies dans quelque autre point du corps.

Chez la plupart des malades, les symptômes dyspeptiques et gastralgiques prennent une telle prédominance qu'ils induisent en erreur les médecins sur la nature de l'affection. L'intensité du trouble des fonctions digestives dépend de l'idiosyncrasie de la malade.

De ce trouble des fonctions digestives résulte dans certains cas, l'allanguissement et l'émaciation de la malade. Elle est maigre, pâle, chlorotique, ou anémique.

Dans certains cas, elle prend un embonpoint que l'on considère bien à tort comme un indice de force et de santé. Cet embonpoint caractérise au contraire, la débilité de l'organisme. Les organes digestifs n'ont plus l'énergie suffisante pour former un chyle capable de s'assimiler aux tissus dont la vitalité est la plus élevée tels que les os, les muscles, les nerfs; l'évolution nutritive ne s'élève pas si haut, et elle s'arrête à ce tissu d'ordre inférieur : la graisse.

La digestion profondément troublée, livre à l'absorption un chyle imparfaitement élaboré et les reins séparent de la masse sanguine un liquide riche en urates d'ammoniaque, en phosphates et en oxalates de chaux. Les urines dans ces cas sont parfois troubles au moment de leur émission, d'autres fois, elles le deviennent à mesure de leur refroidissement. L'exagération de la quantité de sels contenus dans l'urine peut irriter la muqueuse de la vessie et de l'urètre, elle peut même enflammer les reins et provoquer dans ces organes sécréteurs des troubles irrémédiables.

Les fonctions hépatiques sont aussi troublées, parfois très légèrement; d'autres fois les désordres des fonctions biliaires prennent une telle intensité, qu'ils prédominent sur tous les autres symptômes. Ce sont des attaques de coliques bilieuses qui se lient presque toujours au retour des époques menstruelles. Le volume du foie est parfois augmenté d'une façon notable.

Des névralgies lumbo abdominale, trifaciale, sciatique intercostale compliquent souvent les maladies utérines et les douleurs qu'elles provoquent sont parfois assez intenses pour gêner l'action des poumons et rendre la respiration difficile. On peut croire alors à l'existence de lésions pulmonaires qui n'existent pas. D'autres fois on voit survenir des phénomènes anesthésiques en divers points de la peau. Parfois ce sont les organes génitaux qui sont anesthésiés et la femme n'éprouve plus ni désir sexuel, ni sensation voluptueuse pendant le coït.

L'inflammation utérine trouble les diverses fonctions dont nous venons de parler par l'influence qu'elle exerce sur le grand sympathique, dont les connexions avec l'utérus sont si étroites, mais elle exerce aussi son action sur le système cérébro-spinal. Les principaux symptômes cérébraux sont une céphalalgie, parfois intense et une dépression mentale qui peut aller jusqu'aux illusions et l'hallucination.

La perturbation de l'innervation spinale explique la difficulté de la marche et de la station verticale que l'on rencontre souvent chez des femmes atteintes de métrite chronique.

Par leur réaction sympathique sur l'axe cérébro-spinal, les affections utérines peuvent provoquer l'hystérie convulsive et divers troubles plus légers de l'innervation.

Enfin la métrite interne et la métrite du col, par la débilitation extrême qu'elles entraînent, mettent l'organisme dans des conditions favorables à l'éclosion de diathèses latentes jusque là, de maladies héréditaires dont il n'existait que le germe, et rendent les femmes moins résistantes aux maladies accidentelles ou épidémiques. Pour n'être pas directement mortelles, ces affections de l'utérus, n'en n'ont pas moins causé la mort prématurée de bien des femmes.

L'étude à laquelle nous venons de nous livrer montre toute l'importance de l'inflammation chronique de la muqueuse utérine ; celle-ci trouble non seulement les fonctions de la matrice, mais elle retentit sur tout l'organisme. La menstruation devient douloureuse, elle est trop ou trop peu abondante et est irrégulière quant à sa durée et à sa périodicité. Il était rationnel de penser que la métrite interne troublerait les fonctions de la conception et de la gestation. Une longue expérience a montré que cette maladie est la cause la plus fréquente de la stérilité aussi bien chez les femmes qui n'ont pas encore eu d'enfants que chez celles qui ont déjà été mères. Les fausses-couches et les avortements sont le plus souvent provoqués par elle.

L'affection utérine ne limite pas son action à ce seul organe, elle trouble bientôt toutes les grandes fonctions de l'économie : la digestion, la respiration, la circulation, l'innervation. C'est que l'utérus est richement animé par le grand sympathique, qui innerve également les divers organes de la vie de nutrition. Cette connexion anatomique explique le désordre fonctionnel qui éclate de tous côtés quand l'utérus est malade.

MÉTRITE CHRONIQUE.

Nous avons étudié l'inflammation dans la muqueuse utérine, mais elle ne limite pas son activité à ce revêtement interne, elle atteint aussi les tissus sous-jacents, la substance propre de la matrice. La métrite ou inflammation chronique du tissu utérin peut être localisée dans le corps de cet organe ou dans son col, et parfois elle s'étend au corps et au col.

L'inflammation chronique du corps de l'utérus est plus souvent partielle que générale, on la rencontre

presque toujours à la partie inférieure de la paroi postérieure de l'organe, immédiatement au-dessus de la base
du col. Dans quelques cas, mais assez rares, la métrite
chronique existe à la paroi antérieure, ou sur l'une des
parois latérales et quelquefois elle envahit toute la
matrice.

La métrite chronique peut succéder à une métrite
aiguë puerpérale ou non; mais le plus souvent elle
résulte de l'extension d'une inflammation chronique du
col, datant de longues années et entretenue par un état
défavorable de la constitution. On conçoit que s'il existe
une diathèse, elle se localisera dans l'utérus malade, elle
imprimera son cachet sur l'évolution des phénomènes
morbides. Cette inflammation a la plus grande tendance
à se perpétuer indéfiniment. Elle peut se propager aux
organes pelviens, mais dans tous les cas, elle en trouble
toujours les fonctions et étend son action nocive sur
toutes celles régies par le système nerveux de la vie
organique et sur la nutrition.

La métrite chronique n'est pas directement mortelle,
mais à la longue cette maladie jette un tel trouble dans
l'organisme, il s'affaiblit à un tel degré qu'il n'offre plus
une résistance suffisante à l'action d'une maladie inter-
currente ou à l'éclosion d'une diathèse à laquelle la
patiente pouvait être prédisposée. Cette débilité de l'organisme, réagissant à son tour sur l'état local, contribue à
entretenir la chronicité de la maladie utérine. C'est
la réaction réciproque de ces deux états : local et général, également mauvais, qui rend souvent la guérison
de l'affection utérine sinon impossible, au moins très
difficile.

Quand l'inflammation chronique de la muqueuse cervico-utérine a duré longtemps, elle atteint le tissu propre de l'organe et le modifie profondément. On voit le col s'indurer et s'hypertrophier, résultat de l'hyperplasie et de la néoplasie dont il est le siége. Ces altérations peuvent se propager au corps de l'organe. J'ai dit plus haut les causes, la symptomatologie et les dangers des altérations du col ; je n'y reviendrai pas.

LEUCORRHÉE CHRONIQUE.

La leucorrhée vaginale chronique est une des maladies auxquelles les femmes sont les plus exposées, il n'est guère une d'entre elles qui n'en soit atteinte à un moment de son existence. On l'observe souvent comme une complication de l'inflammation du corps et surtout du col de la matrice. Quand le col est ulcéré ou enflammé, l'inflammation s'étend toujours plus ou moins au vagin.

La leucorrhée s'observe à tous les âges. On la voit assez souvent chez les petites filles, et alors elle est l'expression d'un état constitutionnel mauvais, le plus souvent de la scrofule ou de la chlorose.

La période de la vie où elle se développe le plus communément s'étend de la puberté à la ménopause. On la rencontre encore après la cessation des règles.

Une constitution affaiblie, les maladies de l'utérus, les excès des rapports sexuels, la présence de pessaires sont les causes les plus fréquentes de la leucorrhée chronique.

La leucorrhée se caractérise par l'écoulement d'un muco pus, parfois contagieux, dont l'abondance varie avec l'époque du mois, l'état de santé, les conditions et les soins de toute nature dont la malade s'entoure.

Cette leucorrhée chronique est une affection des plus rebelles, on ne peut espérer sa guérison spontanée ; non-seulement elle persiste indéfiniment, mais elle est sujette à des exacerbations fréquentes sous l'influence des époques menstruelles, du coït, de la grossesse.

La vulve est souvent envahie par l'inflammation du vagin. Mais dans certains cas, la vulvite existe en dehors de toute inflammation vaginale et comme une conséquence des affections utérines. Le prurit, si pénible, que produit la vulvite, ne cédera à aucun traitement tant qu'on ne se sera rendu maître de la maladie utérine. Ces démangeaisons sont parfois atroces et elles excitent bien souvent les femmes à la masturbation.

La scrofule et le lymphatisme peuvent provoquer et entretenir l'inflammation de la muqueuse vulvaire comme celle des autres muqueuses de l'économie.

THÉRAPEUTIQUE.

Les diathèses et l'état du sang dominent toute la pathologie de l'utérus. L'état général de la malade doit fixer tout d'abord l'attention du médecin.

Lisfranc disait au commencement du siècle « quand la » leucorrhée chronique siége chez les femmes lympha- » tiques, scrofuleuses, rachitiques, chez celles dont » la constitution est très affaiblie, on emploie à priori » les astringents locaux. Mais il est excessivement rare

» de les voir réussir, car les causes qui l'ont produite
» existent et leur influence est plus puissante que celle
» de ces médicaments, dont l'action n'est ordinairement
» salutaire, qu'à l'époque où les amers, les toniques,
» l'iodure de potassium et les soins hygiéniques ont
» détruit ces causes. »

L'opinion émise par Lisfranc, il y a tant d'années est
restée vraie. Mais j'ajouterai que les moyens généraux
seuls restent souvent impuissants pour vaincre la maladie, tandis que les moyens locaux associés aux moyens
hygiéniques et diététiques, guérissent l'inflammation
utérine et les réactions sympathiques qu'elle entraîne.

Bien des femmes qui viennent à Creuznach chercher
leur guérison n'ont été que trop tourmentées par des
traitements locaux parfois très énergiques et la suspension de tout traitement local pendant quelques semaines
est souvent suivie de résultats très favorables. Le traitement ajoute parfois une irritation nouvelle à celle qui
existe déjà dans la matrice enflammée et l'irritation morbide se joignant à l'irritation thérapeutique, l'utérus
devient une sorte de foyer vers lequel convergent tous
les vices et toutes les diathèses de l'organisme.

Je n'ai pas à exposer ici le traitement local ordinaire
des affections utérines, si les malades doivent le subir,
elles trouveront à Creuznach des médecins spécialistes
des plus distingués, aux mains desquels elles pourront
se confier. Je ne m'arrêterai qu'au traitement général et
local par les eaux salines et les eaux mères.

Depuis Engelmann et Prieger, pères, tous les médecins établis à Creuznach ont publié les résultats remarquables qu'ils ont obtenus de l'emploi des eaux salines
dans le traitement des maladies de la matrice. Mais à ce

témoignage, que l'on peut toujours croire quelque peu
intéressé, je joindrai celui de deux spécialistes très
réputés de l'Allemagne, Veit et Scanzoni.

« L'usage méthodique, dit Veit, des eaux de Creuz-
» nach donne des résultats confirmés par l'expérience. »

« Si l'état de la malade le permet, dit Scanzoni,
» il faudra lui faire passer quelques mois à Creuznach et
» lui faire boire les eaux salines, car cette source mérite
» une mention toute spéciale dans le traitement des
» maladies de l'utérus. »

Le plus souvent, nous l'avons dit, l'affection utérine a
été provoquée par un état diathésique, ou une débilité
constitutionnelle ; dans d'autres cas, la matrice malade
réagissant sur l'organisme, l'appauvrit et le livre sans
défense à l'éclosion de diathèses auxquelles il n'était que
prédisposé. Dans tous ces cas on comprend l'importance
de la cure à Creuznach ; atténuer la diathèse, relever les
forces de l'économie, modifier l'état moral de la malade,
tel est l'objectif du traitement et le plus souvent il est
atteint. L'état local s'améliore à mesure que l'organisme
se relève, mais les eaux minérales par l'iode et le brome
qu'elles renferment, ont un effet résolutif, qui s'exerce
sur les néoplasies et les hyperplasies dont la muqueuse
et le tissu utérin sont le siége. Je sais bien que Scanzoni
n'admet pas qu'on puisse par aucun moyen ramener
à l'état normal, le tissu utérin ainsi modifié par l'inflammation. Mais un médecin fort distingué, le Dr Michels,
qui exerça longtemps à Creuznach, où son souvenir lui
survit, n'accepte pas l'opinion de Scanzoni.

« Je puis affirmer, dit-il, que les symptômes de
» la métrite parenchymateuse, peuvent être tellement
» atténués, que les malades peuvent mener une exis-

» tence très agréable, sans être incommodées par leur
» matrice. »

« Chaque année, dit le Dr Prieger, il nous arrive des
» femmes épuisées par l'affection utérine qui les tour-
» mente depuis des années, elles sont pâles, anémiques,
» nerveuses, elles n'ont plus ni ton, ni énergie vitale,
» leur moral est profondément déprimé. Mais quel
» changement après quelques semaines d'un traitement
» bien réglé, l'affection locale s'est améliorée, la nutri-
» tion et toutes les fonctions organiques se relèvent et
» s'exécutent avec énergie. Les malades redeviennent
» fraîches, leur sang s'est enrichi, elles sont redevenues
» aptes et ont une tendance à remplir la destination
» dévolue à leur sexe. »

Le traitement par les eaux de Creuznach est complexe.
La malade doit boire chaque jour une certaine quantité
d'eau de la source Élise ou de la source Oranien.

Elle fera des injections vaginales avec les eaux salines
froides ou chaudes, additionnées ou non d'eaux mères,
selon les indications. Convenablement employées, les
injections vaginales constiuent un moyen de traitement
très efficace de l'inflammation utérine et vaginale.

L'injection froide n'agit pas seulement en tant que
lotion maintenant la propreté et la fraîcheur sur les
surfaces enflammées de la muqueuse du col et du vagin,
elle a un effet thérapeutique incontestable, c'est un
tonique et un astringent puissant. Et les formes légères
d'inflammation et d'ulcération du col peuvent être guéries par les injections vaginales, le repos et le traitement
général. C'est en excitant l'action réflexe des nerfs vaso
moteurs qui accompagnent les vaisseaux pelviens, utérins, vaginaux que l'on obtiendra la contraction de

ceux-ci. Mais cette excitation des vaso moteurs peut être produite aussi par les injections chaudes.

La chaleur, à la vérité, ne détermine pas aussi promptement la contraction vasculaire que ne le fait le froid. Son effet immédiat est d'augmenter la congestion des parties, mais si son action est prolongée, la réaction se produit et la contraction vasculaire survient. Le froid est un excitant très prompt de l'action réflexe, il fait rapidement contracter les vaisseaux, mais la réaction survient et les vaisseaux se congestionnent davantage. On peut, suivant l'expression du Dr Walton, de Bruxelles, dire que la contraction est la réaction de la chaleur, tandis que le relâchement est la réaction du froid. Emmet, de New-York, fait avec le plus grand succès l'application des injections d'eau chaude dans la plupart des affections utérines.

Les injections froides seront mieux employées à la fin du traitement, plutôt pour ramener les parties à leur état normal et empêcher une rechute, que pour traiter l'inflammation.

Pour tirer des injections vaginales tout le bénéfice possible, elles seront pratiquées une ou deux fois par jour et de la manière que nous allons indiquer. La femme sera couchée horizontalement sur son lit ou par terre, le bassin sera relevé de façon que le liquide injecté, suivant les lois de la pesanteur, baigne le col et la partie supérieure du vagin. Un bassin plat sera placé sous le siège pour éviter que les vêtements de la malade ne soient mouillés. Quand on traite les premières phases de l'inflammation, la température de l'eau injectée variera de 37° à 40° c., plus tard elle diminuera de deux à trois degrés. On injectera environ 5 litres chaque fois,

A mesure que la santé s'améliore on diminue la quantité d'eau injectée, la température s'abaisse graduellement et l'on arrive ainsi à l'injection froide (1).

La malade sera soumise aux bains complets. Nous considérons les bains entiers comme agents de la médication générale plutôt que de la médication locale. Nous conseillons le bain tiède et non le bain chaud, car celui-ci par sa répétition peut affaiblir la malade. Les premiers bains seront composés d'eau saline, sans addition d'eau mère. Ce principe actif sera employé avec prudence, s'il reste encore quelque trace d'inflammation subaiguë. Pendant que la femme sera dans le bain, elle maintiendra les parties génitales externes ouvertes au moyen d'un spéculum, afin de permettre au liquide médicamenteux de baigner les parties malades. Sans cette précaution l'eau du bain ne pénètrera pas dans le vagin, cavité virtuelle, normalement close par l'accolement de ses parois. Une expérience bien connue fournit la preuve de ce que nous avançons. Appliquez sur le col utérin un morceau d'ouate imbibée d'une solution d'acétate de plomb, mettez la femme dans un bain sulfureux, et quand elle en sortira vous verrez la ouate parfaitement blanche. Or si le liquide avait pénétré dans le vagin et s'était avancé jusqu'au col de la matrice, le tampon aurait noirci.

On administre aussi des bains de siège composés d'eau saline simple ou d'eau saline additionnée de quantités variables d'eaux mères. On en retire souvent un bénéfice marqué, pourvu qu'ils ne soient ni trop chauds, ni trop froids. Leur température variera de 15 à 24° c.

(1) L'irrigateur d'Esmarch sera employé avec avantage pour faire ces injections. On le remplira une ou deux fois d'eau chaude et afin d'éviter une percussion trop forte sur le col de l'utérus, on ne l'élèvera pas à plus d'un mètre de hauteur au-dessus de la malade.

A cette température leur effet semble être sédatif, ils paraissent modérer la circulation pelvienne et souvent calment la douleur.

Les eaux sont encore appliquées en compresses sur le ventre. On fait un mélange de trois parties d'eau saline pour une partie d'eau mère; peu à peu, selon les effets produits, on augmente la quantité d'eau mère jusqu'à trois parties pour une partie d'eau saline. On plonge un essuie-mains dans ce liquide, on le tord, on l'applique sur l'hypogastre, une pièce de gutta-percha est alors étendue sur l'essuie-mains et le tout est consolidé par un bandage de laine ou de flanelle. Cette application faite au moment du coucher est maintenue toute la nuit. Si au bout de quelques jours, une éruption eczémateuse se développe sur l'abdomen, on suspend l'application de la compresse, on enduit les parties irritées de cold-cream et quand la peau est revenue à l'état normal, on reprend l'application topique des eaux salines.

Cette compresse, par la chaleur humide qu'elle entretient, agit comme calmant; elle agit comme résolutif en livrant à l'absorption les sels contenus dans le liquide dont on l'a imprégnée.

Les bains de pluie sont un bon moyen de fortifier la santé générale; mais la santé de certaines femmes est tellement délabrée, qu'elles ne peuvent supporter les effets de ces bains, la réaction ne se produit pas. Mais quand les forces sont revenues, les mêmes malades peuvent être soumises à cette pluie dont elles ne se plaignent plus et dont elles peuvent tirer un grand profit.

Suivant la sensibilité de la femme et les exigences de la saison, la température de l'eau sera plus ou moins élevée.

Les douches sont employées soit pour stimuler l'activité nerveuse, soit pour favoriser la résolution des tumeurs ou d'exsudats. Leur effet thérapeutique repose sur l'activité qu'elles impriment à la circulation et sur l'hypérémie passagère qu'elles développent sur les points qu'elles atteignent. Dans beaucoup de cas, une douche froide, rapide, d'une minute environ, tombant d'une hauteur de 4 à 8 mètres, sera parfaitement tolérée et produira la sédation générale, tonifiera la peau et vivifiera les fonctions organiques, surtout les fonctions digestives.

Les parties constituantes des eaux minérales n'ont qu'une importance secondaire dans l'action des bains de pluie et des douches. Le froid et la percussion jouent ici le rôle capital.

Les malades qui désireront se soumettre aux bains de pluie et aux douches trouveront au Curhaus tous les appareils nécessaires à ce mode de traitement, et un personnel très habile dans son application.

Arrivée à Creuznach, la malade pourra-t-elle faire de l'exercice?

Certains médecins font du repos complet dans la position horizontale une des conditions les plus importantes de leur médication. Et pendant des mois, des années au besoin, ils défendent à leurs malades de poser le pied à terre. Cette pratique est déplorable, car elle détruit la santé de la patiente, sans avancer de beaucoup sa guérison.

Le repos dans la position horizontale sera nécessaire dans les moments d'acuité ou de sub-acuité de la maladie, après toute intervention chirurgicale, pendant la menstruation ou peu après et pendant quelques heures après chaque promenade. Mais, en dehors de ces circonstances, si les mouvements de la marche ne réveillent pas de douleur, ou ne provoquent qu'un léger malaise, on permettra de petites promenades sur un terrain doux et plat. Bref, on se guidera sur les sensations éprouvées par la malade, et l'on ne perdra pas de vue que l'exercice modéré, à l'air libre, est un puissant moyen de rétablir la santé générale. Qu'on veuille d'ailleurs se rappeler que les affections utérines guérissent aussi chez les femmes du peuple, qui n'ont pourtant pas le loisir de se coucher sur un canapé, pendant des mois et des années.

L'alimentation de la malade sera riche et réparatrice en raison de l'appauvrissement du sang et de l'affaiblissement de la constitution qui accompagnent toujours les maladies chroniques de la matrice.

La cure, à Creuznach, des affections utérines, ne contre-indique nullement les moyens ordinaires que la thérapeutique met à notre disposition. L'emploi des eaux peut être regardé, dans certains cas, comme un simple adjuvant ; dans d'autres, il constitue tout le traitement.

INFLAMMATION PÉRI-UTÉRINE.

Les anciens avaient donné à cette affection le nom d'abcès pelvien, les gynécologistes modernes la désignent sous le nom de cellulite pelvienne, phlegmon péri-utérin, engorgement péri-utérin, inflammation des annexes, phlegmon des ligaments larges, périmétrite, pelvi-péritonite.

Si cette inflammation passe à l'état chronique et résiste aux traitements ordinaires, il faut rechercher et combattre l'état diathésique sous l'influence duquel la périmétrite tend à se perpétuer, il faut en même temps activer la nutrition et relever les forces.

Souvent la périmétrite se lie à une constitution lymphatique ou scrofuleuse, c'est dans ces cas que la cure à Creuznach sera conseillée.

OVARITE CHRONIQUE.

L'utérus et l'ovaire sont si étroitement unis par des liens anatomiques et physiologiques, qu'il est difficile de concevoir la maladie isolée de l'un ou l'autre de ces organes; les altérations de l'un d'eux doivent fatalement retentir sur l'autre. Le plus souvent c'est l'utérus qui est malade et l'ovarite se déclare consécutivement; on a cependant constaté l'existence de cette inflammation indépendamment de tout état analogue de l'utérus. Habituellement l'ovarite chronique et la métrite chronique coexistent. Si l'ovarite est si souvent méconnue, c'est que sa symptomatologie ressemble beaucoup à celle de l'inflammation chronique de la matrice. Même douleur sourde, même exacerbation aux périodes menstruelles, même action sur le retour des règles qu'elle rend irrégulier ou suspend complètement, même influence désastreuse sur l'innervation et la nutrition.

L'ovarite chronique peut se terminer par résolution, mais souvent elle entraîne après elle l'épaississement, l'induration, l'hypertrophie de l'organe et parfois aussi elle donne lieu aux tumeurs kystiques.

L'ovarite chronique est toujours un danger pour la malade, car, d'un moment à l'autre, elle peut passer à l'état aigu, amener une suppuration parfois mortelle;

d'autres fois, la péritonite ou la cellulite pelvienne.

L'ovarite chronique peut débuter d'emblée ou succéder à l'état aigu — Le plus souvent elle frappe un seul ovaire, parfois elle est double, mais dans ce cas l'un des ovaires est beaucoup plus malade que l'autre, et c'est plus souvent le gauche que le droit.

L'avortement, la puerpéralité, les troubles menstruels l'inflammation utérine sont les causes locales de l'ovarite ; Engelmann a montré l'influence des déplacements utérins sur l'inflammation de l'ovaire.

La goutte, le rhumatisme, la syphilis, la scrofule, les refroidissements pendant l'époque menstruelle, peuvent aussi provoquer l'ovarite.

Les Drs Prieger et Michels se louent beaucoup de l'emploi des eaux de Creuznach dans le traitement de l'ovarite chronique. L'eau de la source Élise est administrée à l'intérieur. La malade fait usage de bains généraux et locaux, d'injections vaginales et rectales, mais un moyen qui a donné d'excellents effets, c'est l'application sur le ventre de compresses imbibées d'eau saline additionnée d'eau mère.

Ce traitement agit à la fois comme résolutif et antidiathésique.

TUMEURS DE L'OVAIRE.

Le regrettable docteur Michels s'était beaucoup occupé à Creuznach du traitement des tumeurs de l'ovaire, et voici son appréciation sur les résultats de sa pratique.

« Creuznach n'est pas le port où les malheureuses » femmes atteintes de tumeurs ovariques viennent trou- » ver le salut et le repos. Nos eaux minérales sont

» impuissantes à guérir ces affections. Si des cas de
» guérison ont été signalés, c'est qu'une interprétation
» erronée des symptômes de la maladie avait fait croire
» à l'existence d'une tumeur de l'ovaire. J'ai vu cepen-
» dant quelques cas de guérison d'hydropisie de cet
» organe, mais je dois avouer que l'affection était peu
» intense. Je crois d'autant plus à la réalité de ces succès
» que le diagnostic avait été posé par des chirurgiens
» d'un très haut mérite. »

Les guérisons dont parle Michels ont été également
signalées par Velpeau.

« Pour mon compte, disait à l'Académie ce chirurgien
» français, j'affirme que j'ai vu quelques tumeurs enkys-
» tées de l'ovaire du volume d'un œuf, que je crois avoir
» bien diagnostiquées et qui ont cédé à un traitement
» médical à l'aide des fondants et des bains. »

Les Drs Prieger, Engelmann et Röehrig partagent les
opinions de Michels.

« Les eaux de Creuznach ne guérissent donc pas les
» tumeurs de l'ovaire, le seul service qu'elles rendent
» dans ce cas, c'est de retarder leur développement
» quand elles ne sont pas encore très avancées. Elles
» diminuent la tendance de ces tumeurs à devenir le
» siège de poussées inflammatoires. Enfin, dans quel-
» ques cas, elles favorisent la résorption d'épanchements
» plastiques ou d'exsudats qui se sont développés dans
» le voisinage de l'ovaire malade, et ainsi s'explique la
» disparition ou l'amélioration de certains symptômes
» très pénibles pour la patiente. »

Dans les cas où ces tumeurs ovariques présentent des
tendances aux congestions ou aux poussées inflammatoires, Michels recommande une grande réserve en ce

qui concerne la température du bain et l'emploi de l'eau mère.

TUMEURS FIBREUSES DE L'UTÉRUS.

Les tumeurs fibreuses de l'utérus sont des hyperplasies partielles; elles sont constituées par des fibres musculaires lisses plus grandes que celles de l'utérus normal, par du tissu conjonctif et des vaisseaux. Bidder y a rencontré des nerfs. D'après la prédominance de l'un ou l'autre de ces éléments anatomiques, la tumeur se nomme fibro-myôme, myôme, myôme téléangiectasique. Les myômes sont les plus fréquents.

Le siège habituel de ces tumeurs se trouve là où le tissu musculaire est le plus abondant, c'est-à-dire dans le corps de la matrice et surtout dans sa paroi postérieure et son fond.

C'est dans la substance même de l'utérus que le fibro-myôme prend naissance, mais peu à peu il se développe et s'avance, soit vers la cavité de l'organe, soit vers le péritoine.

Le développement des fibro-myômes est d'autant plus grand et plus rapide que la vascularisation est plus développée. On en a vu qui atteignaient le volume de la tête d'un adulte.

C'est chez les femmes âgées de 30 à 40 ans que l'on rencontre surtout ces tumeurs. On les a pourtant signalées avant la vingtième année, mais c'est exceptionnel. Après 50 ans elles deviennent très rares. On peut donc dire que les fibro-myômes se développent surtout pendant l'époque où les organes sexuels de la femme jouissent de toute leur activité.

23

Dans la plupart des cas les fibro-myômes sont causés par des accouchements très laborieux, des fausses couches, des paramétrites, des périmétrites. Le refroidissement à l'époque des règles, le traumatisme utérin direct ou indirect provoquent aussi le développement des fibro-myômes.

Les fibro-myômes peuvent provoquer des phénomènes très graves et entraîner la mort de la malade, mais règle générale, ces tumeurs sont d'une nature bénigne. Les dangers qu'elles entraînent dépendent de l'inflammation du néoplasme, des hémorrhagies qui par leur abondance et leur retour fréquent peuvent miner la constitution de la malade, enfin de la compression exercée par la tumeur sur les organes voisins.

Les fibro-myômes peuvent être éliminés spontanément, ils peuvent se résorber, ils peuvent s'atrophier à l'époque de la ménopause. Mais cette guérison spontanée est fort rare et il ne faut guère l'espérer.

Je n'ai pas à exposer ici tous les traitements qui ont été imaginés pour guérir les fibro-myômes, je ne veux m'occuper que de leur cure par les eaux de Creuznach.

La malade sera mise chaque jour au bain général, à moins que sa constitution ne soit trop affaiblie. Au début elle ne restera que dix minutes dans l'eau, ce temps s'augmentera peu à peu et selon les effets obtenus pourra se prolonger jusqu'à une heure toute entière.

La dose d'eau mère qu'on ajoute au bain croîtra peu à peu jusqu'à atteindre dix litres et au delà. Si la quantité d'eau mère est élevée, la température du bain ne dépassera pas 32° c., si elle monte jusqu'à 35°, le système nerveux de la malade sera excité, le sommeil sera agité. A cette température, du reste, le bain sera affaiblissant. Pendant toute la nuit le ventre sera complètement recouvert d'une compresse épaisse trempée dans un mélange d'eau saline et d'eau mère. La compresse sera enveloppée d'une étoffe de gutta percha.

Des injections vaginales seront faites avec l'eau saline pure, ou additionnée d'eau mère. Engelmann se loue beaucoup du lavement fait avec un mélange d'une partie d'eau mère pour dix d'eau saline. Le lavement tiède, de la contenance d'un litre et plus, est passé chaque jour après que le malade aura été à selle. Pour donner des résultats favorables ce traitement, auquel on joint l'eau de la source Élise en boisson, doit être continué longtemps, quarante jours au moins.

Dans les cas invétérés, ou quand les tumeurs sont volumineuses, la malade sera soumise à la cure deux fois dans la même année, à un intervalle de quelques semaines. Ce traitement sera poursuivi avec ténacité pendant plusieurs années, et pendant l'hiver la malade sera soumise chez elle aux bains artificiels de Creuznach.

Quel résultat peut-on attendre de ce traitement? Je laisse la parole à un homme fort autorisé, le Dr Engelmann, qui depuis de longues années à étudié les effets des eaux minérales de Creuznach sur les fibro-myômes. « Est-il possible qu'une tumeur fibreuse soit entière-
» ment absorbée par nos bains, ou ceux-là ont-ils rai-
» son, qui soutiennent qu'aucun médicament ne peut
» guérir un fibroïde? Quant à moi, je ne doute pas que
» dans des cas favorables, les tumeurs ne puissent être
» absorbées par l'usage de nos bains. Moi-même, j'ai
» observé plusieurs cas où je n'avais aucun doute sur le
» diagnostic et où j'ai constaté, avec les médecins qui
» m'avaient envoyé la malade, la disparition complète

» de la tumeur. Cependant un si bon résultat est rare
» et ne peut toujours être obtenu. Mais ce que nous
» pouvons toujours attendre, c'est une diminution dans
» l'hypertrophie du tissu utérin qui enveloppe la tumeur
» et une réduction dans le volume de celle-ci. Voilà ce
» que j'ai vu. Je ne dis pas que nous obtenons toujours
» ce résultat, mais dans les cas favorables du moins,
» nous l'atteignons. J'entends par cas favorables, ceux
» où la malade n'est pas trop affaiblie, trop anémique,
» ceux où la tumeur n'existe pas depuis trop longtemps
» et n'est pas trop volumineuse. Dans les cas peu favo-
» rables, nous obtenons une amélioration notable des
» hémorrhagies et des douleurs, et un arrêt au moins
» momentané dans le développement de la tumeur.
» Toujours dans ces cas l'hypertrophie utérine est atté-
» nuée et partant la compression des nerfs et des organes
» pelviens diminue. L'effet des bains sur les hémorrha-
» gies, est parfois surprenant. Dans tous les cas la
» santé générale de la malade est améliorée. »

Comment s'explique l'action des eaux de Creuznach
sur les fibro-myômes ?

Nous rappellerons à ce propos l'influence favorable
exercée sur ces tumeurs par les injections sous-cutanées
d'ergotine (1). Ce médicament introduit dans la circulation, excite les fibres musculaires lisses à se contracter, le
calibre des vaisseaux diminue donc dans la matrice et
dans la tumeur et partant la nutrition exubérante de ces
tissus hypertrophiés est amoindrie. Mais pour que l'ergotine produise ces effets si éminemment favorables, il

(1) Ce mode de traitement préconisé en Allemagne par Hildebrandt de
Kœnigsberg a été employé avec succès par les chirurgiens Américains,
Anglais, Français et Belges.

faut bien choisir les cas d'application. Il faut que le tissu musculaire de la matrice soit encore capable de se contracter sous l'action du remède ; il faut que la tumeur soit enveloppée de toutes parts par le tissu utérin, et cette condition fait défaut si le néoplasme s'est déjà trop avancé vers le péritoine ou la cavité utérine. Les tumeurs les plus favorables sont celles qui ne sont pas trop volumineuses et qui sont bien vascularisées. Les grands fibro-myômes développés chez des femmes faibles, vieilles, anémiques résistent à ce traitement.

« Je compare, dit Engelmann, l'action de nos eaux à » celle de l'ergotine. On a démontré depuis longtemps, » et par de nombreuses expériences, que si l'on irrite » les nerfs de la peau sur une étendue considérable, les » muscles utérins se contractent par action réflexe. Sous » l'influence des bains additionnés d'eaux mères, nous » voyons les contractions utérines durer de longues » heures. C'est sur ce fait que se fonde principalement » l'influence de nos bains sur les fibro-myômes, bien » que je ne veuille pas nier l'action résolutive des prin- » cipes de nos eaux, introduits dans le système circula- » toire par l'estomac, la peau, le rectum et le vagin. »

Les recherches du Dr Wimmer, de Creuznach, rapportées précédemment, montrent l'action irritante produite sur la peau par les nombreux chlorures renfermés dans l'eau saline et l'eau mère.

Le Dr Michels, qui a publié un travail fort intéressant sur le traitement des fibro-myômes par les eaux de Creuznach, explique ainsi les succès obtenus : la chaleur humide des bains, des compresses et des injections active la résorption ; l'excitation cutanée agit comme un dérivatif ; les sels ont une action résolutive, enfin,

l'excitation cutanée provoque des contractions utérines.
« Ce dernier effet, dit Michels, a beaucoup de ressem-
» blance avec celui de l'ergotine et est d'une utilité toute
» spéciale quand il s'agit de myômes mous ou de myômes
» caverneux. »

Le professeur Röehrig, qui depuis plusieurs années pratique à Creuznach pendant la saison, a publié sur les fibro-myômes un travail très remarquable. Il y expose le fruit d'une expérience personnelle déjà longue, sur le traitement de ces tumeurs par les eaux de cette localité.

Tandis que beaucoup de médecins s'imaginent que la thérapeutique est impuissante contre les fibro-myômes et qu'il faut ou les extirper ou les abandonner, Röehrig soutient qu'on peut les guérir ou tout au moins arrêter leur développement.

Quand on saisit la cause du fibro-myôme et qu'on est assez heureux pour la faire disparaître, on peut parfois amener la résorption complète de la tumeur, presque toujours obtenir une diminution rapide de son volume. Dans plus de trente cas ou Röehrig a pu remplir l'indication causale, il a obtenu un amoindrissement considérable et rapide du fibro-myôme, et dans deux cas sa disparition. Dans un de ces cas, le fibroïde était provoqué par des démangeaisons violentes et des ulcérations de la vulve. Röehrig guérit ce prurit et ces ulcères et le fibroïde disparut. Dans un autre cas, la tumeur était due à la suppression des règles, notre collègue rétablit la menstruation et le fibrôme disparut.

Avec Prieger, Engelmann, Michels, Trautewein et Heusner, le professeur Röehrig préconise le traitement des fibro-myômes par les eaux de Creuznach. D'après lui, la chaleur des bains exerce une action dérivative ; l'excitation thermique des nerfs cutanés congestionne par action réflexe le grand tégument externe et partant les viscères abdominaux se décongestionnent. Les sels renfermés dans les eaux minérales irritent les nerfs de la peau et provoquent par action réflexe les contractions de la matrice. « Les contractions, dit Röchrig, sont parfois si » violentes que les bains doivent être suspendus. La » contracture utérine est parfois si vive que j'ai vu dans » quatre cas la tumeur être expulsée. » Enfin, les bains exercent une action sédative sur la circulation. Le pouls diminue de fréquence et la pression s'abaisse dans le système vasculaire. De cette dérivation sanguine et de la diminution de l'afflux des matériaux plastiques vers l'utérus, résulte la diminution du fibrôme ou tout au moins l'arrêt de son développement.

Un des premiers effets des bains de Creuznach, c'est d'arrêter les pertes de sang. Phénomène bien grave puisqu'il épuise la santé et la constitution des malades. Dans des cas où il existait à peine quelques jours d'intervalle entre deux époques cataméniales, on voit ceux-ci se multiplier. Cette modification heureuse s'accentue à mesure que la cure se prolonge, et après plusieurs saisons passées à Creuznach, ces hémorrhagies disparaissent et la menstruation retrouve sa régularité.

Les bains de Creuznach peuvent être pris pendant les pertes de sang, sans les augmenter, pourvu qu'elles ne soient pas abondantes. L'action hémostatique de ces bains s'explique par la dérivation cutanée et les contractures des vaisseaux et des fibres musculaires de l'utérus.

Les malades devront être dirigées vers Creuznach le plus tôt possible, car le succès sera d'autant plus grand et plus rapide que la tumeur sera moins volumineuse et plus rapprochée de son début.

Je résumerai par ces propositions l'opinion émise par les médecins de Creuznach sur le traitement des fibro-myômes par les eaux minérales de cette localité.

1° Ce n'est que dans les cas les plus favorables qu'on peut espérer la disparition complète de ces tumeurs. Ce succès absolu est rare ;

2° Dans la plupart des cas on obtient une diminution notable des fibro-myômes ;

3° Le plus souvent quand la tumeur ne diminue pas de volume, au moins est-elle arrêtée dans son développement ;

4° Dans tous les cas la santé de la malade est améliorée et l'on voit diminuer et même disparaître des symptômes graves ou pénibles provoqués par la présence de la tumeur utérine.

Ces résultats peuvent être assurément mis en parallèle avec ceux de l'ergotine. Bien des médecins n'ont obtenu aucun bénéfice de ces injections qui fatiguent rapidement les malades et qui doivent pourtant être longtemps continuées si l'on veut en obtenir quelques effets. Ces injections produisent assez souvent des souffrances qui se prolongent pendant plusieurs heures, des infiltrations douloureuses, des plaques érysipélateuses et même des gangrènes partielles de la peau. Après l'injection, la matrice se contracte parfois très douloureusement. Ce tableau, qui n'est pas chargé, explique la répugnance qu'éprouvent beaucoup de malades à poursuivre longtemps une médication si peu agréable.

La cure à Creuznach ne prête point à ces accusations

et j'ajouterai que les patientes trouveront dans cette localité des conditions hygiéniques des plus favorables au rétablissement de leur santé.

MALADIES DES SEINS.

Quelques maladies du sein peuvent être soumises aux eaux de Creuznach; je citerai seulement celles qui ont été souvent améliorées ou guéries par la cure dans cette localité.

INFLAMMATION CHRONIQUE DU SEIN.

A la suite des abcès qui se développent dans la mamelle, on voit naître autour du foyer inflammatoire des indurations constituées par du tissu conjonctif de formation nouvelle. Ces indurations peuvent grandir et former des tumeurs fibreuses.

HYPERTROPHIE TOTALE DE LA MAMELLE.

Chez certaines femmes agées de 20 à 30 ans, on voit les mamelles prendre un développement considérable et qui n'est pas en rapport avec leur embonpoint. Huston a vu une mamelle qui avait plus d'un mètre de circonférence et qui pesait 8500 grammes. En général les deux seins sont pris simultanément, quand un seul est hypertrophié, c'est le plus souvent le gauche. L'augmentation de volume est habituellement lente et progressive, rarement elle est rapide. Anatomiquement cette affection est constituée par une hypertrophie conjonctive envahissant d'abord le tissu conjonctif interlobulaire, puis les gaines périacineuses. La peau s'épaissit, le tissu cellulaire sous-cutané est lardacé, de même que la charpente fibreuse de la glande. Quelques fois l'élément glandulaire est conservé; d'autres fois il est comprimé, atrophié. L'écoulement menstruel est habituellement supprimé; la maladie reste parfois stationnaire, mais si elle continue à progresser, la malade succombe à des hémoptysies, de la toux, une émaciation extrême.

MYXÔME DU SEIN.

Les myxômes de la mamelle sont rares, ce sont des tumeurs absolument bénignes, qui ne contractent pas d'adhérence avec la peau et que le couteau isole aisément des tissus voisins. Les myxômes sont formés par du tissu muqueux, gélatiniforme développé dans le tissu conjonctif périacineux et interlobulaire.

FIBRÔME DU SEIN.

C'est une tumeur généralement petite, bien localisée, d'une dureté pierreuse et sans adhérence bien marquée avec les tissus ambiants. Elle est constituée par une hypertrophie sinon de tous les éléments de la glande, au moins de quelques uns d'entre eux. Cette hypertrophie porte parfois sur les éléments glandulaires, c'est l'adénome, parfois sur les tissus cellulaires interlobulaires et périacineux, c'est le fibrôme. Il arrive que l'hypertrophie porte

à la fois sur l'élément glandulaire et le tissu conjonctif
ambiant. D'autres fois elle imprime à la tumeur une
physionomie spéciale en atteignant plus particulièrement
ou l'élément glandulaire ou le tissu conjonctif périacineux.

Ces diverses affections, auxquelles je joindrai encore
certaines infiltrations scrofuleuses du tissu cellulaire
sous-cutané, sont favorablement influencées par les eaux
de Creuznach. Mais quand il s'agit d'obtenir la résorption de tumeurs constituées par du tissu fibreux, on doit
s'attendre à ne pas voir des effets immédiats. Creuznach
ne fait pas de miracles. Ceux qui cherchent l'esca-
motage de leur maladie, doivent s'adresser ailleurs. Mais
quand la malade aura passé plusieurs saisons dans cette
localité, sa tumeur sera très notablement améliorée si
elle n'est complètement guérie.

« La guérison, dit Prieger, se fait le plus souvent
» par une résorption progressive des parties indurées et
» tuméfiées. Il nous a été donné de guérir par un trai-
» tement, qui s'est parfois continué des années, des
» tumeurs qui ressemblaient à s'y méprendre à des
» cancers, et dont l'extirpation avait été proposée par
» d'illustres chirurgiens. Quelquefois ces tumeurs au lieu
» de se résorber se guérissent par la fonte purulente et
» se transforment en abcès de bonne nature. »

LES MALADIES DE LA PEAU.

Beaucoup de médecins considèrent les affections cutanées comme une altération purement locale, ne se rattachant en rien à l'état constitutionnel de celui qui les

porte. Pour eux, l'éruption qui s'étale à la surface du tégument cutané n'est pas, à part la syphilis, l'expression d'une diathèse, elle ne se relie par aucun lien de parenté, d'origine ou de causalité aux autres maladies qui peuvent atteindre l'organisme. Une affection cutanée existe, *per se*, comme une fracture, elle n'est pas le produit d'un état morbide antérieur de l'économie. Telle est la doctrine de toute une école médicale.

Cette doctrine, nous la répudions et nous nous plaçons dans les rangs de cette école qui regarde les maladies de la peau comme l'expression du tempérament et de la constitution du sujet. Nous admettons aussi dans la pathologie cutanée l'influence du climat, de la profession et des agents externes, qui peuvent dans certaines conditions sociales agir sur le tégument d'une façon défavorable.

Nous croyons que les affections cutanées se rattachent à trois grandes diathèses : l'herpétisme, la scrofule et la syphilis.

HERPÈTIS.

Les Grecs et les Latins connaissaient l'herpétis, mot dérivé de herpès et qui fut depuis remplacé dans le langage scientifique et populaire par un autre mot, celui de Dartre. L'individu atteint de la diathèse herpétique ou dartreuse présente une peau habituellement sèche, transpirant rarement et qui est souvent le siège de démangeaisons, même en l'absence de toute lésion. La peau chez les dartreux présente une susceptibilité extrême. Il suffit d'un excès alcoolique, de l'ingestion de certains aliments tels que : charcuterie, homard, moules, fromages, de l'application d'un emplâtre, de frictions stimulantes, de l'emploi d'un onguent pour provoquer l'apparition d'éruptions.

L'herpètis est une maladie générale, diathésique, héréditaire ou acquise, présentant des caractères constants pathognomoniques.

Elle se développe sur la peau et les muqueuses, mais la peau est son siège de prédilection. Elle s'y manifeste par des lésions distinctes les unes des autres. Ainsi il y a un herpès, un lichen, un prurigo, un rupia, un impétigo, un pityriasis herpétiques, mais l'eczéma et le psoriasis sont les formes les plus fréquentes de l'herpétis.

La diathèse herpétique dans ses manifestations cutanées revêt les caractères suivants : généralisation, symétrie, ténacité, recidivité, douleurs, fixité, unité de forme.

Les herpétides ont une tendance envahissante, elles se généralisent parfois sur toute la peau. Elles se développent symétriquement sur la partie droite et gauche du corps. Elles ont une longue durée et une tendance fatale à récidiver. Elles provoquent des douleurs et des démangeaisons parfois cruelles. Une fois que la diathèse herpétique se manifeste sous une forme, elle l'adopte définitivement, et réapparaît dans toutes ses récidives sous le même aspect. C'est là ce que Guibout appelle l'unité et la fixité de forme des herpétides.

La diathèse dartreuse ne se manifeste pas seulement sur la peau, mais aussi sur les muqueuses, soit par extension des éruptions, soit d'une façon directe et spontanée.

Les dartres de la face peuvent se propager aux muqueuses buccale et oculaire.

Les dartres de la partie inférieure du corps peuvent

envahir l'anus, le vagin, la vessie. Mais les muqueuses laryngée, pharyngienne, bronchique, gastrique et entérique peuvent être directement attaquées par la diathèse herpétique.

La marche des affections dartreuses est essentiellement chronique et la récidive de ces maladies est la règle. On les observe à tous les âges et dans tous les tempéraments. Mais les différentes formes de la maladie affectent des tempéraments spéciaux. Ainsi l'eczéma se montre chez les lymphatiques, le lichen chez les sujets nerveux, le psoriasis chez les sanguins, le pityriasis chez les bilieux.

La diathèse herpétique se présente sous une forme grave et sous une forme légère. La dernière ne peut troubler la santé d'une façon sérieuse, mais la première peut amener un état cachectique et des dégénérescences organiques qui peuvent avoir une terminaison mortelle.

LA SCROFULE.

La diathèse scrofuleuse étale très souvent ses manifestations sur les muqueuses et la peau. C'est sur les muqueuses du nez, des yeux et des oreilles qu'elle apparaît tout d'abord. Un peu plus tard surviennent les scrofulides cutanées.

Les scrofulides présentent certains caractères communs qui les font reconnaître assez aisément. Elles présentent une coloration d'un rouge foncé, violacée, vineuse. Au niveau de ces taches, le tissu cellulaire sous-cutané est gonflé. Cette hypertrophie est momentanée, car plus tard quand la lésion est guérie, l'hypertrophie locale est remplacée par l'atrophie. Un caractère constant des scrofulides, c'est de laisser après elles des cicatrices, alors qu'il n'y aurait eu aucune ulcération. En raison de l'atrophie que la peau éprouve dans les points malades, les cicatrices sont déprimées, réticulées, adhérentes aux tissus sous-jacents. Les scrofulides ont une marche excessivement lente, elles envahissent souvent le visage et le cou.

Elles sont indolores, elles ne se généralisent pas, elles ont la fixité du siège et de la forme, elles sont circonscrites, limitées à une seule région.

C'est vers l'âge de 19 à 20 ans que les scrofulides envahissent la peau ; les cicatrices qu'elles laissent après elles sont inégales réticulées, traversées par des brides saillantes, couturées comme celles d'une brûlure.

La scrofule cutanée se présente sous six formes principales : la scrofulide érythémateuse, la scrofulide pustuleuse, la scrofulide rupiforme, la scrofulide tuberculeuse, la scrofulide phlegmoneuse, et la scrofulide ulcéro-gommeuse.

Mais il faut bien remarquer qu'il n'y a pas de maladies de la peau exclusivement propres aux scrofuleux, pas même le lupus qu'on a si longtemps regardé comme la manifestation pathognomonique de cette diathèse. Si la scrofule s'exprime par les formes que nous avons indiquées plus haut, on n'en rencontre pas moins chez les scrofuleux d'autres altérations cutanées telles que : l'eczéma, l'impétigo, l'eczéma impétigineux, les furoncles nombreux, l'herpès, l'acné, l'ecthyma.

Les affections cutanées scrofuleuses ont pour siège de prédilection la tête, soit le cuir chevelu, soit la figure et sur la figure c'est le pourtour des narines qui est le plus souvent atteint.

LA SYPHILIS.

Tandis que les diathèses dont nous avons parlé sont le plus souvent innées, héréditaires, la syphilis est généralement acquise et ses manifestations cutanées se nomment syphilides. Les syphilides ont des caractères communs; leur coloration est cuivrée, ou couleur du maigre du jambon; leur forme est circulaire, elles dessinent des ronds, des segments de cercle, elles n'excitent pas de démangeaison, enfin elles sont polymorphes, c'est-à-dire que plusieurs formes élémentaires évoluent à la fois. Les squames syphilitiques sont plus blanches, plus minces, plus sèches, plus adhérentes que dans les affections squameuses simples. On voit les ulcérations syphilitiques se recouvrir de croûtes dures, épaisses, verdâtres, quelquefois noires, quelquefois hérissées d'éminences mamelonnées comme des coquillages, des écailles d'huître. Les cicatrices syphilitiques ont à leur début une teinte violette, puis elles prennent une teinte cuivrée. Ces cicatrices sont arrondies, ou forment des groupes circulaires ou semi-circulaires.

Nous divisons les syphilides en précoces et tardives. Nous rangeons dans le premier groupe : la roséole syphilitique, la syphilide papuleuse, la syphilide tuberculeuse, les tubercules muqueux. Nous rangeons dans le deuxième groupe; les syphilides vésiculeuses, l'acné syphilitique, la syphilide verruqueuse, le psoriasis, les condylomes, la syphilide pigmentaire, l'onyxis syphilitique, l'iritis, l'alopécie, les ulcérations profondes, le phagédénisme.

, Ces syphilides précoces ou tardives sont bénignes. Mais il est un groupe de syphilides, apparaissant dans la période tertiaire de cette diathèse, qui présentent un caractère malin, dangereux. C'est le pemphygus, l'ecthyma, les gommes, le rupia, la syphilide pustulo-crustacée serpigineuse et non serpigineuse.

Les syphilides précoces évoluent dans un temps qui se limite entre six semaines et quatre ou cinq mois après l'apparition de l'accident infectant. Les syphilides tardives apparaissent, depuis 1 jusqu'à 15 ou 20 ans, après l'accident primitif. Les syphilides tertiaires se montrent de 8 à 40 ans après l'évolution du chancre infectant.

Les syphilides précoces sont éparpillées sans ordre sur toute la surface du corps et des membres ; les syphilides tardives se limitent à quelques parties seulement, elles forment un ou plusieurs groupes plus ou moins orbiculaires. Les lésions de la syphilis, précoces ou tardives, apparaissent sur toute la surface du corps, mais le front, les sillons naso-labiaux, les commissures buccales, les régions palmaires et plantaires, sont leur siège d'élection.

Les syphilides peuvent être héréditaires. On les voit se produire chez les enfants quelques semaines ou quelques mois après la naissance. Après la puberté on ne les rencontre plus.

Les syphilides revêtent des formes nombreuses, nous en comptons neuf variétés : les syphilides pigmentaires, exanthématiques, vésiculaires, pustuleuses, papuleuses, bulleuses, squameuses, végétantes, tuberculeuses.

Chaque année Creuznach voit arriver un grand nombres de personnes atteintes d'affections cutanées, et c'est aux succès nombreux obtenus par ses eaux minérales, dans les cas les plus graves et les plus tenaces, que cette localité doit en partie sa réputation. La plupart des dermatoses, qui vont chercher à Creuznach leur guérison, sont d'origine scrofuleuse, puis viennent par ordre de fréquence les dermatoses syphilitiques, puis dartreuses, ou herpétiques.

Les formes de maladies cutanées traitées à Creuznach avec le plus de succès sont parmi les affections vésiculeuses : l'eczéma, l'herpès phlycténoïde et l'herpès circiné.

Parmi les affections bulleuses : le pemphigus et le rupia.

Parmi les affections pustuleuses : l'impétigo, l'ecthyma, l'acné et la couperose, que celle-ci reconnaisse pour cause les excès alcooliques, ou les troubles de la menstruation, ou les stases sanguines abdominales ; enfin la mentagre.

Parmi les affections papuleuses on traite avec succès : le prurigo, le lichen.

Parmi les affections squameuses : l'ichtyose acquise, le pityriasis, le psoriasis.

Parmi les affections tuberculeuses : le lupus, surtout quand ses ravages ne sont pas trop étendus.

Enfin, je citerai parmi les maladies cutanées, la furonculose ou diathèse furonculeuse, comme une de celles que les eaux de Creuznach guérissent merveilleusement.

Si l'arsenic et les eaux arsenicales sont le spécifique de la diathèse herpétique, on peut dire que les eaux de Creuznach sont le spécifique des diathèses scrofuleuse et syphilitique.

THÉRAPEUTIQUE.

Dans la plupart des cas, l'affection cutanée est l'expression d'un état diathésique, aussi faut-il combiner le
traitement externe au traitement interne. Le malade
prendra les bains et boira l'eau de la source Élise ou de
la source Oranien.

Les bains d'eau saline simple ne suffisent pas à la
cure de ces affections chroniques ; il faut toujours les
fortifier d'une certaine quantité d'eau mère. Les trois
premiers bains ne seront composés que d'eau saline
pure, au quatrième bain on ajoute un litre d'eau mère
et chaque jour on augmente cette quantité d'un litre
jusqu'à ce que le malade éprouve à la peau une certaine
démangeaison qui se produit dans le bain ou immédiatement après. On cesse d'augmenter successivement la
force de ce bain, qui est devenu irritant, et quand la
peau s'est acclimatée, quand le prurit a disparu, on
augmente de nouveau journellement la quantité d'eau
mère. Cette dose va toujours croissant jusqu'à ce que
les phénomènes morbides commencent à s'amender et
l'on continue l'usage des bains jusqu'à la guérison ou
jusqu'à la satiété. Règle générale on ne dépasse pas la
dose de 10 à 15 litres de mutterlauge, mais si le cas est
rebelle on monte jusqu'à 25 litres et Engelmann et
Prieger pères, ne craignirent pas, dans des cas exceptionnels à la vérité, d'aller jusqu'à 50 et 60 litres
d'eau mère pour une baignoire contenant 200 litres d'eau
saline.

Pendant toute la durée de la cure le malade boira
deux fois par jour l'eau de la source Élise, la quantité

qu'il en ingérera sera naturellement en rapport avec la puissance des voies digestives.

Selon l'irritation de la peau et l'irritabilité de l'organisme, on fixera la force, la durée et la température du bain. Quand le malade est nerveux, irritable, on le soumet à des bains plus frais, moins longs et moins chargés d'eaux mères que ceux que l'on administre à des patients doués d'une constitution flasque et torpide.

Dans les cas rebelles, et ce sont précisément ceux-là qu'on envoie à Creuznach, on ajoute au traitement général, l'emploi local, topique, des eaux salines additionnées d'une quantité de mutterlauge plus ou moins considérable. On les emploie sous forme de bains locaux, de compresses, de fomentations, de lotions, d'enveloppements. « Nous avons recours à ces applications locales, » dit Prieger, dans les cas d'eczéma, d'herpès, de pru- » rigo, de croûte de lait, de favus, de couperose, de » mentagre, de lupus, et ces topiques peuvent souvent » revendiquer pour eux une bonne part dans la guérison » des éruptions tenaces. »

Si la cure thermale semble impuissante à guérir l'affection cutanée, ou si elle l'améliore avec trop de lenteur, on corrobore son action par l'emploi d'autres remèdes : les bois sudorifiques, la tisane de Zittman, le Rob Laffecteur, l'iodure de potassium.

Les affections cutanées rebelles seront soumises à un traitement énergique et un régime sévère sera imposé aux malades. Ils s'abstiendront de mets épicés, fermentés, irritants. La tempérance poussée parfois jusqu'à l'abstinence est d'un puissant secours dans la cure de ces affections rebelles.

Les maladies cutanées des enfants et des jeunes gens

guérissent plus aisément que celles des personnes âgées.
Les éruptions humides sont moins rebelles que les éruptions sèches.

Ceux qui sont atteints d'affections cutanées rebelles et anciennes ne doivent pas s'attendre à une guérison rapide par les eaux de Creuznach ; mais par un traitement régulier et soutenu, ils obtiendront après avoir passé plusieurs saisons dans cette localité, une guérison qui ne se démentira plus.

Je ne puis terminer ce chapitre relatif aux maladies de la peau, sans parler de l'établissement que M. le Dr Schultz a élevé à Creuznach et qu'il consacre exclusivement aux personnes atteintes d'affections cutanées.

Les malades peuvent loger dans l'institut de M. Schultz ; ils peuvent, quand ils le désirent, y prendre seulement des consultations et subir le traitement prescrit.

Cet établissement est très fréquenté tant par les étrangers que par les personnes de Creuznach et des localités voisines. Le Dr Schultz jouit d'une grande réputation et les succès qu'il obtient chaque année dans le traitement des maladies de la peau les plus rebelles et les plus invétérées, expliquent la vogue dont son institut hospitalier jouit à juste titre.

LA CURE DE RAISINS.

Dès les premiers jours de septembre les marchés de Creuznach sont richement pourvus de magnifiques grappes de raisins rouges ou blancs d'une qualité exquise et que l'on se procure à des prix fort modérés. La livre coute d'abord 50 pfenigs, un peu plus tard 30 puis enfin

25 pfenigs. Beaucoup de personnes viennent faire à Creuznach ce que l'on appelle la cure de raisins.

On se sert surtout de raisins blancs. La quantité que l'on en doit manger varie de un à quatre kilogr. par jour ; on ne dépasse deux kilogr. que dans les cas où l'on veut obtenir des effets purgatifs ou diurétiques.

On commence d'abord par un demi kilogr. et peu à peu la dose augmente ; on rejette les pepins et les pelures du raisin. Habituellement on ingère les raisins en trois fois, une première dose avant le déjeuner, une seconde avant le dîner, une troisième avant le souper. Les raisins se digèrent aisément, mais il est bon de les prendre au moins une demi heure avant les repas.

Le malade mangera ses raisins en se promenant, l'exercice est l'accompagnement obligé de la cure de raisins.

L'alimentation sera frugale, plutôt insuffisante que trop abondante ; elle sera d'abord purement végétale, puis on y ajoutera les viandes blanches et plus tard les viandes noires, tout à la fin de la cure on permettra le thé, le café et le vin.

La durée de la cure est de trois à six semaines. L'expérience a démontré que les résultats obtenus sont plus satisfaisants par des cures prolongées que par l'ingestion rapide de grandes doses de raisins. L'exagération de la dose ingérée se manifeste par la satiété et la diarrhée.

Les raisins doivent leurs propriétés thérapeutiques à la présence des acides tartrique, citrique et malique qu'ils renferment à l'état libre ou combinés avec des bases alcalines telles que la potasse et la soude, surtout la potasse. Le raisin est riche en bitartrate de potasse. Absorbé par l'estomac ce sel se transforme dans le sang en bicarbonate de potasse qui s'élimine par les reins.

La cure aux raisins faisant pénétrer dans le sang des sels alcalins, n'est donc en définitive qu'une cure alcaline.

Mais nous ferons remarquer qu'il est souvent préférable et toujours moins dangereux de prescrire des sucs végétaux et des fruits, que d'administrer les alcalins brutalement. Si le raisin devient un médicament, c'est au moins un médicament plein de charmes.

Les indications de la cure aux raisins se limitent à un petit nombre de cas morbides.

PLÉTHORE.

On sait que les alcalins ont la propriété de modifier le liquide sanguin, de diminuer la fibrine ainsi que le nombre des globules rouges et de rendre ce fluide plus aqueux. La cure de raisins étant une cure alcaline on y recourra dans cet état pléthorique que l'on rencontre chez les personnes dont la recette organique est supérieure à la dépense, chez ceux qui mangent bien et ne travaillent ni ne se meuvent. Les raisins jouent un rôle analogue aux émissions sanguines, aussi faut-il les prescrire aux sujets prédisposés aux congestions et aux apoplexies. Toutes les fois qu'il s'agit de réduire la nutrition, la cure de raisins aidée d'un régime approprié rendra de grands services. Dans l'obésité accompagnée de pléthore, dans les constipations chroniques que l'on rencontre chez les personnes qui font des excès de table, la cure aux raisins est indiquée.

LITHIASE BILIAIRE.

Les médecins allemands prétendent que la cure des raisins peut guérir la lithiase biliaire. La cure rendrait la bile plus alcaline, par là, la cholestérine ne serait pas dissoute, mais le mucus qui agrège les petits calculs et en fait une masse volumineuse se détruit et les petites pierres redevenues libres, peuvent alors s'éliminer par les voies naturelles.

DIARRHÉE CHRONIQUE.

Des faits très remarquables, signalés par Pringle, Tissot et Zimmerman établissent que la cure des raisins fait disparaître la diarrhée chronique surtout celle qui succède à la dyssenterie et en particulier à la dyssenterie paludéenne. Ces bons résultats se sont manifestés jusque sur des enfants du premier âge.

Les raisins renfermant peu d'albumine et de gélatine végétales, leurs propriétés nutritives sont très faibles. Aussi évitera-t-on cette cure chez les personnes pâles, affaiblies, chez les pthisiques ou chez ceux qui montreraient des dispositions à le devenir. — La cure des raisins réduit la nutrition, il ne s'agit pas de l'employer chez ceux dont la nutrition est plutôt en déficit.

FIN.

Table des Matières

TROISIÉME PARTIE. — PATHOLOGIE.

FIN DE LA TABLE DES MATIÈRES.

OUVRAGES EN VENTE

A LA

LIBRAIRIE MÉDICALE ET SCIENTIFIQUE

DE

A. MANCEAUX	GEORGE CARRÉ
12, RUE DES TROIS-TÊTES, 12	112, BOULEV. ST-GERMAIN,
Montagne de la Cour.	en face de l'École de médecine.
BRUXELLES	**PARIS**

NOTA. — Tous les ouvrages portés dans ce Catalogue sont expédiés par la poste, dans les provinces et les pays de l'Union postale, *franco* et sans augmentation sur les prix désignés. — Prière de joindre à la demande des *timbres-poste* pour une somme de moins de cinq francs ou un *mandat.* — *On ne reçoit que les lettres affranchies.*

Annuaire des spécialités médicales et pharmaceutiques. 1886, in-12, 468 pages. 4,00

Barella. De la mort subite puerpérale. 1874, in-8°. 2,00

— Clinique médicale des affections du cœur et de l'aorte. Observations de médecine pratique, traduites de l'anglais. 1876, in-8°, 246 pages et planches. 4,00

Baudon. De la valeur relative des amputations et des résections dans les tumeurs blanches. 1878, in-8°. 147 pages. 2,00

Bizzozero et **Firket.** Manuel de microscopie, microscopie légale, chimie clinique, technique bactérioscopique, par les docteurs G. Bizzozero, professeur de pathologie à l'Université de Turin, et Ch. Firket, assistant d'anatomie pathologique à l'Université de Liège. 1885, 2e édit. française, entièrement revue et considérablement augmentée. 103 gravures sur bois, 7 pl. lithogr. 1 vol. gr. in-8°, XVIII-568 p. 15,00

  Cartonné à l'anglaise. 16.50

Blas et **Van Melckebeke.** — Eaux alimentaires : quels sont les caractères des eaux alimentaires? Dans l'état actuel de la science, quels sont les meilleurs procédés pratiques à recommander pour la constatation de ces caractères? Rapport fait au 6e congrès international pharmaceutique, tenu à Bruxelles en septembre 1885. 70 pages. 1,50

Bock. Le livre de l'homme sain et de l'homme malade, traduit de l'allemand sur la 5e édit. et annoté par le docteur Victor Desguin, lauréat de l'Académie de médecine de Paris, et M. Camille Van Straelen. Ouvrage enrichi de planches et de grav. intercalées dans le texte. 1872, 2 vol. in-8°, 800 p. 10,00

ENVOI FRANCO CONTRE MANDAT POSTAL.

Boëns. Louise Lateau ou les mystères de Bois-d'Haine dévoilés. 1875, 2e édit. revue et augmentée. 2,00

— Traité pratique des maladies, des accidents et des difformités des houilleurs. 1862, in-8°, 162 p. 5,00

— La variole, la vaccine et les vaccinides en 1884. In-8°, 124 p. 2,50

Bojanus. Application de la médecine homœopathique aux traitements chirurgicaux. Faits divers de médecine opératoire. Compte-rendu des résultats obtenus à l'hôpital des Apanages de Nijny-Nowgorod (Russie). In-8°, iv-233 pages avec atlas de 15 planches photolithographiques. 1864. 7,00

Borlée. De la réhabilitation de la saignée et des émissions sanguines dans les congestions et les inflammations; danger de leur abandon; de leurs principales indications, par le docteur Borlée. 1883, broch. in-8°. 0,75

Bouqué. Du traitement des fistules uro-génitales de la femme, par la réunion secondaire. (Cautérisation simple. — Cautérisation suivie de l'application des instruments nécessaires.) 1875, in-8°, 261 pages. 4,00

Bribosia. Etude sur la cocaïne, par le docteur Ed. Bribosia, oculiste, médecin-adjoint à l'Institut ophtalmique de Namur. 1884, br. grand in-8°, 26 p. 1,00

Bruneau (Paul). Empoisonnement par le gaz de l'éclairage, recherches sur les propriétés physiologiques du propylène. (Avec tracés et figures.) 1885, grand in-8°. 3,00

Burggraeve. Les appareils ouatés ou nouveau système de déligation pour les fractures, les entorses, les luxations, les contusions, les artropathies, etc., avec 20 planches gravées sur des épreuves photographiées. 1859, gr. in-folio, 100 p. 50,00

— Œuvres médico-chirurgicales, 1862, grand in-8°, 423 p. 3,00

Buys. Traitement du kyste de l'ovaire, du pyothorax, de l'hydrothorax, des plaies, etc., par la compression et l'aspiration continues. Procédés et appareils nouveaux. Ouvrage ext. des *Mém. de l'Acad. roy. de méd. de Belg.*, orné de 3 grandes planches lithogr., suivi d'une observation de corps étranger, extrait de l'articulation du genou, recueillie par M. Hauchamps, dans le service de M. le docteur Deroubaix, à l'hôpital St-Pierre de Bruxelles. 1870, in-8°, 118 pages et planches. 3,00

Caithness (Lady). Fragments glanés dans la théosophie occulte d'Orient, 1886. Deuxième tirage, in-12, 70 p. 1,50

Campardon. Société de médecine pratique. Rapport fait au nom de la Commission des applications nouvelles à la théra-

peutique, pendant l'année 1884. (Deuxième année.) Brochure
in-8° de 60 pages.   2,00

Carlet (Lucien). Du traitement électrique des tumeurs fibreuses
de l'utérus (d'après la méthode du docteur Apostoli). 1885, un
vol. grand in-8° de 260 pages.   4,00

Casse. Terrains et microbes. In-8°, 1884, 18 p.   1,25

Cauderlier (Em.). Les Boissons alcooliques et leurs effets so-
ciaux en Belgique. D'après des documents officiels. 1883.   1,00

— Les Boissons alcooliques en Belgique et leur action sur l'appauvrissement du pays. Broch. gr. in-8°. Bruxelles, 1884.   1,00

Cazenave (de la Roche). Traité pratique des Eaux-Bonnes. 1877,
in-8°, 260 pages.   3,50

Charles. Clinique obstétricale, 2e série de cent opérations pratiquées dans des accouchements difficiles. 1878, in-8°, 108 p.   4,00

— Des déplacements de la matrice en arrière pendant la
grossesse (mémoire couronné par l'Académie de médecine de
Paris, prix Capuron, 1874). 1878, in-8°, 300 pages et fig.   6,00

Charles. Prophylaxie de la fièvre puerpérale. — Généralités
sur les symptômes et la nature des maladies suites de couches,
moyens de les éviter, emploi des antiseptiques dans les
accouchements. 1885, in-16 de 60 pages.   2,00

Charon. Contribution à la pathologie de l'enfance, 2e édition,
revue et augmentée. 1881, in-8° avec figures et 6 planches
noires et en chromo.   6,00

Chivé. Des empoisonnements atmosphériques. Épidémie diph-
théritique intermittente de 14 mois de durée. 1886, in-8°.   1,50

Congrès international d'hygiène, de sauvetage et d'économie
sociale. 1876, 2 forts vol. gr. in-8° d'env. 900 p. chacun.   25,00

— périodique international des sciences médicales, 3e session.
Vienne, 1873. Compte-rendu résumé, publié d'après les documents officiels fournis par le bureau du Congrès de Vienne,
par le comité de publication des actes du Congrès médical de
Bruxelles. In-8°.   4,00

— périodique international des sciences médicales, 4e session.
Bruxelles, 1875. Compte-rendu publié, au nom du bureau, par
MM. Warlomont, Duwez et Verriest. 1876, in-8°, 1050 pages
avec figures.   15,00

Crocq. Traité des tumeurs blanches des articulations. Ouvrage
publié par la Société des sciences médicales et naturelles de
Bruxelles, accompagné de planches lithographiées. 1853, in-8°,
XVI-725 pages.   6,00

Crocq. Du traitement des fractures des membres. Mémoire couronné par l'Académie de médecine. 1851, in-4°, 544 p.   6,00

Da Costa Alvarenga. Précis de thermométrie clinique générale, trad. du portugais, par le d^r Papillaud. 1871, 1 vol. 6,00

Dambre. Traité de médecine légale et de jurisprudence de la médecine, 3e édition, revue par un professeur, 1885, in-8°, 612 pages.   8,00

Dandois. Du rôle des organismes inférieurs dans les complications des plaies, par Léopold Dandois, de Mellet, ancien élève de l'Université de Louvain. Mémoire de chirurgie couronné au concours de l'Enseignement supérieur de l'année 1881-1882. Volume in-8°, 332 p.   5,00

Debacker. Nécessité de l'accouchement antiseptique dans les centres populeux. 1885, in-8°, 53 pages.   2,00

Degive. Manuel de maréchalerie. 1883, cart.   2,50

Delogne. Flore cryptogamique de la Belgique. 1re liv.   2,00

  —   —   (Mousses). 1885. 2e —   5,00

Delporte (A.). Notice sur les travaux nécessaires pour compléter le réseau géodésique belge. 1884, in-8°.   2,00

De Molinari. Guide de l'homœopathiste, indiquant les moyens de se traiter soi-même dans les maladies les plus communes, en attendant l'arrivée du médecin. 2e édition, 1871, 1 vol. in-12.   3,00

Deneffe. Nouveaux trocarts pour la ponction hypogastrique de la vessie. 1880, in-8° avec planches.   1,00

— Creuznach. Études médicales sur ses eaux chlorurées, iodo-bromurées, par M. le docteur Deneffe. 3e éd., 1886, in-8°.

Deneffe et **Van Wetter.** De l'anesthésie produite par injection intra-veineuse de chloral, selon la méthode de M. le professeur Oré. 1875, in-8° de 230 pages.   3,50

— Nouvelles études sur l'anesthésie par injection intra-veineuse de chloral. 1879, in-8°, 128 p.   2,00

— De la ponction de la vessie. 1874, in-8° de 300 pages et pl. chrom.   4,00

Deneubourg. Traité pratique d'obstétrique ou de la parturition des principales femelles domestiques, comprenant tout ce qui a rapport à la génération et à la mise bas naturelle, les soins à donner à la mère et au nouveau-né de suite après la naissance, pendant l'allaitement et à l'époque du sevrage. 1880, in-8°. 583 pages avec 38 figures dans le texte.   8.00

De Potter (A.). Contribution à l'étude des maladies mentales.

La peste démocratique. *(Morbus democraticus)*. Bruxelles, 1884, grand in-8º, 100 p.   2,00

Deroubaix. Clinique chirurgicale de l'hôpital Saint-Jean, par M. le professeur Deroubaix. Observations recueillies par M. Thiriar, aide de clinique, depuis le 1er avril 1881 jusqu'au 1er juillet 1882. Gr. in-8º, 220 p. avec fig. dans le texte.   5,00

Deroubaix. Clinique chirurgicale de l'hôpital Saint-Jean.

I. Observations et leçons cliniques recueillies par M. Lebrun, aide de clinique, depuis le 1er octobre 1877 jusqu'au 1er juillet 1879. 1881, grand in-8º avec figures.   4,00

II. Seconde partie des observations et leçons cliniques recueillies depuis le 1er octobre 1877, jusqu'au 1er juillet 1878. 1881, grand in-8º avec figures.   4,00

— Traité des fistules uro-génitales de la femme, comprenant les fistules vésico-vaginales, vésicales cervico-vaginales, uréthro-vaginales cervico-utérines, vésico-utérines. 1872, un gros vol. in-8º de 824 pages, orné de planches intercalées dans le texte.   12,00

— Compte-rendu des travaux relatifs à la chirurgie pendant la période 1841-1866. 1867, in-8º, 103 pages.   1,50

— Fragments sur la compression. 1841, in-8º, 50 p.   1,00

— Quelques mots à propos du nouveau projet de loi sur l'enseignement supérieur. 1883. Brochure in-8º de 48 p.   1,25

De Saint-Moulin. De l'accouchement prématuré artificiel particulièrement envisagé dans ses moyens d'exécution. 1878, in-8º, 154 pages.   2,50

Desguin. Nouvelle étude critique sur les symptômes cérébraux du rhumatisme. 1870, in-8º, 120 pages.   2,00

— Etude de métalloscopie et de métallothérapie. 1880, in-8º. 2,00

— Le burquisme, métalloscopie et métallothérapie. Rapport fait à l'Académie royale de médecine de Belgique, dans la séance du 29 décembre 1883, par le docteur Victor Desguin. Bruxelles, 1884, in-8º.   1,25

Desmet (Édouard). Des rétrécissements du canal de l'urèthre. 1880, in-8º, 560 pages.   7,50

De Smeth (Joseph). Les maladies et les infirmités de l'esprit. Conférence clinique recueillie par Longfils. (Extrait des *Annales de l'Université*.) 1882, in-8º, 40 pages.   2,00

Desmeth. Symptômes et traitement des maladies mentales à leur début, par le docteur Alb. Erlenmeyer. (Mémoire couronné par la Société allemande de psychiatrie et de psychologie

légale.) Traduit de l'allemand, sur la 5e édition, 1868, in-8°,
160 pages.   3,00

Desmeth. De la mélancolie. Etude médicale. Thèse présentée à
la faculté de médecine de Bruxelles. 1872, in-8°.   5,00

de Vaucleroy. Hygiène des saisons. 1885, broch, in-8°.   1,50

Dewalque. Prodrome d'une description géologique de la Belgique. 2e édition, 1880, fort. vol. in-8°.   -   8,00

Didacus. La science du mouvement et des innovations propo-
sées pour l'enseignement de la gymnastique. 1884, in-8°. 3,00

Dramard. La science occulte, étude sur la doctrine ésotérique,
par Louis Dramard. 1885. Une broch. in-8°.   1,25

Droixhe. Conférences universitaires sur la médecine pratique
de l'enfance (partie spéciale). 1884, in-8°.   4,00

Duhoureau. Le choléra d'après le docteur Don Jaime Ferran,
la vaccination cholérique, les délégations scientifiques en
Espagne. Ouvrage orné du portrait du docteur Don Jaime
Ferran et d'une planche représentant le Peronospora Ferrani.
1885, brochure in-8°.   2,50

Dumoulin. De l'emploi thérapeutique des sels de cuivre dans la
scrofulose, par N. Dumoulin, professeur de thérapeutique et de
clinique médicale, à l'Université de Gand. 1885. Broch. in-8°,
40 pages.   2,00

Dutrieux-Bey. Le choléra dans la basse-Égypte en 1883.
Relation d'une exploration médicale dans le Delta du Nil, pendant l'épidémie cholérique, par Dutrieux-Bey. 1884, In-8°,
287 p. avec carte explicative.   5,00
— Souvenir d'une exploration médicale dans l'Afrique intertro-
picale (avec carte explicative). 1885. 1 vol. gr. in-8°.   3,50

Edard (E). La vie par le magnétisme et l'électricité. 2e édition
ornée de 5 portraits. 1885, vol. gr. in-8° de 600 p.   20,00

Esmarch. Les premiers soins à donner en cas d'accidents
subits. — Traduit par le docteur E. Van Oye. Petit in-8°, de
100 p. Bruxelles, 1884.   1,25

Exner. Guide dans l'examen microscopique des tissus animaux,
par le professeur S. Exner, assistant à l'Institut physiologique
de Vienne. — Traduit de l'allemand sur la 2e édition (1878)
par le docteur Schiffers, assistant à l'Université de Liége.
Grand in-8° avec 7 figures dans le texte.   3,00

Felix. De l'assainissement des villes et des habitations au moyen
du comburateur hygiénique au gaz. 1880, in-8°.   2,50
— De la destruction des gaz méphitiques. 1876, in-8°.   1,50

Félix. — De l'action physiologique et thérapeutique du phosphore pur et de son emploi dans le traitement curatif de la bronchite chronique, de l'emphysème et de la phtisie pulmonaires. 1881, in-8°.   4,00

— Etude clinique sur la fistule à l'anus et son traitement au moyen de la section linéaire. Méthode et procédés nouveaux. 1875, in-8°.   2,00

— Etude sur les hôpitaux et les maternités. 1876, in-8°, 64 pages avec croquis, plans, devis, etc.   2,00

— Des avantages du pansement métallique, à feuilles d'étain dans la chirurgie des armées. 1885, in-8° de 36 pages.   1,50

Folie. Annuaire de l'Observatoire royal de Bruxelles. 1886. 53e année, in-16.   1,50

Foelen. Manuel populaire sur les soins à donner aux chevaux, ânes et mulets employés au travail dans les champs ou dans l'industrie. 1867, in-12, 115 pages.   1,00

Francotte. La diphtérie, considérée principalement au point de vue de ses causes, de sa nature et de son traitement. Mémoire de médecine couronné au concours de l'enseignement supérieur de l'année 1881-1882. Vol. in-8°, 416 pages avec planches lith., 2e édition. 1885.   8,00

Francotte (P.). Théorie de la formation des images microscopiques d'après Abbe, par P. Francotte. 1885, in-8°, 20 pages et 1 planche.   1,00

— Description d'instruments construits par M. Reichert, de Vienne, par P. Francotte. 1885, in-8°, 6 p. et 6 fig.   1,00

Fritsch. Pathologie et traitement des affections puerpérales, par H. Fritsch. Ouvrage traduit de l'allemand, par MM. Lauwers et Hertoghe, précédé d'une préface par M. le professeur Eug. Hubert. 1885, vol. in-8° de 284 pages, 5 fr., cart.   6,00

Formulaire du service de santé de l'armée, des prisons et des chemins de fer, suivi d'une instruction pour les soins à donner dans les cas d'empoisonnement et d'asphyxie. In-8°. 60 pages.   0,50

Gallez. Histoire des kystes de l'ovaire, envisagée surtout au point de vue du diagnostic et du traitement. Ouvrage couronné par l'Académie royale de médecine de Belgique. 1873, 1 vol. in-4° de 1000 p. et atlas de 24 pl. renfermant 112 fig.   9,00

Gravis. Recherches anatomiques sur les organes végétatifs de l'urtica dioïca, L., par A. Gravis. Grand in-4°. Bruxelles, 1885, 256 pages avec 23 planches.   20,00

Guibert. Histoire naturelle et médicale des nouveaux médicaments introduits dans la thérapeutique depuis 1830 jusqu'à nos jours, 2e édit., augmentée des médicaments admis en thérapeutique depuis 1865, jusqu'en 1874, par le docteur Heckel, professeur agrégé à la faculté de Montpellier. Ouvrage couronné (médaille d'or) par la Société royale des sciences médicales et naturelles de Bruxelles. 2 vol. in-8°, 1000 pages (au lieu de 16 francs).   6,00

Hayoit. Des accidents céphaliques sympathiques de la dyspepsie. Bruxelles, 1884.   1,25

Heger. Étude critique et expérimentale sur l'émigration des globules du sang, envisagée dans ses rapports avec l'inflammation. 1878, in-8°.   2,00

— Recherches sur la circulation du sang dans les poumons. 1880, in-8° avec planches.   2,00

— Expériences sur la circulation du sang dans les organes isolés. Introduction à une étude sur les effets toxiques par la méthode des circulations artificielles. 1873, in-8°, 70 p.   2,00

Heger et **Dallemagne.** Études sur les caractères crâniologiques d'une série d'assassins exécutés en Belgique. 1881, in-8° avec 5 planches en photogravure.   4,00

Hermant. Note sur les appareils de déligation pour le transport des fractures en campagne. Nouvelle attelle modelée pour le chargement des fourgons. Nouvelle attelle de campagne articulée applicable à toutes les fractures, par Emile Hermant, médecin principal. 1885.   1,50

Jacques. Éléments d'embryologie, leçons recueillies à l'Université de Bruxelles, 1883, 1 vol. in-12 et figures dans le texte, 108 p., ouvrage cart. à l'anglaise.   4,00

Jacques. Les crânes du cimetière du Sablon à Bruxelles. (Extrait des *Annales de l'Université*), 1883, in-8°, 97 p. 3,00

Janssens. Le service communal de la désinfection à Bruxelles. Discours prononcé dans la séance de l'Académie royale de médecine de Belgique, du 2 août 1884, par le docteur Janssens, membre titulaire. Brochure in-8° de 16 pages.   1,00

Journez (H.). Rapport sur l'épidémie de fièvre typhoïde qui a régné dans la garnison de Liège pendant le 1er trimestre 1883. in-8°, de 56 pages.   1,50

Koenig. La tuberculose des os et des articulations, d'après les observations personnelles de l'auteur, par le docteur Fr. Kœnig. Traduit de l'allemand par le docteur Paul Liebrecht.

1885, vol. gr. in-8° de 164 p., avec 16 figures interc. dans le
texte.   5,00

Kuborn. Études sur les maladies particulières aux ouvriers
mineurs, employés aux exploitations houillères en Belgique,
1863, in-4°, 302 pages.   6,00

— des causes de la mortalité comparée de la première enfance
dans les principaux climats de l'Europe. Rapport présenté au
Congrès international d'hygiène et de sauvetage. 1877, grand
in-8°, 113 pages.   4,50

Laache. Guide pratique de l'analyse des urines par J. Laache.
— Traduit de l'allemand par X. Francotte. 1885, vol. in-12
de 170 pages, avec 23 gravures sur bois.   3,00

Lahousse. Recherches expérimentales sur les lésions histologiques du rein produites par la Cantharidine, suivies de considé-
rations sur divers symptômes de l'albuminurie chez l'homme,
par le docteur E. Lahousse, à Anvers. Avec planche litho-
graphiée. 1885.   2,00

— Recherches histologiques sur la genèse des ganglions
et des nerfs spinaux, par le docteur Lahousse, à Anvers.
1885, br. in-8° de 30 p. et une planche (extrait du Bulletin de
l'Académie de médecine).   2,00

Langlebert. Traitement des maladies vénériennes. Conférences
par le docteur Langlebert, recueillies par le docteur Ph.
Maréchal. Suivi d'une étude sur l'empoisonnement mercuriel
lent, par le docteur Maréchal. 1885, in-12, 136 pages.   2,00

Lalieu. Manuel d'oxalimétrie ou méthode de titrages fondée
sur l'emploi combiné de l'acide oxalique et du permanganate
de potasse, applicable à l'essai de substances médicamen-
teuses, alimentaires, etc. 1881, in-12 avec figures.   3,00

Larondelle. De la valeur relative des amputations et des
résections dans les tumeurs blanches. Indications et contre-
indications. 1878, in-8°, 180 pages.   6,00

Lefebvre. Louise Lateau de Bois-d'Haine. Sa vie.— Ses extases.
— Ses stigmates, 2e édition, 1873, in-12, 395 pages.   2,50

— Du choléra. Origine. Propagation. Moyens préservatifs, par
le docteur Lefebvre, professeur à l'Université de Louvain, etc.
Bruxelles, 1884. In-8° de 40 pages.   1,25

Leroy. Le cultivateur à l'École. Lectures à l'usage des écoles
primaires. Précédé d'une préface, par Louis Hervé, directeur
de la *Gazette des Campagnes*. 1885, 1 vol. in-12, 112 pages,
accompagné de figures dans le texte, broché.   1,00

Liebrecht. De l'excision du goitre parenchymateux. 1883, in-8°, de 270 pages.   6,00

Lister. Les publications réunies de J. Lister, sur la chirurgie antiseptique et la théorie des germes. Traduit par le docteur G. Borginon. 1881, in-8°, 650 p. avec fig. et pl.   10,00

Logie. Davos et les stations hivernales du Midi (Cannes, Nice, Menton, San-Remo, etc.), par le docteur V. Logie. Bruxelles, 1884. In-8°, 50 pages.   2,00

Lutze. Manuel de l'homéopathie. 1884, 1 vol. in-8° de 413 p. 4,00

Melsens. Emploi thérapeutique de l'ammoniaque, des sels et des composés ou mélanges ammoniacaux complexes dans les affections des organes respiratoires. 1883, broch. in-8°.   0,50

— Sur l'emploi de l'iodure de potassium pour combattre les affections saturnines mercurielles et les accidents consécutifs de la syphilis. 1866, in-8°.   1,00

Merchie. Manuel pratique des appareils modelés ou nouveau système de déligation pour les fractures des membres, les luxations, les entorses et autres lésions, nécessitant une immobilisation complète et instantanée. 1872, un gros volume in-8° de 600 pages, orné de pl. interc. dans le texte.   8,00

Meynne. Eléments de statistique médicale militaire, par le docteur Meynne, médecin de régiment, etc. Bruxelles, 1859, broch. in-8°, 200 p.   2,00

— Topographie médicale de la Belgique, études de géologie, de climatologie, de statistique et d'hygiène publique, par le docteur Meynne, médecin de régiment, etc. Bruxelles, 1865, 1 vol. in-8°, 582 p. et cartes.   10,00

— Etude d'hygiène publique et sociale et de géographie médicale, appliquées à la Belgique, par le docteur Meynne, médecin militaire, etc. Liége, 1874, 1 vol. in-8°, 122 p.   3,00

Michel. Du traitement des maladies de la gorge et du larynx. Études cliniques par le docteur Carl Michel (de Cologne). Ouvrage revu spécialement par l'auteur pour l'édition française, traduit de l'allemand, par le docteur Calmettes. 1884, 1 vol. grand in-8°, 144 pages.   4,00

Miot. Recherches physiologiques sur l'innervation du cœur. 1876, in-8°, 140 pages.   3,00

— Recherches physiologiques sur la formation des globules du sang. 1865, in-4°.   3,00

Mœller. Du traitement des maladies nerveuses par l'électricité statique. 1883, in-8°, 31 pages.   2,00

ENVOI FRANCO CONTRE MANDAT POSTAL.

Mœller. Le choléra d'après les découvertes modernes. Br. in-8°.   2,00

— Du daltonisme au point de vue théorique et pratique. Étude critique des méthodes d'exploration du sens chromatique et rapport à M. le Ministre des travaux publics sur la réforme des employés de chemin de fer, affectés de daltonisme en Suède, Norwège et Danemark. 1879, in-8°, 146 pages.   2,50

— Du massage, son action physiologique, sa valeur thérapeutique, spécialement au point de vue du traitement de l'entorse. 1877, in-8°, 27 pages.   1,50

Monin. Essai sur les odeurs du corps humain dans l'état de santé et dans l'état de maladie, par le docteur E. Monin. Mémoire couronné par la Société de médecine pratique. Un vol. in-16, 130 pages, 1885, 2e édition.   2,00

Monin. Traitement du diabète, par le dr Monin. Mémoire couronné par la Société de médecine d'Anvers. 1885, in-8°, 68 pages.   2,00

Norlander et **Martin.** Manuel de gymnastique rationnelle suédoise, à l'usage des écoles primaires, des écoles moyennes, des athénées, des écoles normales, de l'armée et de la marine, publié d'après les meilleures sources. 1883, in-8°, VIII-242 p., 3 planches et 294 figures intercalées dans le texte.   5,00

Nyssens. Traitement spécifique de la dysenterie. 1882, 32 p. 1,50

Olcott. Le Bouddhisme selon les canons de l'Église du Sud, sous forme de cathéchisme, par Henry J. Olcott, président de la Société théosophique. Traduction française sur la 14e édit., par D. A. C. 2e tirage. 1885, vol. in-12 de 106 pages.   1,50

Orth. Traitement hygiénique, préservatif et curatif du choléra asiatique, d'après les meilleurs ouvrages homéopathiques, par le prof. Orth. Revu par le docteur Gras.   1,00

— Le trésor médical des familles ou traitement facile, rapide et sûr, par l'homéopathie, des maladies les plus ordinaires, d'après les meilleurs ouvrages connus jusqu'à ce jour. Revu et approuvé par plusieurs médecins homéopathes. Brochure in-8°, 90 pages.   1,50

Peeters. Gheel et le patronage familial. — Lettres médicales. Vol. grand in-8° de 250 pages. Bruxelles, 1883.   4,50

— L'alcool, physiologie, pathologie, médecine légale; par le docteur J. A. Peeters, médecin-inspecteur de la colonie d'aliénés de Gheel. Vol gr. in-8° de 416 p. Bruxelles, 1885.   10,00

Petit. Vingt-cinq années de pratique chirurgicale. Traitement des affections chirurgicales que l'on rencontre le plus fréquemment dans les centres industriels. 1882.   2,50

Philippart. Des émissions sanguines dans le traitement des maladies aiguës, suivi du rapport dont il a été l'objet à l'Académie royale de médecine de Belgique, dans la séance du 27 janvier 1883. In-8°. 2,00

Prinz et **Van Ermengem.** Recherches sur la structure de quelques diatomées contenues dans le « Cemenstein » du Jutland. Bruxelles, 1883. Grand in-8°, 5 pl. hors texte. 4,50

Rommelaere. Du diagnostic du cancer. 1883, in-8° 93 p. 3,00

— Recherches sur l'origine de l'urée. 1880, in-8°, 107 p. 2,00

— De la déformation des globules rouges du sang. 1874, in-8°, 48 pages avec 4 planches. 2,00

— Etude sur Van Helmont. 1868, in-4° de 272 pages. 6,00

— De l'empoisonnement par le phosphore. 1871, in-8°, 80 p. 2,00

— De l'empoisonnement par le phosphore et de son traitement par l'essence de térébenthine de France. 1875, in-8°, 47 pages 2,00

— De l'atelectasie pulmonaire. 1881, in-8°. 4,00

— De l'accélération cardiaque extrême. Contribution à l'étude des névroses de la motilité cardiaque. 1883, 48 pages. 1,00

— De la mensuration de la nutrition organique. Première partie : azoturie et chlorurie. 1883, 60 pages. 1,00

Rome. Hygiène. Notice sur l'alcool, sa provenance, sa nature, son utilité, son action et ses effets. 1885, in-8°, 38 p. 0,50

Sachs et **Raeymaeckers.** Revue des progrès de la culture des betteraves à sucre. 1885, grand in-8°, de 72 p., avec fig. 2,00

Scheuer. Traité des eaux de Spa. — Promenades et distractions. Vertus et mode d'emploi des eaux et des bains. Hygiène des malades. Indications et conduite du traitement. 2e édit., revue et considérablement augm. 1881, in-12, vi-328 p. et grav. 4,00

— Un chapitre de chirurgie conservatrice pour le traitement des fractures compliquées et d'autres lésions graves des membres inférieurs. 1878, in-8° avec 3 gravures. 3,00

Schroeder. Maladies des organes génitaux de la femme, par le professeur Carl Schroeder, de Berlin. Ouvrage traduit de l'allemand sur la 6e édition, par E. Lauwers, docteur à Courtrai et E. Hertoghe, docteur à Anvers, précédé d'une préface, par M. le professeur Eug. Hubert. 1876, 1 vol. grand in-8° de 580 pages, 189 fig. dans le texte. 15,00

Semmelink (J.). Histoire du choléra aux Indes Orientales avant 1817. 1885, vol. in-8° de 170 pages avec cartes. 3,50

Snykers. Le sourd-parlant, cours méthodique et intuitif de langue française à l'usage des établissements de sourds-muets. 1re année d'études. 1885, 1 vol. in-16, 120 p.   2,00

Stappaerts. Examen du système de S. Hahnemann. Le spiritualisme et le matérialisme en médecine. 1881, in-8°. 4,00

Stiénon. Étude sur la structure du névrome (extrait des *Annales de l'Université de Bruxelles*). Bruxelles, 1883, in-8°, 24 pages avec 2 pl.   1,00

— Action physiologique de la quinine sur la circulation du sang, expériences faites au laboratoire de physiologie de l'Université de Bruxelles. 1876, vol. in-8° de LVIII-99 pages et 13 planches.   4,00

— Recherches sur la structure des ganglions spinaux chez les vertébrés supérieurs. 1880, in-8° avec fig. et pl.   2,00

Talbert. L'allaitement maternel, conseils aux mères de famille, par le docteur Talbert, ancien inspecteur de la direction municipale des nourrices de la ville de Paris. 1884, 1 vol. in-12, 60 pages.   1,25

Thiriar. De la pleurésie purulente chez les enfants, considérée surtout au point de vue de son traitement par la thoracentèse et les injections iodées, après anesthésie par le chloral. In-8°, 87 pages. Bruxelles, 1877.   2,00

— De l'ovariotomie antiseptique considérée surtout au point de vue du traitement du pédicule et de la plaie abdominale, ainsi que de l'étude physiologique et pathologique des accidents dus aux lésions nerveuses. 1882, in-8°, 300 p.   6,00

— Étude sur le traitement des plaies des arcades palmaires. 1881, in-8°.   2,00

Tirifahy. Kystes ovariques multiloculaires, ovariotomie antiseptique, suture péritonéale indépendante, refoulement du pédicule dans l'abdomen. 1882, in-8°.   2,50

Titeca. Étude sur la pratique de la vaccine; ce qu'elle est; ce qu'elle devrait être. 1885, vol. in-16, de 100 pages.   2,50

Tripier. L'électricité et le choléra, — genèse, prophylaxie et traitement, par le docteur A. Tripier. Extrait du journal *la Lumière électrique,* n° du 2 avril 1884.   0,50

— Électrologie médicale. Précis thérapeutique et instrumental. 3e édition, augmentée d'un catalogue raisonné du matériel instrumental, par A. Gaiffe. 1885, 1 volume in-8° avec de nombreuses figures.   3,00

Troeltsch (de). Anatomie de l'oreille appliquée à la pratique et à l'étude des maladies de l'organe auditif. 1862, in-12, 172 p. 2,50

Van den Corput. Aperçu de matière médicale et de thérapeutique brésiliennes. 1865, in-8°, 55 pages.   2,00
— Des fécules et des substances propres à les remplacer au point de vue de l'alimentation et des applications techniques. — Rapport présenté à M. le Ministre de l'Intérieur, au nom de la commission du concours institué par arrêté royal du 25 octobre 1855, 1 vol. in-4°.   3,00
— Histoire naturelle et médicale de la trichine. Recherches sur l'ancienneté de la maladie produite par cet entozoaire; symptômes, diagnostic et traitement de la trichinose; mesures pour prévenir son développement. 1866, in-8°, 42 p. avec grav. 2,00

Van Ermengem. Contribution à l'étude du microbe du choléra asiatique; recherches sur un microorganisme découvert par MM. Finkler et Prior dans le choléra sporadique. Bruxelles, 1884. In-8°, 37 pages et 4 photographies.   3,00
— Recherches sur le microbe du choléra asiatique, par le docteur Van Ermengem. Orné de 12 planches en phototypie et nombreuses gravures dans le texte. 1885.   15,00

Van Lair. Les névralgies, leurs formes et leur traitement, 2e édition, entièrement refondue et considérablement augmentée. 1882, grand in-8°, 350 pages.   8,00

Van Lair et **Masius.** De la microcythémie. In-8°, 101 p. 2,00

Van Wetter (R.). L'éclairage public par l'électricité. 1885, 1 vol. in-16 de 144 pages avec figures dans le texte,   2,00

Villain (L.) Bascou (V.). Manuel de l'inspecteur des viandes, par MM. L. Villain et V. Bascou. 1 vol. in-16, 430 p., cartonné à l'anglaise.   6,00

Warlomont. Quelques mots sur un nouveau cas de chrombydrose palpébrale. 1864, in-8°, 80 pages.   2,00
— Louise Lateau. Rapport médical sur la stigmatisée de Bois-d'Haine. 1875, in-8°, 195 pages.   4,00
— La fève de Calabar, ses propriétés physiologiques et son application à la thérapeutique oculaire. 1863, in-8°, 36 pages. 1,00
— Compte-rendu du Congrès périodique international d'ophthalmologie, 2e session. 1863, in-8°, 252 pages et portraits. 12,50
— Louise Lateau devant l'Académie royale de médecine de Belgique. 1875, in-8°, 260 pages.   4,00
— De l'admission des médecins étrangers à exercer l'art de guérir en Belgique. 1879, in-8°.   0,75
— Traité de la vaccine et de la vaccination humaine et animale. 1883, in-8°, 384 pages et 1 planche.   7,00

Wasseige. Des opérations obstétricales. Cours professé à l'Université de Liége. 1881, in-8° avec fig., cart., 2ᵉ tirage.   10,00

Weissenbruch (L.). Les applications de l'électricité aux chemins de fer. Rapport fait à la demande des chemins de fer. Bruxelles, 1885, grand in-4° de 62 pages.   6,50

PUBLICATIONS PÉRIODIQUES.

Annales de l'Université de Bruxelles. (Faculté de médecine.) Tome I, II, III et IV. Grand in-8° avec planches et gravures dans le texte. Chaque vol. se vend séparément.   10,00

Annales de la Société belge de microscopie. Tomes I à X. Chaque volume.   8,00
Procès-verbaux mensuels. Chaque fascicule.   0,65

Archives médicales belges, organe du corps sanitaire de l'armée. Paraissant chaque mois par livraison de 80 pages. Prix de l'abonnement annuel.   10,00

Archives de l'anthropologie criminelle et des sciences pénales. Médecine légale, judiciaire. — Statistique criminelle. — Législation et droit. Directeur : MM. A. Lacassagne, professeur de médecine légale à la Faculté de médecine de Lyon; R. Garraud, professeur de droit criminel à la Faculté de droit de Lyon; H. Coutagne, chef des travaux de médecine légale à la Faculté de médecine de Lyon; Dʳ A. Bournet, secrétaire de la rédaction, gérant. Revue paraissant tous les deux mois par fascicule de 96 pages. —Abonnements : France et Algérie : 15 francs. — Etranger : 18 francs.

Bibliographie de Belgique. Journal officiel de la librairie, paraissant le 1ᵉʳ et le 15 de chaque mois. Abonnement annuel pour la Belgique, 4 fr., pour l'étranger, le port en plus.

Bulletin de l'Académie royale de médecine de Belgique. — Ce recueil est publié, tous les mois (août excepté), par cahiers in-8°, et forme chaque année, un vol. de 1000 pages au moins. Le prix de l'abonnement est de 10 francs.

Bulletin de la Société d'anthropologie de Bruxelles. Vient de paraitre : tome III, fascicule II, 1884-1885. En vente : tome Iᵉʳ, 10 fr.; tome II, 12 fr.

Deutsche Medizinal-Zeitung. Centralblatt für die gesammtinteressen der Medizinischen praxis. Herausgegeben von Dr. Julius Grosser, prakt. Arzte in Prenzlau. — Preis für Deutschland und Osterreich-Ungarn 5 Mark vierteljährlich, für das weitere Ausland bei direkter Versendung 6 Mark.

France (la) agricole et forestière, directeur Fr. Caquet, propriétaire-agriculteur, ancien élève de l'Ecole forestière, membre de la Société des agriculteurs de France. Rédacteur en chef, G. De Vauchelles. Journal paraissant deux fois par mois. 4ᵉ année. — Abonnements. Paris et départements : 10 francs. — Six mois : 6 francs.— Un mois d'essai : 1 franc. — Etranger : 12 francs.

Guide scientifique (le), journal de l'amateur des sciences, de l'étudiant et de l'instituteur. Publication honorée d'une souscription du Ministère, pour les écoles d'agriculture, etc.

Abonnements : France, un an 6 fr., six mois fr. 3,50. Étranger, un an 8 fr., six mois fr. 4,50.

Journal de la ligue patriotique contre l'alcoolisme. Organe mensuel, publié par la ligue patriotique contre l'alcoolisme. un an. 3,00

Journal d'agriculture, de la ferme et des maisons de campagne, de l'horticulture, de l'économie rurale et des intérêts de la propriété, fondé et dirigé par J.-A. Barral. In-8°. 23,00

Mouvement hygiénique, revue d'hygiène publique et privée, paraît le 10 de chaque mois, par cahier de deux feuilles et demie au moins (40 pages in-8°). Le prix de l'abonnement est de 8 fr. par an pour la Belgique, 10 fr. pour l'étranger.

Nouveaux remèdes (les). Journal bi-mensuel de chimie médicale, de pharmacologie, de thérapeutique et d'hydrologie, rédigé par MM. les docteurs G. Bardet et Delpech, avec la collaboration de MM. Egasse, Porter, Campardon et Midy. Paraît le 1er et le 15 de chaque mois. Prix de l'abonnement. 10,00
Etranger. 12,00

Philosophie de l'avenir (la). Revue du socialisme rationnel, paraissant chaque mois, fondé par Frédéric Borde.
Prix du numéro : 1 fr. — Abonnement postal : 12 francs. — Six mois : 6 francs. — Trois mois : 3 francs.

Revue Odontologique de Belgique. Journal spécial de médecine, chirurgie et prothèse dentaires, publié par la Société Odontologique de Belgique. — Abonnements. Belgique : 6 fr. par an. Etranger : 8 fr. par an. — Le numéro : 1 franc.

Revue internationale de l'électricité et de ses applications. Paraissant par fascicules mensuels. Secrétaire de la rédaction : Charles Baye. Prix de l'abonnement par an. — France : 20 fr. — Union postale : 25 fr.

Revue internationale de l'enseignement des sourds-muets, sous le haut patronage de MM. Ad. Franck, Godard, Ladreit de Lacharrière, Eug. Péreire, E. Peyron.
Il paraît un numéro par mois, contenant 24 pages de texte, format in-8°, depuis le 1er avril. Le prix de l'abonnement est de 12 fr. par an, ou de 7 francs pour six mois.

Science pratique (la), journal de *procédés* et *recettes* modernes se rattachant aux arts, à l'industrie, à la vie pratique, à la ville et à la campagne, publié par un comité de techniciens. Mensuel. — 6 fr. par an. — Six mois : 3 fr. 20.

Union médicale (l'). Journal des intérêts scientifiques et pratiques, moraux et professionnels du corps médical. Paraissant trois fois par semaine. Rédacteur en chef : L. Richelot, agrégé à la Faculté, chirurgien des hôpitaux. Abonnements : Paris, un an, 32 fr.; six mois, 17 fr.; trois mois, fr.; étranger, port en sus.

ENVOI FRANCO CONTRE MANDAT POSTAL

www.ingramcontent.com/pod-product-compliance
Lightning Source LLC
LaVergne TN
LVHW010837060726
842526LV00002B/307